麻醉学问系列丛书

总主审　曾因明　邓小明
总主编　王英伟　王天龙　杨建军　王　锷

麻醉生理学

主　审　郭曲练　曹君利
主　编　陈向东　张咏梅

Physiology of Anesthesia

中国出版集团有限公司

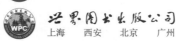
世界图书出版公司
上海　西安　北京　广州

图书在版编目(CIP)数据

麻醉生理学 / 陈向东,张咏梅主编. —上海：上
海世界图书出版公司，2024.1
（麻醉学问系列丛书 / 王英伟主编）
ISBN 978-7-5232-0441-2

Ⅰ．①麻… Ⅱ．①陈… ②张… Ⅲ．①麻醉学－人体
生理学－问题解答 Ⅳ．①R614.1-44

中国国家版本馆 CIP 数据核字(2023)第 094861 号

书　　名	麻醉生理学	
	Mazui Shenglixue	
主　　编	陈向东　张咏梅	
责任编辑	陈寅莹	
出版发行	上海世界图书出版公司	
地　　址	上海市广中路 88 号 9－10 楼	
邮　　编	200083	
网　　址	http://www.wpcsh.com	
经　　销	新华书店	
印　　刷	杭州锦鸿数码印刷有限公司	
开　　本	787mm×1092mm　1/16	
印　　张	18.5	
字　　数	350 千字	
版　　次	2024 年 1 月第 1 版　2024 年 1 月第 1 次印刷	
书　　号	ISBN 978-7-5232-0441-2/ R · 696	
定　　价	130.00 元	

总主编简介

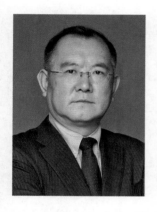

王英伟

复旦大学附属华山医院麻醉科主任，教授，博士研究生导师。

中华医学会麻醉学分会常委兼秘书长，中国医学装备协会麻醉学分会主任委员，中国神经科学学会理事兼麻醉与脑功能分会副主任委员，中国研究型医院学会麻醉学分会副主任委员，中国药理学会麻醉药理分会常务委员。

以通讯作者发表 SCI 论文 60 余篇。作为项目负责人获得国家 863 重点攻关课题、科技部重点专项课题，以及国家自然科学基金 7 项其中包括重点项目。主编《小儿麻醉学进展》《小儿麻醉学》《临床麻醉学病例解析》《神奇的麻醉世界》《麻醉学》精编速览（全国高等教育五年制临床医学专业教材）、《麻醉学》习题集（全国高等教育五年制临床医学专业教材）等专著。

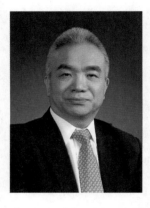

王天龙

首都医科大学宣武医院麻醉手术科主任医师,教授,博士研究生导师。

中华医学会麻醉学分会候任主任委员,中华医学会麻醉学分会老年人麻醉学组组长,国家老年麻醉联盟主席,中国医师协会毕业后教育麻醉专委会副主任委员,北京医学会麻醉学分会主任委员,中国研究型医院麻醉专业委员会副主任委员,欧洲麻醉与重症学会考试委员会委员。

擅长老年麻醉、心血管麻醉和神经外科麻醉,发表 SCI 论文 90 余篇,核心期刊论文 300 余篇。领衔执笔中国老年人麻醉与围术期管理专家共识/指导意见 9 部。主译《姚氏麻醉学》第 8 版,《摩根临床麻醉学》第 6 版中文版;主编国家卫健委专培教材《儿科麻醉学》等。

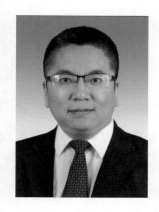

杨建军

郑州大学第一附属医院麻醉与围术期医学部主任，郑州大学神经科学研究院副院长，教授，博士研究生导师。

中国精准医学学会常务理事，中国老年医学学会麻醉学分会副会长，中华医学会麻醉学分会常务委员，中国整形美容协会麻醉与围术期医学分会副会长，中国医疗保健国际交流促进会区域麻醉与疼痛医学分会副主任委员，中国医学装备协会麻醉学分会秘书长，中国中西医结合学会麻醉专业委员会常务委员，中国神经科学学会麻醉与脑功能分会常务委员，中国神经科学学会感觉与运动分会常务委员，教育部高等学校临床医学类专业教学指导委员会麻醉学专业教学指导分委员会委员，河南省医学会麻醉学分会主任委员。

主持国家自然科学基金 5 项。发表 SCI 论文 280 篇，其中 30 篇 IF＞10 分。主编《麻醉相关知识导读》《疼痛药物治疗学》，主审《产科输血学》，参编、参译 30 余部。

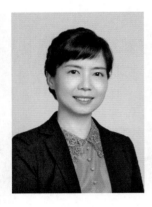

王 锷

一级主任医师，二级教授，博士生导师。

中南大学湘雅医院麻醉手术部主任，湖南省麻醉与围术期医学临床研究中心主任，国家重点研发计划项目首席科学家，中华医学会麻醉学分会常委，中国女医师协会麻醉学专委会副主委，中国睡眠研究会麻醉与镇痛分会副主委，中国心胸血管麻醉学会心血管麻醉分会副主委，中国超声工程协会麻醉专委会副主委，中国医师协会麻醉科医师分会委员，中国医疗器械协会麻醉与围术期医学分会常委，湖南省健康服务业协会麻醉与睡眠健康分会理事长，湖南省麻醉质控中心副主任。《中华麻醉学杂志》《临床麻醉学杂志》常务编委。

分册主编简介

陈向东

医学博士,主任医师,二级教授,博士生导师。华中科技大学同济医学院附属协和医院麻醉与危重病医学研究所所长,麻醉科主任。麻醉复苏教育部重点实验室主任。

中国医师协会麻醉医师分会副会长,中华医学会麻醉学分会常委兼疼痛学组组长,湖北省医师协会麻醉学医师分会首任会长,湖北省麻醉学会候任主任委员,世界麻醉学会联盟 WFSA 疼痛专业委员会委员,中国整形美容协会麻醉与镇静镇痛分会副会长,湖北省欧美同学会医药卫生分会副会长。*Journal of Anesthesia and Translation Medicine*(JATM)杂志主编,《中华麻醉学杂志》和 *Anesthesiology* 中文版常务编委,《临床麻醉学杂志》《国际麻醉学与复苏杂志》等杂志编委。主持或参与美国和日本研究基金 10 余项,主持国家自然科学基金 6 项,科技部重点研发计划 1 项,湖北省重点研发计划 1 项。

张咏梅

教授,博士生导师。徐州医科大学麻醉学院副院长,江苏省高校"青蓝工程"优秀教学团队带头人,江苏省高校"青蓝工程"中青年学术带头人。

江苏省"333 工程"培养对象,徐州市劳动模范。首批国家级线上线下混合式一流课程及国家级精品在线课程负责人。主要从事疼痛的神经免疫调节机制研究,先后主持国家自然科学基金项目、江苏省高校自然科学研究重大项目和江苏省自然科学基金面上项目等多项,先后获得江苏教育科学研究成果奖、江苏省科技进步奖获、徐州市科学技术奖、淮海科学技术进步奖等奖项。担任《徐州医科大学学报》《国际麻醉学与复苏杂志》编委及中国生理学会内分泌代谢学会委员。

麻醉学问系列丛书

总主审

曾因明　邓小明

总主编

王英伟　王天龙　杨建军　王　锷

总主编秘书

黄燕若

分册主编

麻醉解剖学	张励才	张　野
麻醉生理学	陈向东	张咏梅
麻醉药理学	王　强	郑吉建
麻醉设备学	朱　涛	李金宝
麻醉评估与技术	李　军	张加强
麻醉监测与判断	于泳浩	刘存明
神经外科麻醉	王英伟	
心胸外科麻醉	王　锷	
骨科麻醉	袁红斌	张良成
小儿麻醉	杜　溢	
老年麻醉	王天龙	
妇产科麻醉	张宗泽	
五官科麻醉	李文献	
普外泌尿麻醉	李　洪	
合并症患者麻醉	王东信	赵　璇
围术期并发症诊疗	戚思华	刘学胜
疼痛诊疗学	冯　艺	嵇富海
危重病医学	刘克玄	余剑波
麻醉治疗学	欧阳文	宋兴荣
麻醉学中外发展史	杨建军	杨立群
麻醉学与中医药	苏　帆	崔苏扬

编写人员

主 审
▼

郭曲练（中南大学湘雅医院）

曹君利（徐州医科大学）

主 编
▼

陈向东（华中科技大学同济医学院附属协和医院）

张咏梅（徐州医科大学）

副主编
▼

夏中元（武汉大学人民医院）

陈世彪（南昌大学第一附属医院）

编 委
▼

崔德荣（上海交通大学医学院附属第六人民医院）

贾　珍（青海大学附属医院）

倪新莉（宁夏医科大学总医院）

舒海华（广东省人民医院）

田首元（山西医科大学第一医院）

王贤裕（湖北医药学院附属太和医院）

王晓斌（西南医科大学附属医院）

徐桂萍（新疆维吾尔自治区人民医院）

张林忠（山西医科大学第二医院）

张　洋（徐州医科大学）

郑晓春（福建省立医院）

邹小华（贵州医科大学附属医院）

参编人员

白毅平　陈庆彬　陈自洋　范俊柏　黄思婷
廖燕凌　吕　靖　马　锐　庞琼妮　任益民
唐玲华　王　鑫　夏艺洋　杨晓霞　张　波
张宇轩　章　扬　赵　帅

主编秘书

赵　帅（华中科技大学同济医学院附属协和医院）
黄思婷（徐州医科大学）

总　序

我投身麻醉学专业 60 余年,作为中国麻醉学科从起步、发展到壮大的见证者与奋斗者,欣喜地看到 70 余年来,特别是近 40 年来,我国麻醉学专业持续不断的长足进步。新理论、新观念、新技术、新设备、新药品不断涌现,麻醉学科工作领域不断拓展,人才队伍的学历结构和整体实力不断提升,我国麻醉学事业取得了历史性成就。更令人欣慰的是,我国麻醉学领域内的后辈新秀们正在继承创新,奋斗于二级临床学科的建设,致力于学科的升级与转型,为把我国的麻醉学事业推至新的更高的平台而不懈努力。

麻醉学科的可持续发展,人才是关键,教育是根本。时代需要大量优秀的麻醉学专业人才,优秀人才的培养离不开教育,而系列的专业知识载体是教育之本。"智能之士,不学不成,不问不知"。"学"与"问"是知识增长过程中两个相辅相成、反复升华、不可缺一的重要层面。我从事麻醉学教育事业逾半个世纪,对此深有体会。

欣悉由王英伟、王天龙、杨建军、王锷教授为总主编,荟集国内近百位著名中青年麻醉学专家为主编、副主编及编委的麻醉学问丛书,历经凝心聚力的撰著终于问世。本丛书将麻醉教学中的"学"与"问"整理成册是别具一格的,且集普及与提高为一体,填补了我国麻醉学专著中的空白。此丛书由 21 部分册组成,涉及麻醉解剖、麻醉生理、麻醉药理和临床麻醉学各专科麻醉,以及麻醉监测、治疗等领域,涵盖了麻醉学相关的基础理论及临床实践技能等丰富内容,以问与答的形式为广大麻醉从业者开阔思路、答疑解惑。这一丛书以临床工作中常见问题为切入点,编撰时讲究文字洗练,简明扼要,便于读者记忆和掌握相关知识点,减少思维冗杂与认知负荷。

值此丛书出版之际,我对总主编、主编和编委,以及所有为本丛书问世而辛勤付出的工作人员表示衷心的感谢!感谢你们为了麻醉学事业的发展、为了麻醉学教育的进步、为了麻醉学人才的培养所做出的不懈努力!"少年辛苦终身事,莫向光阴惰寸功",希望有更多出类拔萃、志存高远的后辈们选择麻醉学专业作为自己奋斗终生的事业,勤勉笃行、深耕不辍!而此丛书无疑是麻醉学领域传道授业解惑的经典工具书,若通读博览,必开卷有益!

(丛书总主审:曾因明)

徐州医科大学麻醉学院名誉院长、终身教授

中华医学教育终身成就专家获得者

2022 年 11 月 24 日

前　言

当前状况下,随着医疗技术的进步、经济社会的发展和人口老龄化加剧,麻醉学科面临急救重症监测患者增多、手术室外舒适化诊疗需求加速、麻醉医师极度短缺等诸多问题,这些问题加大了对优秀麻醉学科人才的需求。

立德树人是教育的根本任务,随着我国麻醉学科进入快速发展阶段,为推进医学教育高质量发展,培养德才兼备的医学人才和麻醉医生需要精品教材和优秀的专业书籍。作为临床医学二级学科的麻醉学科医师既要掌握临床医学的"通才"常识,又要专精麻醉学的"专才"知识,其中与麻醉相关的生理和病理生理知识非常重要,在每一例患者的麻醉管理过程都要用到。

《麻醉生理学》在麻醉学问系列丛书中属专业基础类,在涵盖生理学基本知识点的基础上,有机地融入麻醉和手术对人体生理功能的影响。本分册编者由来自全国17所高校和医院的麻醉学专家组成,本着"早临床、多临床、反复临床"的改革精神,编者们以庖丁解牛般的专业素养,结合妙手回春般的临床技能,对现代麻醉学的诸多生理相关问题进行了细致的科学本质的阐述,使得该书兼具科学性与实践性。在编写过程中,大家更是踔厉奋发,笃行不怠,在规定的时间内,经过编写、他审互审、主编修订和总主编审阅等多轮审核修订,最终,我们欣喜于本书的成功编纂。

全书采取了一问一答的编写形式;于编写内容上,在秉持言简意赅、要言不烦的整体基调下,参考教材大纲、紧扣问题要点、精简问题答案,以全面而专业的视角阐释人体现象的奇妙、机体运行的巧妙、科学原理的精妙。本书围绕麻醉与不同身体功能的生理现象将全书共分为 16 个章节,每一章节针对生理学和麻醉生理学以往的教材内容兼收并蓄、博采众长,结合现代麻醉学的科学技术进步,全面而系统地对各知识点及其临床应用进行总结、概述和拓展,是读者对麻醉学相关感兴趣内容进行快速索引的最佳载体。

　　麻醉学科的发展和麻醉医师的培育依然任重而道远,一以贯之增强忧患意识、防范风险挑战,麻醉同仁们当坚定葳蕤蓬勃发展麻醉事业之决心。在此,我们谨向各位同仁表示诚挚的敬意和感谢。本书适用于医学生、从事麻醉学相关专业的临床和麻醉医生,以及众多医学爱好者等。尽管本书是各位编者合力笔耕的成果,但囿于时间仓促,对有些问题的阐释恐还有不当之处,恳切希望各位读者及同道给予批评斧正。

陈向东　张咏梅

目　录

麻醉与神经生理

第一节　麻醉与脑电

1. 什么是生物电？

　　生物电是生物的器官、组织和细胞在生命活动过程中发生的电位和极性变化。它是生命活动过程中的一类物理、物理-化学变化，是正常生理活动的表现，也是生物活组织的一个基本特征。

2. 什么是自发脑电活动？大脑皮质的电活动有哪些形式？

　　在无明显刺激情况下，大脑皮质能经常自发地产生节律性的电位变化，这种电位变化称为自发脑电活动。大脑皮质的电活动包括自发脑电活动和皮质诱发电位两种形式。

3. 大脑皮质的电位变化是如何产生并记录的？

　　大脑皮质的电位变化主要是由大量的皮质锥体神经细胞同时产生突触后电位经总和后引起皮质表面的电位变化。这种电位变化可以在头皮表面用单极或者双极电极进行记录。

4. 皮质脑电波的形成机制是什么？

　　皮质脑电波是由于皮质接受丘脑非特异投射系统的冲动，经大量锥体神经细胞产生突触后电位同步总和后形成。

5. 什么是脑电图？什么是皮质电图？

　　脑电图是通过精密的电子仪器，从头皮表面将脑部的自发性生物电位加以放大记录而获得的图形，是通过电极记录下来的脑细胞群的自发性、节律性电活动。在打开颅骨后直接从皮质表面记录到的电位变化称为皮质电图。

6. 正常脑电图的波形有哪几种？常见部位和出现条件是什么？

　　根据自发脑电活动频率，可将脑电波分为 α、β、θ 和 δ 等波形。α 波是成年人安静时的主要脑电波，在枕叶最为显著；β 波为新皮质紧张活动时的脑电波，在额叶和顶叶较显著。α 波在清醒、安静并闭眼时出现，睁开眼睛或接受其他刺激时，立即消失而呈现快波（β 波）。θ 波可见于少年正常脑电或成年人困倦时，在颞叶及顶叶较显著。δ 波则常见于成年人睡眠，极度疲劳或麻醉状态，在颞叶及枕叶较显著。

7. 什么是诱发电位？临床常用的脑诱发电位有哪些？

　　当外周感受器、感觉神经、感觉通路或感觉系统的任何有关结构或脑的某一部分，在给予或者撤除刺激时，在中枢神经系统内产生的有锁时关系的电位变化统称为诱发电位。记录诱发电位必须采用重复刺激进行多次记录，再通过计算机叠加平均技术使其从自发脑电的背景中分离和凸显出来，而脑电波因幅度和方向的随机性，在叠加时相互抵消而衰减，故通常记录的诱发电位又称为平均诱发电位。临床常用的诱发电位包括体感诱发电位、听觉诱发电位和视觉诱发电位。

8. 围术期脑电监测有何意义？

　　围术期脑电监测可指导围术期合理用药和麻醉管理，有利于精准麻醉的实施，同时可预防术中知晓的发生，有助于改善患者转归。另外，用于监测麻醉深度的神经电生理指标，如脑电双频谱指数（bispectral index，BIS）、Narcotrend 指数、听觉诱发电位（auditory evoked potential，AEP）、熵（entropy）和脑功能状态指数等可以作为全身麻醉意识状态或大脑功能状态较为客观的监测指标。

9. 脑电与心电、肌电有何区别与联系？

　　脑电与心电、肌电都是机体活细胞产生的特定类型动作电位同步总和后产生的，可以用相应的监测仪器进行记录、采集和数据分析。三者波形和临床意义各有特点，在指导围术期用药和管理中作用不同。

10. 脑电的影响因素有哪些?

脑电活动始终是动态变化的,且受到多种因素影响。主要影响因素包括遗传因素、年龄和发育、觉醒水平和精神活动、外界和内在刺激、意识变化、体内生物化学改变、脑部疾病、药物影响和体温变化等,还包括一些生理性伪差(心电、肌电、瞬目、舌部活动、心脏或血管搏动、呼吸、出汗),仪器和电极的伪差,环境电磁干扰伪差和运动引起的伪差。此外,围术期脑电的影响因素还包括手术部位、麻醉深度、麻醉药物类型以及机体疾病状态等。

11. 围术期常用的脑电监测方法和技术手段有哪些?

围术期常用脑电监测方法之一是通过贴敷电极片采集额颞叶皮质脑电。然而,目前对于采用脑电图监测麻醉深度尚无统一标准。所有麻醉深度监护仪均利用计算机处理后的脑电图信号来获得反应麻醉深度的指标。当前用于监测麻醉深度的神经电生理指标,如脑电双频谱指数、Narcotrend 指数、听觉诱发电位、熵和脑功能状态指数等可较为客观地反映全身麻醉意识状态或大脑功能状态。

12. 什么是睡眠?

睡眠是高等脊椎动物周期出现的一种自发的和可逆的静息状态,表现为机体对外界刺激的反应性降低和意识的暂时中断。

13. 睡眠如何分期? 什么是慢波睡眠?

根据不同睡眠时期的脑电特点可将睡眠分为非快动眼睡眠(non-rapid eye movement sleep,NREM)和快动眼睡眠(rapid eye movement sleep,REM),NREM 睡眠又可进一步分为 4 期(N1、N2、N3、N4),其中 N3、N4 合称为慢波睡眠(slow-wave sleep,SWS)。慢波睡眠的脑电图特征是呈现高振幅、低频率的同步化的慢波。

14. 慢波睡眠有何意义?

慢波睡眠是睡眠过程中的重要组成部分。慢波睡眠是正常人所必需的,在此过程中机体的耗氧量下降,但脑耗氧量不变,同时腺垂体分泌的生长激素明显增多,这些都有利于生长和体力恢复。慢波睡眠与人体多种生理过程相关,包括贮存能量、激素的释放和调节、免疫系统调节、清除代谢产物,以及认知功能调节等。慢波睡眠受损可以引发多种临床相关疾病,如睡眠障碍性疾病、痴呆和纤维性肌痛等。

15. 快波睡眠有何特点?

快速眼球运动期间的脑电波和觉醒期的脑电波类似,表现为不规则的、去同步化低幅快波(β波),但在行为上却表现为睡眠状态,故又称快波睡眠或异相睡眠。快波睡眠不分期,其脑电波呈不规则的β波,与觉醒时很难区别,但快波睡眠时眼电显著增强,而肌电明显减弱。与慢波睡眠相比,快波睡眠期间各种感觉进一步减退,以致唤醒阈提高,骨骼肌反射和肌紧张进一步减弱,肌肉几乎完全松弛。

16. 麻醉与睡眠状态有何联系与区别?

全身麻醉状态的特征表现为意识丧失、遗忘、镇痛和无自主活动。睡眠是一个由生理节律控制自然发生的过程,可被逆转,易受外界环境影响。麻醉与睡眠状态有相似之处,又有明显的差异。首先,全身麻醉和自然睡眠都具有可逆的意识丧失的特征,但无意识的程度明显不同。其次,睡眠是一个有节奏、有周期的自然过程,而全身麻醉不存在节律性。最后,全身麻醉期间全麻药物可影响学习和记忆,而睡眠可促进记忆的形成和巩固。

17. 临床麻醉工作中,为什么多推荐采集前额脑电?

脑电图记录的是突触后皮质神经细胞电位的总和。前额部位更有利于记录到与大脑皮质神经功能相关的电活动,如觉醒、意识和记忆功能状态。

18. 全身麻醉状态下,脑电图的普遍特征是什么?

在全身麻醉药物作用下,脑电的基本特征会发生改变,包括整体神经细胞放电减少,波形减慢和同步性增加。不同种类全身麻醉药可诱发不同特征的脑电变化,涉及幅值、能量、功率谱密度、节律等改变。麻醉过深时会发生爆发抑制,其特征为高频、高振幅波与平坦迹线交替。

19. 临床麻醉工作中,通常需要关注哪些脑电监测指标?

经处理后的脑电图可以用来评估麻醉中的镇静水平,由脑电图衍生出一系列监测指标,如脑电双频指数、95％边缘频率(spectral edge frequency,SEF95)、中值频率(median frequency,MF)、熵指数等。麻醉医师不应仅依赖于脑电监测仪显示的具体数值,也应该对脑电图波形、功率谱分析信息、密度谱阵列和相对频带功率等数据的解读有基本了解,进而辅助麻醉深度的判断。

20. 丙泊酚诱导全身麻醉状态下的脑电图有何特征？

丙泊酚对脑电图的影响呈剂量依赖性，低浓度时前额区 α 波活动增多，β 波百分比增加，γ 波功率降低；大剂量时出现 δ 波、θ 波和突发的电抑制。人在清醒时，α 波主要分布在枕叶，而在丙泊酚麻醉后，α 波前移至前额区，呈中高度空间连贯，同时枕区的 α 波裂解，这一过程称为 α 波前部化。

21. 氯胺酮诱导全身麻醉状态下的脑电图有何特征？

氯胺酮麻醉过程中，会出现 β 波、γ 波与慢波交替现象，δ 波段内的神经活动主要是头部从前向后的缓慢振荡。使用亚麻醉剂量氯胺酮后的脑电信号有更高的复杂性。使用大剂量氯胺酮后，大脑活动则是低复杂度与高复杂度交替出现，直到稳定在与基线意识状态下大脑活动相应的水平。这种现象是一种高复杂性意识状态与低复杂性麻醉状态的快速交替，与临床观察到的"分离麻醉"一致。

22. 何为术中知晓？

术中知晓是全身麻醉患者在外科手术期间出现了有意识的状态，即患者被麻醉之后，在外科手术过程中恢复了知觉或感觉到了疼痛，但身体却不能动弹，并且在术后可以回忆起术中发生的与手术相关联的事件。

23. 术中知晓有什么危害？

术中知晓是一种全身麻醉过程中严重的并发症，由于个体差异，患者对痛苦的感知程度不完全一样。若发生术中知晓，特别是由此给患者带来了严重创伤体验，在术后可能会发展为创伤后应激障碍综合征。这是一种严重的心理精神障碍，大多数患者表现为术后整日啼哭诉痛、抑郁、焦虑、连续噩梦，出现惧怕手术及就医的症状。这些精神和心理异常会导致患者术后生活上的严重障碍。

24. 发生术中知晓的危险因素是什么？

全身麻醉状态下发生术中知晓的危险因素包括：① 有术中知晓史、大量服用或滥用药物史（阿片类药、苯二氮䓬类药和可卡因）、预计或已知有困难气道、ASA Ⅳ～Ⅴ级、血流动力学储备差的患者；② 手术类型：任何类型手术均有可能发生，其中以心脏手术、剖宫产手术、颅脑创伤手术、耳鼻喉手术、急症手术等发生率更高；③ 麻醉管理：全凭静脉麻醉、N_2O-阿片类药物麻醉、催眠药物用量不足、没有预先给予苯二氮䓬类药物等。

25. 临床工作中如何判断患者是否发生术中知晓？

在临床工作中麻醉医生可通过 5 连问，判断患者是否发生术中知晓：① 您入睡前记得的最后一件事是什么？② 您醒来后记得的第一件事是什么？③ 从入睡到醒来这期间您记得任何事情吗？④ 在手术过程中您做过梦吗？⑤ 有关您的手术，您感觉最差的事情是什么？

26. 临床工作中怎么判断患者术中知晓的程度？

临床医生可通过等级测试，来判断术中知晓的程度。0 级：无知晓；1 级：仅能感知听觉；2 级：感知触觉（例如手术操作或气管插管）；3 级：感知疼痛；4 级：感知麻痹（例如，患者感觉不能活动、讲话或者呼吸）；5 级：感知麻痹和疼痛。

27. 如何预防术中知晓？

术中知晓的发生机制和危险因素尚未完全明确，麻醉科医师必须从病史、麻醉史、手术类型和麻醉管理等方面识别术中知晓的危险因素。减少术中知晓发生的策略主要包括：术前预防性使用苯二氮䓬类药物，如咪达唑仑；加强术中麻醉管理，使用基于脑电图信号分析的麻醉深度监测手段，避免麻醉过浅或过深；术后及时分析评估患者是否发生术中知晓，为患者提供适当的术后随访和相应治疗。

28. 脑电图是否可以预测全身麻醉患者术中知晓发生？

目前仍缺乏高度敏感性和特异性的脑电监测仪，现有基于脑电图的麻醉深度监测手段均无法 100% 精确监测大脑状态，预测术中知晓。BIS 监测对接受全凭静脉麻醉患者可降低术中知晓的发生率。然而，对接受吸入麻醉的患者，维持年龄校正后呼气末麻醉药浓度 > 0.7 倍最低有效肺泡浓度（minimum alveolar concentration，MAC）与脑电双频谱指数 < 60 在减少术中知晓方面无差异。

29. 围术期有哪些因素可影响脑电图信号？

影响围术期脑电图信号的因素主要有：① 患者因素：阿尔茨海默病、血管性痴呆、脑缺血等患者表现出异常脑电图，可导致脑电监测指标异常。此外，高龄、低体温、低血糖、酸碱平衡紊乱等也会干扰脑电图和相应指数；② 麻醉因素：不同全身麻醉药物对脑电图影响不同；③ 手术因素：外科手术操作、手术部位、术中电凝器、心脏起搏器等都可影响脑电监测的可靠性。

第二节　麻醉与脑氧饱和度

30. 什么是脑氧饱和度？正常值范围是多少？

脑氧饱和度（cerebral regional oxygen saturation，$SctO_2$）是指脑组织中氧合血红蛋白占脑组织内所有血红蛋白的百分比。正常脑氧饱和度的绝对值是在58%～82%，跨度很大，个体差异非常大。

31. 围术期为什么要进行脑氧饱和度监测？

维持患者适宜的脑氧饱和度供需平衡是麻醉医生围术期管理的核心任务之一。脑氧饱和度监测可及时发现全身麻醉或镇静状态下患者脑组织缺血/缺氧，并指导麻醉医生采取措施预防及减少脑组织缺血/缺氧损伤。目前脑氧饱和度监测已广泛应用于围术期麻醉管理和重症监护病房床旁监测等。

32. 组织氧饱和度监测手段有哪些？

监测组织氧的传统方法包括有创和无创2种，前者包括通过漂浮导管监测全身组织氧摄取和通过颈静脉球监测颈静脉内氧摄取情况，后者包括使用脉搏血氧饱和度监测仪结合间断的动脉血气分析，或经皮监测氧和二氧化碳分压来监测组织氧供。

33. 脑氧饱和度监测仪的原理是什么？

脑氧饱和度监测仪是依据比尔-朗伯定律及红外光谱原理，根据红外光谱学方法，对大脑的局部区域混合血液进行氧饱和度测定，从而评估脑组织代谢状况。

34. 近红外光谱脑氧饱和度监测的基本原理是什么？

近红外光谱监测基本原理是波长700～900 nm范围的近红外光对人体组织有良好的穿透性，其在颅内衰减的程度可转换为有价值的信息。脑组织中脱氧血红蛋白和氧合血红蛋白的吸收光谱有显著差异，可用光学将两者区分开，以测定脑组织中脱氧血红蛋白和氧合血红蛋白的比例，进而评估脑组织氧饱和度和脑血流动力学变化。

35. 近红外光谱脑氧饱和度监测指标有哪些？其临床意义是什么？

　　脑氧饱和度监测指标主要有脑氧饱和度、脑血流容积、氧合血红蛋白、还原血红蛋白和细胞色素 Cytaa3。脑氧饱和度为近红外光谱测定的绝对值，反映脑组织氧饱和度的变化，也是反映脑氧饱和度和脑代谢变化的客观指标，但主要反映静脉血氧饱和度。脑血容量可间接反映脑血流量改变，评估脑灌注情况。氧合血红蛋白、还原血红蛋白和细胞色素 Cytaa3 这 3 个指标可快速反映脑组织氧合代谢情况变化，围术期连续监测具有较高的临床价值。

36. 脑氧饱和度监测影响因素有哪些？

　　多种因素可影响脑氧饱和度监测的准确性，包括监测电极片放置部位、颈动脉狭窄、椎-基底动脉供血不足等。此外，患者的血压情况、吸入氧浓度、动脉二氧化碳分压、血红蛋白浓度，以及心输出量等均可影响脑氧饱和度监测的准确性。

37. 脑氧饱和度监测在心肺复苏中有什么价值？

　　脑氧饱和度在监测和指导心肺复苏、预测复苏效果方面有一定的应用价值。危重患者在入院时进行脑氧饱和度监测可在一定程度上帮助判断复苏质量、预测心肺复苏效果，并可用于心肺复苏中及复苏后脑损伤的预测。

38. 术中脑氧饱和度下降常见于哪些类型手术？

　　术中脑氧饱和度下降最常见于采用沙滩椅位进行手术的患者，其中采用沙滩椅位行肩部手术的患者术中脑氧饱和度降低的发生率高达 80%。其他术中易出现脑氧饱和度下降的常见手术类型包括心脏外科手术、颈动脉内膜剥脱术、老年人腹部手术、急性颅内出血后开颅手术、脊柱手术（俯卧位）等。

39. 脑氧饱和度的监测与干预是否可以改善患者的预后？

　　围术期脑氧饱和度与患者预后紧密相关，以脑氧饱和度监测为指导的麻醉管理可减少术中脑氧饱和度降低的发生率。将脑氧饱和度维持在基线值 80% 以上或绝对值 50% 以上也可降低患者术后认知功能损害的发生率，减少重症监护病房停留时长。对于非心脏手术患者，以脑氧饱和度为目标导向的循环管理也可改善患者预后。

第三节　麻醉与脑血流

40. 脑组织血液供应来源？

脑组织由两对大动脉供血，分别为颈内动脉（源于颈总动脉）和椎动脉（源于锁骨下动脉）。椎动脉系统供应脑干、小脑及部分丘脑，而颈内动脉供应其余部分。双侧颈内动脉通过大脑前动脉和前交通动脉连通，并通过双侧后交通动脉与椎基底动脉连通。

41. 脑循环有何特点？

脑循环的特点包括血流量大、耗氧量大，脑组织对缺血和缺氧的耐受性较低，血流量变化小，脑组织血液供应的增加主要依靠提高脑循环的血流速度来实现。

42. 什么是 Willis 环？

Willis 环（circle of willis）又称大脑动脉环，是连接脑内主要血管的六边形血管环。主要血供来源于左、右颈内动脉和基底动脉。完整的 Willis 环包括前交通动脉和左、右后交通动脉。Willis 环的个体变异很多，胚胎型的后交通动脉一侧或双侧可变得粗大，而同侧的大脑后动脉纤细。前交通动脉可以缺失、双干或纤细。

43. 围术期为什么要进行脑血流监测？

围术期脑血流的剧烈波动可产生严重并发症如脑出血、脑水肿和围术期认知功能障碍。此时，维持患者合适程度的脑血流、脑灌注以及脑代谢，是保证皮质神经元以及脑干生命中枢功能完整与良好的前提。因此，围术期脑血流监测可及时发现麻醉药物及外科手术操作对脑血流的影响，减少或避免围术期神经相关并发症的发生，对患者安全与预后，至关重要。

44. 临床有哪些方法监测脑血流？

目前监测脑组织血流的方法很多，临床研究中比较常用的有氢清除法、放射核素法、单光子发射计算机断层法和正电子发射扫描等，但以上方法较复杂，主要应用于诊断而难以用于术中监测。在术中和术后常用的脑血流监测方法主要有激光多普勒血流测定法、热弥散法和经颅多普勒法等。

45. 影响脑血流量的因素有哪些?

多种因素可影响脑血流量,主要包括机体运动状态、脑代谢率与呼吸频率、自主神经功能状态以及内环境稳态等。在正常状态下,机体自主呼吸与内环境稳定时,脑血流调节主要依赖脑血管的自身调节与自主神经的支配和调控,可在一定范围内保证稳定的脑血流量与脑灌注。在麻醉手术的影响下,患者的脑血管自身调节作用与血管反应性可能处于异常范围。

46. 什么是脑灌注压? 正常值是多少?

脑灌注压是平均动脉压与颅内压之差。脑灌注压的正常值为 $70\sim100$ mmHg。

47. 什么是颅内压? 正常值是多少?

颅内压是指颅腔内容物对颅腔壁所产生的压力,又称为脑压。由于蛛网膜下隙和脑池内的脑脊液介于颅腔壁和脑组织之间,并与脑室和脊髓腔内蛛网膜下隙相通,所以脑脊液的静水压可代表颅内压,通常以侧卧位时颅脑脊液压力为代表。平卧时,脑穿刺测得脑脊液压即可准确反映颅内压变化。正常成人颅内压为 $70\sim200$ mmH$_2$O,儿童颅内压 $50\sim100$ mmH$_2$O。

48. 影响颅内压的因素有哪些?

围术期有多种因素可影响颅内压,包括年龄、颅内病变部位、病变进展速度、伴发脑水肿程度以及全身系统性疾病等。

49. 颅内高压的三联征是什么?

颅内高压的三联征包括头痛、呕吐和视乳头水肿。

50. 何为脑血流量的自动调节机制?

生理情况下,脑循环的灌注压在 $80\sim100$ mmHg,当平均动脉压在 $60\sim140$ mmHg 范围内变动时,脑血管可通过自身调节机制是使脑血流量保持相对稳定,这被称为脑血流自动调节功能,是一种脑内血流调节的动态平衡机制。

51. 动脉血二氧化碳分压对脑血流量有什么影响?

动脉血二氧化碳分压是脑血流量的重要影响因素之一,其变化可引起脑血流量的反应,称为脑血管-CO_2反应性。低碳酸血症可引起脑血管收缩,减少脑血流量,从而减缓脑组织二氧化碳分压的进一步下降。相比之下,高碳酸血症可通过扩张脑血管增加脑血流量,从而限制脑组织二氧化碳分压的升高。

52. 全身麻醉药是否会影响脑血流量的自动调节机制？如何影响？

吸入麻醉药物均可扩张脑血管,使脑血流量增加,从而增加颅内压。巴比妥类药物可产生与剂量相关的脑血流量和脑代谢降低,并与中枢神经系统抑制相一致。丙泊酚对脑血流量和脑代谢的影响与巴比妥类药物类似,可使脑血流量和脑代谢均降低。芬太尼可引起中度的脑血流量减少和脑代谢降低。氯胺酮可使脑血流量和脑代谢增加,颅内压也相应升高。常用的肌肉松弛药对脑血管无直接的作用。

53. 库欣反应有何临床意义？

当各种原因引起颅内压升高时,可通过"库欣反应"引起血压升高,心率降低,以维持足够的脑血流量。

54. 脑组织代谢有何特点？

脑是体内代谢最活跃的器官之一,葡萄糖是脑组织能量的主要来源,脑组织所需要的葡萄糖量占全身葡萄糖总消耗量的17%。脑组织能量代谢中,60%的能量消耗用于维持神经生理功能,40%用于维持神经结构的完整性。脑组织对氧的需求量很高,其中大部分氧用于葡萄糖氧化代谢。无论是在睡眠还是觉醒状态下,成人脑组织耗氧量均占全身耗氧量的20%。

55. 氯胺酮对脑血流量有何影响？

氯胺酮是静脉麻醉药物中唯一能够引起脑血流和脑代谢率升高的药物。氯胺酮麻醉可使脑血流增加50%,氧代谢增加20%,颅内压也相应升高。氯胺酮扩张脑血管的作用可能与其直接松弛血管平滑肌有关。氯胺酮麻醉时脑血管的自动调节功能尚完整,过度换气可以降低颅内压。

56. 临床常用吸入麻醉药对脑血流量有何影响？

吸入麻醉药物均扩张脑血管,使脑血流量和颅内压增加。增加脑血流量的程度依赖于不同药物内在血管扩张作用与继发性血流-代谢偶联血管收缩作用的平衡。七氟烷具有与剂量有关的脑血管扩张作用,但比等效剂量的氟烷、异氟烷和地氟烷作用轻微。地氟烷具有较强的与剂量相关的扩张脑血管和降低脑代谢作用，其对全脑的脑血流-脑代谢偶联的影响与氟烷和异氟烷相似。

57. 临床常用麻醉性镇痛药对脑血流量有何影响？

芬太尼可引起中度脑血流量减少和脑代谢率降低。大剂量芬太尼与巴比妥类药物相比，不改变脑血流自动调节功能，也不影响脑血流对动脉血二氧化碳分压变化的敏感性。芬太尼麻醉可保留脑组织对缺氧的脑血管扩张反应。对颅压高患者，应用 $1\sim2$ μg/kg 的舒芬太尼可降低患者的颅内压。瑞芬太尼对脑血流和脑代谢的影响较小，与其他阿片类药物作用相似。

58. 临床常用肌肉松弛药对脑血流量有何影响？

常用的肌肉松弛药对脑血管无直接作用。肌肉松弛药可降低中心静脉压，从而降低脑静脉回流的阻力和颅内压。颅内压升高患者的脑血流自动调节功能受损时，升高动脉压的肌肉松弛药会升高颅内压。此外，有些肌肉松弛药因释放组胺可引起脑灌注压降低。目前临床常用的非去极化肌肉松弛药，包括泮库溴铵、阿曲库铵、维库溴铵等，促进组胺释放作用较小。在浅麻醉状态下，琥珀胆碱可导致患者的颅内压升高。

第四节　麻醉与脑脊液

59. 什么是脑脊液？有何作用？

脑脊液是存在于脑室及蛛网膜下隙的一种无色透明的液体。比重为 1.005，正常成年人的脑脊液总量为 $130\sim150$ mL。脑脊液具有缓冲作用，保护脑和脊髓免受外力振荡损伤，还可调节颅内压，维持神经组织内环境稳定。同时也是脑和脊髓神经组织与血液之间进行物质交换的媒介，为中枢神经系统提供营养物质，运走代谢产物，维持 pH 的稳定和参与神经内分泌调节。

60. 脑脊液是怎样生成的？怎样维持动态平衡？

脑脊液主要由脑室脉络丛产生，少量由室管膜上皮和毛细血管产生。由侧脑室脉络丛产生的脑脊液经室间孔流至第三脑室，与第三脑室脉络丛产生的脑脊液一起，经中脑水管流入第四脑室，再汇合第四脑室脉络丛产生的脑脊液一起经第四脑室正中孔和两个外侧孔流入蛛网膜下隙,然后由蛛网膜绒毛吸收入硬脑膜静脉窦(主要是上矢状窦)的血液中,完成脑脊液循环。

61. 脑脊液的成分与血浆有何异同?

脑脊液的成分与血浆成分不同,脑脊液中的蛋白质含量极微,葡萄糖含量以及 K^+、HCO_3^- 和 Ca^{2+} 的浓度也较低,但 Na^+ 和 Mg^{2+} 的浓度较高。

62. 什么是血-脑脊液屏障?

脑组织中无孔的毛细血管壁和脉络丛细胞中运输各种物质的特殊载体系统使得血浆中的大分子物质较难从血液进入脑脊液,这一特殊的屏障称为血-脑脊液屏障。

63. 什么是血-脑屏障?

血液和脑组织之间由毛细血管内皮细胞、内皮下基膜和星型胶质细胞的血管周围等结构组成的可限制物质在血液和脑组织间自由交换的屏障称为血-脑屏障。

64. 血-脑脊液屏障和血-脑屏障有何作用?

血-脑脊液屏障和血-脑屏障对于保持脑组织内环境理化因素相对稳定和防止血液中有害物质侵入脑组织具有重要意义。在脑组织缺氧、损伤等病理状态下,毛细血管通透性升高,脑脊液的理化性质、血清学和细胞学特性发生改变,可为神经系统疾病的诊断提供参考依据。

65. 硬脊膜穿破后头痛的临床表现如何?

硬膜穿破后头痛主要表现为额部和枕部疼痛,直立或坐位时疼痛加剧,平卧时减轻,可伴有恶心、呕吐、颈部疼痛、耳鸣、复视、耳聋、皮质盲、脑神经麻痹,甚至惊厥。

66. 硬脊膜穿破后头痛的机制是什么?

硬膜穿破后头痛是由于硬脊膜穿破后脑脊液漏出速率超过其生成速率致使脑脊液总量减少,直立位时颅内压降低,颅内组织下垂,痛觉敏感结构受到牵拉所致。此外,硬脊膜穿破后脑脊液减少,因颅内总容量需保持恒定,当脑脊液量减少时,其损失的容量被增加的血容量补偿,血容量代偿性增加,而静脉壁薄,弹性小,故易被动扩张,颅内静脉扩张,同时激活三叉神经血管系统导致头痛。

第五节   麻醉与意识

67. 什么是意识? 有哪些表现形式?

意识是机体对自身和环境的感知。正常人意识清醒,对环境具有认识、理解、判断和反应的能力。人的意识包括意识内容和觉醒状态两个组成部分。意识内容包括语言、思维、学习、记忆、定向和情感。

68. 意识有哪些特征?

意识包括以下特征:① 意识是神经系统的功能活动;② 意识具有主观能动性;③ 意识具有易变性;④ 意识以感觉为先决条件;⑤ 意识以记忆为先决条件。

69. 觉醒状态有哪些类型?

觉醒状态包括行为觉醒与脑电觉醒(脑电图呈现去同步化快波)。根据觉醒时有无意识内容的活动,又可将觉醒状态分为意识觉醒与无意识觉醒两种类型。

70. 什么是皮质觉醒?

皮质觉醒是指人对外界刺激产生反应时,具有清晰的意识内容活动和高度的机敏力,它有赖于上行投射系统的活动来维持。

71. 什么是上行网状激活系统?

脑干网状结构是指存在于间脑、中脑、脑桥和延髓内的一些神经元及联系神经纤维所构成的一个类似蜘蛛网似的结构。上行网状激活系统是维持大脑皮质觉醒状态的功能系统,包括向脑干网状结构的感觉传入,脑干网状结构内侧核群向间脑的上行投射,以及间脑至大脑皮质的广泛区域投射。脑干上行网状结构与下丘脑的乳头体、丘脑底部、大脑皮质的广泛部位和丘脑,特别是与组成其弥散系统的板内核、中央中核等相联系。

72. 上行网状激活系统有何作用?

上行网状激活系统可接受躯体感觉、内脏感觉、听觉和视觉等很多传导束的传入冲动,并将这些冲动传导给丘脑网状核,然后激活大脑皮质上广泛散布的相关区域,使皮质神经元保持兴奋状态,以维持意识的醒觉状态。

73. 什么是上行网状抑制系统?

上行网状抑制系统是位于延髓孤束核周围和脑桥下部内侧的网状结构。

74. 上行网状抑制系统有何作用?

上行网状抑制系统的上行纤维对脑干网状结构的上部产生抑制性影响。前脑和锥体束的下行侧支终止于发出网状脊髓束的内侧网状核群,经网状脊髓束与脊髓中间神经元发生突触联系,最终调控着前角运动神经元实现对躯体运动的控制。该系统的调控作用有抑制和易化两种效应。抑制区位于延髓网状结构的腹内侧区,相当于巨细胞网状核(其最上部除外)及部分腹侧网状核。刺激此区可以强烈地抑制脊髓牵张反射时的伸肌活动,降低肌张力。

75. 苯二氮䓬类药物镇静催眠的作用机制是什么?

苯二氮䓬类药物具有抗焦虑、镇静、催眠、抗惊厥、抗癫痫及中枢性肌肉松弛作用。苯二氮䓬类药物主要作用于 γ-氨基丁酸(γ-aminobutyric acid,GABA)依赖性受体,通过刺激上行性网状激活系统内的 GABA 受体,促进 GABA 与 GABA 受体结合,增加氯离子通道的开放频率而增加氯离子内流,增强脑干网状结构受刺激后的皮质和边缘性觉醒反应的抑制和阻断。

76. 什么是皮质下觉醒?

皮质下觉醒是指觉醒、睡眠交替出现的周期(昼夜节律),以及情绪、自主神经功能和内分泌功能等本能行为(行为觉醒)。皮质下觉醒的维持包括下丘脑生物钟、脑干网状结构上行投射系统和下丘脑的行为觉醒。

77. 具有激活系统作用的神经递质有哪些?

具有激活系统作用的神经递质主要有谷氨酸、天冬氨酸、乙酰胆碱、去甲肾上腺素和多巴胺等。

78. 具有抑制系统作用的神经递质有哪些？

具有抑制系统作用的神经递质主要包括 γ-氨基丁酸、甘氨酸和 5-羟色胺。

79. 什么是意识障碍？有哪些类型？

意识障碍是指不能正确感知自身和环境的一种严重脑功能障碍，临床上通常指觉醒系统的不同部位受到损伤，产生意识清晰度和意识内容的异常变化。以觉醒程度改变为主的意识障碍包括嗜睡、昏睡和昏迷。以意识内容改变为主的意识障碍包括意识模糊和谵妄状态。以意识范围改变为主的意识障碍包括朦胧状态和漫游性自动症。特殊类型的意识障碍包括去皮质综合征、去大脑状态、植物状态和闭锁状态。

80. 意识障碍可能病因有哪些？

各种感染、中毒和机械压迫等因素引起神经细胞或轴索损害，均可产生不同程度的意识障碍。意识障碍可能的病因主要包括：① 重症急性感染；② 颅脑非感染性疾病；③ 内分泌与代谢障碍；④ 心血管疾病；⑤ 水、电解质平衡紊乱；⑥ 外源性中毒；⑦ 物理性及缺氧性损害。

81. 意识障碍的发生机制是什么？

由于脑缺血、缺氧、葡萄糖供给不足，酶代谢异常等因素可引起脑细胞代谢紊乱，从而导致网状结构功能损害和脑活动功能减退，均可产生意识障碍。

82. 什么是去皮质综合征？

去皮质综合征主要由广泛的大脑皮质受损伤而引起，而脑干网状上行激活系统未受损，故患者能无意识地睁眼、闭眼、或转动眼球，但眼球不能随光线或者物品转动，貌似清醒但对外界刺激无反应。光反射、角膜反射甚至咀嚼动作、吞咽、防御反射均存在，可有吮吸、强握等原始反射，但无自发动作。大小便失禁。表现出特殊的身体姿势：双上肢屈曲、内收，腕及手指屈曲，下肢伸直姿势（去皮质强直），四肢腱反射亢进，病理反射阳性。

83. 什么是去大脑状态？

去大脑状态是病灶位于中脑水平或上位脑桥时出现的一种伴有特殊姿势的意识障碍。损伤部位在红核和前庭核之间，红核是抑制伸肌收缩的中枢，前庭核平面有伸肌收缩中枢。去脑强直表示伸肌收缩中枢失去了控制。特殊的身体姿势包括头部后仰、双上肢过伸和内旋，双下肢过伸，躯体呈角弓反张状态（去大脑强直）。其特殊姿势、呼吸节律、瞳孔改变成为和去皮质综合征鉴别的关键。

84.　什么是植物状态？

植物状态是指大脑皮质功能严重受损，受害者处于深昏迷状态，丧失意识活动，但皮质下中枢可维持自主呼吸运动和心跳。植物状态有以下特点：认知功能丧失、无意识活动、不能执行命令；能自动睁眼或刺激下睁眼；有睡眠-觉性周期；可出现无原因的微笑、流泪、呻吟等；不能理解和表达言语；保持自主呼吸和血压；丘脑下部及脑干功能基本保存，如瞳孔对光反射、角膜和膝腱反射等，肢体反射多变，疼痛刺激可引起屈曲或伸直反应。

85.　什么是谵妄状态？

谵妄状态又称急性神经错乱状态，表现为意识清晰度降低，对客观环境的意识能力及反应能力均有轻度下降，注意力涣散、记忆力减退，对周围环境理解和判断失常，常产生错觉和幻觉，多伴有紧张、恐惧的情绪。

86.　什么是醒状昏迷？

醒状昏迷是由脑干上部和丘脑的网状激活系统受损引起，此时大脑半球及其传出通路无病变，属于特殊类型的意识障碍。表现为双目睁开，眼睑开闭自如，但思维、情感、记忆、意识及语言活动均完全消失，对外界环境不能理解，毫无反应，肢体无自主运动，呈现意识内容消失。

87.　什么是嗜睡？

嗜睡是意识障碍的早期表现，表现为睡眠时间过度延长，能被唤醒，醒来后意识基本正常，能进行交谈或执行命令，停止刺激后继续入睡。

88.　什么是昏睡？

患者处于较深睡眠，一般外界刺激不能被唤醒，不能对答，较强烈刺激可有短时意识清醒，醒后可简短回答提问，当刺激减弱后很快再次进入睡眠状态。

89. 什么是意识模糊？

意识模糊是最轻或最早出现的意识障碍，患者在此阶段对外界反应能力降低，语言与合作能力减低，但尚未完全丧失，可有淡漠、迟钝、嗜睡、语言错乱、定向障碍（不能辨别时间、地点、人物）、躁动、谵妄和遗尿等表现。

90. 什么是昏迷？如何分类？

昏迷是指意识完全丧失，无自发性睁眼，缺乏觉醒睡眠周期，任何刺激均不能唤醒。按对刺激的反应及反射活动分三级，包括浅昏迷、中度昏迷，以及深昏迷。

91. 什么是浅昏迷？

浅昏迷是指随意活动消失，无自发性语言和有目的活动。对疼痛刺激有反应，各种生理反射（吞咽、咳嗽、角膜反射、瞳孔对光反射等）均存在，生命体征无明显改变。

92. 什么是中度昏迷？

中度昏迷是指对外界一般刺激无反应，强烈疼痛刺激可见防御反射活动，角膜反射减弱或消失，呼吸节律紊乱，可见于周期性呼吸或中枢神经性过度换气。

93. 什么是深昏迷？

深昏迷是指随意活动完全消失，对各种刺激皆无反应，各种生理反射消失，可有呼吸不规则、血压下降、大小便失禁、全身肌肉松弛、去大脑强直等。

94. 什么是脑死亡？

脑死亡是全脑和脑干功能的不可逆的丧失，患者没有自主呼吸，觉醒程度和意识内容完全丧失。

第六节　麻醉与记忆

95. 什么是记忆？

记忆是识记、保持、再认识和重现客观事物所反映的内容和经验的能力。记忆通常分为编码、巩固和重现 3 个过程。编码发生在感觉刺激转化成记忆和知识的过程。当持续性印记形成并且通过神经环路重组的方式储存即为记忆的巩固。最后阶段的重现是指信息被调出储存区用于回忆的过程。

96. 记忆有哪些分类方式？

　　记忆根据不同的标准具有多种分类方式。一种是按照记忆内容分类，主要将记忆分为外显记忆，也称为陈述性记忆，和内隐记忆，也称为非陈述性记忆。外显记忆可进一步分为情景性记忆与语义性记忆两种形式。内隐记忆可进一步分为程序记忆和启动效应。此外，按照事件学习和事件回忆之间的时间长短，可将记忆分为短期记忆、中期记忆和长期记忆。

97. 什么是记忆障碍？麻醉是否可能导致记忆障碍？

　　记忆障碍分为顺行性记忆障碍和逆行性记忆障碍。顺行性记忆障碍（即记忆缺失）是指在一个事件发生之后无法形成新记忆，但已形成的记忆不受影响。反之，逆行性记忆障碍是指无法回忆发生记忆障碍之前一段时间的经历，但仍可形成新的记忆。全身麻醉药的致遗忘作用通常是指抑制麻醉诱导后新记忆的形成，即顺行性遗忘。

98. 全身麻醉药是否影响记忆处理过程？如何影响？

　　全身麻醉的主要目的之一是尽量减少医疗操作给患者带来的有害身体及情感经历痛苦，防止形成术后创伤记忆等不良后遗症。可逆性地抑制术中记忆，使患者在术后无法回忆起术中发生的事件，也是全身麻醉的重要目标之一。全身麻醉药对学习记忆的影响是复杂的，全身麻醉药物的种类及浓度、年龄等因素都与全身麻醉药对记忆影响的差异密切相关。

99. 什么是陈述性记忆？什么是非陈述性记忆？

　　陈述性记忆指与特定的事件、地点和任务有关的事实或事件的记忆。它能进入人的主观意识，可以用语言表达出来，或作为影像形式保持在记忆中，但容易遗忘。其形成依赖于海马、内侧颞叶等脑区。非陈述性记忆指对一系列规律性操作程序的记忆，是一种下意识的感知及反射，又称为反射性记忆。它不依赖意识和认知过程，而是在重复多次的练习中逐渐形成，并且一旦形成不易遗忘，例如学习游泳、开车等。

100. 外显记忆和内隐记忆有什么区别？

外显记忆和内隐记忆的区别主要在于以下方面：① 保持时间：内隐记忆的保持时间要明显长于外显记忆；② 干扰形式：内隐记忆不容易受到外在刺激的干扰，而外显记忆容易在受到干扰后发生遗忘；③ 记忆负荷：外显记忆在记忆项目增多的时候会导致记忆数量和准确性下降，而内隐记忆不受影响；④ 加工深度：加工深度越深，外显记忆越牢固，而内隐记忆不存在这种情况。

101. 什么是短时程记忆、中时程记忆，以及长时程记忆？

短时程记忆的保留时间仅几秒至几分钟，其长短仅能满足于完成某项极为简单的工作，如打电话时的拨号，拨完后记忆随即消失。中时程记忆的保留时间自几分钟至几天，记忆在海马和其他脑区内进行处理，并能转变为长时程记忆。长时程记忆的信息量相当大，保留时间自几天到数年，有些内容，如与自己和最接近的人密切相关的信息，可终生保持记忆。

102. 记忆的过程如何划分？

人类记忆的过程可为感觉性记忆、第一级记忆、第二级记忆和第三级记忆，共4个阶段。感觉性记忆是指通过感觉系统获得信息后，首先储存在脑的感觉区内的阶段。如果在这个阶段把不连续的，先后进来的信息整合成新的连续的印象，即可转入第一级记忆。第二级记忆是一个大而持久的储存系统。发生在第二级记忆中的遗忘是由于先前的或后来的信息干扰所致。有些记忆通过长年累月的运用则不易遗忘，这一类记忆储存在第三级记忆中。

103. 不同种类全身麻醉药对记忆的影响是否有区别？

七氟烷在亚麻醉浓度下即可阻碍人类情绪记忆的形成，并以剂量依赖性的方式产生抑制作用，故全身麻醉抑制记忆所需浓度要比其抑制意识时低。相较于七氟烷全身麻醉，丙泊酚全身麻醉能降低癌症手术老年患者1周后包括学习记忆在内的神经认知延迟恢复事件的发生率。全身麻醉药对学习记忆的影响是复杂的，全身麻醉药物的种类、浓度、年龄等因素都与全身麻醉药对记忆影响的差异密切相关。

104. 不同剂量全身麻醉药对记忆影响的特点是什么？

随着麻醉深度的增加，全身麻醉药逐渐诱导产生镇静、遗忘、催眠（无意识）、制动等作用。包括吸入麻醉药和静脉麻醉药在内的多种全身麻醉药均可在亚麻醉剂量下产生遗忘作用。其中吸入麻醉药抑制记忆,致遗忘的效能强于静脉麻醉药。

105. 与记忆功能相关的脑区有哪些?

大脑中的多个脑区参与学习记忆过程,每个脑区处理的信息不同,并在不同的记忆过程中发挥不同的作用。大脑中的颞中叶结构对于建立外显记忆十分重要,尤其是海马和与之相毗邻的皮质结构在学习之后记忆的形成,重组和巩固中必不可少。海马与前额叶皮质之间通过振荡同步的方式相互联系,从而参与调控情景性记忆。小脑、纹状体、杏仁核、丘脑和中脑是支持内隐记忆形成的脑区。

106. 什么是突触可塑性? 有哪些表现形式?

在神经科学中,突触可塑性是指神经细胞间的连接强度可调节,突触的形态和功能可发生较为持久的改变的特性或现象。突触会随着自身活动的加强与减弱相应得到加强与减弱。目前研究认为,突触可塑性是学习和记忆的基本神经机制,已成为神经科学研究的热点领域。突触可塑性主要包括短期突触可塑性与长期突触可塑性。短期突触可塑性主要包括易化、抑制和增强。长期突触可塑性主要表现形式为长时程增强和长时程抑制。

107. 什么是长时程增强?

长时程增强是由于同步刺激 2 个神经元而发生在两个神经元信号传输中的一种持久的增强现象,是与突触可塑性-突触改变强度能力相关的几种现象之一。由于记忆被认为是由突触强度改变来编码的,长时程增强被普遍视为构成学习与记忆基础的主要分子机制之一。

108. 什么是长时程抑制?

长时程抑制指神经突触持续几小时到几天的抑制行为。强烈的突触刺激(小脑 Purkinje 细胞)或者长期的弱突触刺激(海马体)均可导致长时程抑制的形成。长时程抑制是突触可塑性的重要形式之一,并且与学习记忆存在着密切的关系。

109. 什么是海马环路?

海马环路是与近期记忆相关的神经结构。海马通过穹隆与下丘脑乳头体相连,再通过乳头体-丘脑束抵达丘脑前核,后者发出纤维投射到扣带回,扣带回则发出纤维又回到海马。

110. 什么是围术期神经认知功能障碍？

围术期神经认知功能障碍包括术前存在的认知功能障碍、术后谵妄、神经认知恢复延迟、术后神经认知障碍和手术 12 个月后出现的认知障碍。

111. 什么是术后谵妄？

谵妄是一种急性发作且病程短暂的脑功能障碍，其特点是注意力障碍、意识水平紊乱和认知功能改变，并有明显的波动性。术后谵妄是指患者在经历外科手术后 1 周内出现的谵妄，其发生具有明显的时间特点，主要发生在术后 24～72 小时。由于谵妄患者多表现为嗜睡、沉默不语等的"低活动型"症状，临床中常容易被忽视。

第七节　麻醉与疼痛

112. 什么是疼痛？

2020 年国际疼痛学会将"疼痛"定义为：疼痛是一种与实际或潜在的组织损伤相关的不愉快的感觉和情绪情感体验，或与此相似的经历。

113. 疼痛如何分类？

根据病因可将疼痛分为：① 外伤性疼痛：即有明确的机械性创伤和物理性创伤史，包括术后急性疼痛；② 病理性疼痛：可分为炎性疼痛和缺血性疼痛；③ 代谢性疾病引起的疼痛；④ 神经源性疼痛；⑤ 复合因素引起的疼痛。根据病程分为：短暂性疼痛、急性疼痛、慢性疼痛。根据疼痛程度分为：微痛、轻度疼痛、甚痛、剧痛。

114. 疼痛有何生理意义？

疼痛的主要生理意义是为机体提供受到伤害的警报信号，使机体迅速作出逃避或防御反应。但严重的疼痛给患者带来痛苦，医生常以疼痛作为诊断疾病的依据之一，并尽力为患者消除疼痛或减轻痛苦。

115. 什么是伤害性感受器？可以分为哪几类？

伤害性感受器是产生痛觉信号的外周换能装置，主要是游离神经末梢，广泛分布于皮肤、肌肉、关节、角膜、脊髓、腹膜、小血管的毛细血管旁的结缔组织和内脏器官。伤害性感受器可分为 3 类，包括机械伤害性感受器、机械温度型伤害感受器和多觉型伤害性感受器。

116. 痛觉信号是怎样向中枢神经系统传递的？

痛觉信息进入痛觉初级中枢脊髓背角后，经脊髓丘脑束、脊髓网状束、脊髓中脑束、脊颈段和三叉丘脑束等痛觉上行传导通路将信息传达到丘脑和大脑皮质等高级中枢。

117. 疼痛如何受到精细化调控？

中枢神经系统同时存在痛觉信息传递系统和调制痛觉的神经网络。疼痛受两个基本生理过程所控制，一个是外周传入在脊髓对痛觉信息的调制，另一个是中枢下行镇痛系统。

118. 什么是疼痛的"闸门控制学说"？

节段性调制神经网络由初级传入粗纤维（A）、细纤维（C）、背角投射神经元（T 细胞）和胶质区抑制中间神经元（SG 细胞）组成，其中 SG 细胞起关键闸门作用。当损伤刺激时 C 纤维紧张性活动增强时，则对 T 细胞抑制解除，闸门打开，允许疼痛向更高级中枢传递。当按摩皮肤等刺激兴奋 A 传入时，SG 细胞兴奋，加强了 SG 对 T 细胞的抑制，闸门关闭，减少或阻遏伤害性信息向高级中枢的传递，从而缓解疼痛或止痛。

119. 什么是急性疼痛？什么是慢性疼痛？

急性疼痛定义为新近产生并持续时间较短的疼痛。急性疼痛通常与组织损伤、炎症或疾病过程相关，可反应为强烈的锐痛，持续时间较短，常伴有交感神经兴奋症状（如心率快、呼吸频数、血压上升、出汗和瞳孔扩大等）和焦虑性情感反应。慢性疼痛是指持续 1 个月以上的疼痛。慢性疼痛则总伴有明显的组织损伤、炎症或神经系统病变。

120. 临床常用镇痛药物有哪些？

药物治疗是疼痛治疗最基本、最常用的方法。常用的疼痛治疗药物有：非甾体消炎镇痛药、阿片类镇痛药、抗癫痫药、抗抑郁药、糖皮质激素类药、局部麻醉药等。

121. 临床常用的痛觉评估方法有哪些？

在疼痛治疗过程中，不仅要了解患者有无疼痛，还要了解患者疼痛强度的变化，从而对病情和治疗效果作出评估。由于疼痛是主观的感觉，缺乏客观指标，迄今为止尚无一种行之有效的客观的疼痛评估方法。目前临床常用的疼痛定量评估方法包括视觉模拟量表、语言评价量表、数字评价量表、疼痛问卷表和面部量表。

122. 什么是视觉模拟评分？

视觉模拟评分通常是在一张白纸上画一条常 10 cm 的粗直线，两端分别写上"无痛"(0)和"剧烈疼痛"(10)字样。被测者根据其感受程度，在直线上相应部位作记号，从无痛端至记号之间的距离即为疼痛评分，即表示疼痛的程度。目前常使用一种改进的视觉模拟量表，尺的正面有在 0～10 可移动的标尺，背面有 0～10 数字的视觉模拟评分尺，当被测者移动标尺于自己疼痛强度的位置时，医生能立即在尺的背面看到视觉模拟量表的具体数字。

123. 什么是疼痛的中枢敏化？

疼痛的中枢敏化是指脊髓及脊髓以上痛觉相关神经元的兴奋性异常升高或突触传递增强，包括神经元的自发性放电活动增多、感受域扩大、对外界刺激阈值降低、对阈上刺激的反应增强等病理改变，从而放大疼痛信号的传递。其相应的临床表现有自发性疼痛、痛觉过敏、痛觉超敏等。中枢敏化是神经病理性疼痛的重要发病机制，神经病理性疼痛的维持主要在于中枢敏化。

124. 什么是针刺镇痛？其机制是什么？

临床常见的头痛、胸痛、腹痛、腰痛、牙痛、三叉神经痛、坐骨神经痛、痛经、手术后疼痛等，运用毫针、电针刺激均可以得到缓解或消除。针刺麻醉也是在针刺镇痛的基础上发展起来的，针刺镇痛的主要原理是提高痛阈，增加疼痛的耐受力，降低痛觉的敏感性。近年研究证明，针刺镇痛是经针刺后机体内发生的一个从外周到中枢各级水平，涉及神经、体液等多种因素，并包括镇痛与抗痛对立统一两个方面的复杂动态过程。

125. 糖皮质激素在疼痛治疗中有何作用？

糖皮质激素的药理作用非常广泛，具有抗炎、免疫抑制、抗病毒、抗休克等作用，并对各器官系统的功能产生明显的影响。糖皮质激素通过特异性和非特异性基因调控途径调节物质代谢、应激反应、器官功能而发挥镇痛作用。糖皮质激素因其具有显著的抗炎作用，常用于慢性炎性疼痛的治疗。

126. 糖皮质激素的镇痛机制是什么？

糖皮质激素的镇痛机制包括：① 抗炎作用：在炎症早期减少渗出、水肿、毛细血管扩张，改善微循环，降低伤害性感受器的敏感性，缓解红肿热痛和痛觉敏化。在炎症后期，抑制毛细血管和纤维母细胞增值，减少粘连和瘢痕形成，预防和治疗慢性疼痛的发生；② 免疫抑制作用；③ 神经调节作用：可通过基因和非基因途径稳定神经元细胞膜，抑制神经元和神经纤维异常放电，阻断神经肽的合成，抑制磷脂酶 A_2 活性，直接或间接调节伤害性神经兴奋性和神经性水肿。

127. 糖皮质激素治疗慢性疼痛的适应证有哪些？

糖皮质激素治疗慢性疼痛的适应证包括：① 肌肉软组织无菌性炎性疼痛；② 无菌性炎性骨关节痛；③ 脊柱相关性疼痛；④ 神经病理性疼痛；⑤ 风湿胶原病性疼痛；⑥ 癌性相关痛；⑦ 其他疼痛性疾病：痛风性关节炎等。

128. 糖皮质激素治疗慢性疼痛禁忌证有哪些？

糖皮质激素治疗慢性疼痛禁忌证包括：① 对糖皮质激素过敏；② 严重的精神病和癫痫；③ 活动性消化性溃疡；④ 未控制的全身或注射部位感染；⑤ 皮质醇增多症；⑥ 严重高血压、糖尿病；⑦ 妊娠初期和产褥期；⑧ 严重骨质疏松症。

129. 糖皮质激素治疗慢性疼痛的给药原则是什么？

糖皮质激素应用于治疗慢性疼痛的给药原则是：最低有效剂量、个体化给药、控制给药剂量和总量；局部给药时选择正确的注射部位与方式、注意给药间隔时间、提倡在影像辅助下的精准给药；预防、监测、治疗全身和（或）局部药物不良反应。

130. 什么是神经病理性疼痛？

国际疼痛研究协会将神经病理性疼痛定义为由神经系统原发性损害和功能障碍所激发或引起的疼痛。

131. 疼痛治疗原则是什么？

疼痛性疾病的病因复杂，临床症状各异，患者对疼痛的耐受程度和治疗的个体反应差异明显。因此，临床上个体化治疗的灵活性较大，很难界定统一的治疗标准。疼痛治疗过程中，在保证医疗质量和医疗安全的前提下，应遵循以下原则：先诊断、后治疗；综合措施，有效、安全为主；节省医疗资源，减轻医疗负担；保护患者生理功能，提高生活质量。

132. 癌痛的三阶梯治疗原则是什么？

采用数字评分法（numerical rating scale，NRS）评分，轻度疼痛（NRS≤3 分）可选用非甾体消炎镇痛药物，如果存在使用非甾体消炎镇痛药物的禁忌证，也可考虑使用低剂量阿片类药物；中度疼痛（3 分＜NRS＜7 分）可使用弱阿片类药物，也可使用低剂量强阿片类药物，并可联合应用非甾体消炎镇痛药物及辅助镇痛药物；重度疼痛（NRS≥7 分）首选强阿片类药，并可合用非甾体消炎镇痛药物及辅助镇痛药物。

133. 癌痛的药物治疗应遵循什么原则？

癌痛的药物治疗应遵循以下基本原则：① 口服给药：癌痛治疗的首选给药途径；② 按阶梯给药：应根据患者的疼痛程度，有针对性地选用不同强度的镇痛药物；③ 按时给药：应以缓释阿片类药物作为基础维持用药，按规定时间间隔规律性给予镇痛药；④ 个体化用药：根据患者个体差异制订个体化用药方案。

134. 术后镇痛的意义？

术后镇痛主要目的是改善患者生活质量、加快患者功能恢复、减少术后并发症和缩短住院时间。术后镇痛治疗可减少患者术后体内儿茶酚胺和其他应激性激素的释放。此外，术后镇痛可通过降低患者的心率，防止术后高血压，从而减少心肌做功和耗氧量。通过改善通气，从而减少术后呼吸系统的并发症。

135. 什么是患者自控镇痛术？

患者自控镇痛术（patient controlled analgesia，PCA）是一种新的镇痛给药方法，它是通过一种特殊的注射泵，允许患者自行给药的一种急性疼痛治疗方式。患者通过自控镇痛可分别进行静脉、硬膜外、皮下或神经鞘给药镇痛。

136. 与传统镇痛方法相比，患者自控镇痛有哪些优点？

与传统镇痛方法相比，患者自控镇痛在理论上及实践中有许多优点：① 允许患者自行给药，用药剂量个体化；② 避免血药浓度明显波动；③ 减少医务人员的工作量；④ 使镇痛药的使用时机真正做到及时、迅速；⑤ 降低并发症发生率；⑥ 有利于维持生理功能稳定；⑦ 有利于患者充分配合治疗，促进术后早期康复；⑧ 提高患者满意度。

137. 理想的分娩镇痛应具备哪些条件？

分娩痛是分娩过程中的自然生理反应。减少产妇分娩期的疼痛，提高产妇分娩质量，是医务工作者追寻的目标。理想的分娩镇痛应具备：① 能确切完善地解除产妇疼痛；② 能满足整个产程镇痛的要求；③ 不影响宫缩和产妇的行走；④ 对母婴健康无影响；⑤ 产妇能清醒配合分娩过程；⑥ 有异常情况可满足手术麻醉的需要。

138. 分娩镇痛的方法有哪些？

分娩镇痛的方法包括椎管内神经阻滞、静脉分娩镇痛、吸入笑气、阴部神经阻滞、水中分娩、导乐分娩、镇痛仪等。其中椎管内神经阻滞能提供最佳的镇痛效果，因而是目前循证依据最安全、效果最确切可靠的镇痛方法。

第八节　麻醉与躯体运动

139. 躯体运动是怎样实现的？

躯体运动是在神经系统的调控下，通过骨骼肌纤维和肌群发生协调而有节律性的收缩与舒张实现的。

140. 什么是神经-肌肉接头?

神经-肌肉接头是由运动神经末梢与骨骼肌细胞接触形成。神经末梢达到肌细胞处失去髓鞘,以裸露的轴突末梢嵌入肌细胞上特殊结构-终板膜的凹陷中,该轴突末梢膜称为接头前膜,相应的终板膜称为接头后膜,两者之间充满细胞外液,宽约 50 nm 的间隔为接头间隙。

141. 什么是终板电位?

运动神经纤维的动作电位传到接头前膜时,接头前膜电压门控 Ca^{2+} 通道开放,Ca^{2+} 顺浓度差进入细胞内使 ACh 释放至接头间隙,ACh 与接头后膜上的 N2 型胆碱能受体结合并使受体蛋白质结构发生变化,使大量 Na^+ 内流,终板膜去极化产生终板电位。

142. 神经-肌肉接头兴奋传递有哪些特点?

神经-肌肉接头兴奋传递的特点包括:① 1∶1 传递,即一次神经冲动引起肌细胞一次动作电位和一次收缩;② 单向传递;③ 时间延搁;④ 对内环境变化和药物敏感与易疲劳。

143. 临床上如何检测神经-肌肉接头功能?

临床上通常可根据临床特征和肌肉活动的电位变化(如肌电图)来监测神经-肌肉传递功能。临床特征主要观察患者能否自主活动,如睁眼、抬头、举臂、握力等。

144. 什么是运动单位?

脊髓是肌紧张反射的基本中枢,在脊髓前角中存在大量运动神经元,包括 α 和 β 运动神经元,其中 α 运动神经元的轴突末梢在肌肉中分成许多小分支,每一条小分支支配一条骨骼肌纤维。由一个 α 运动神经元及其支配的全部肌纤维所组成的功能单位称为运动单位。

145. 什么是肌电图?

记录多个运动单位动作电位总和变化的图形称为肌电图(electromyography,EMG)。记录电极有同心型、针型电极和表面电极。

146. 什么是肌牵张反射？有哪些类型？

肌牵张反射是指有神经支配的骨骼肌在受到牵拉刺激时引起同一块肌肉收缩的反射,包括肌紧张和腱反射两种类型。

147. 什么是肌紧张？有何作用？

肌紧张是指在自然环境中因骨骼肌受到重力的持续牵拉引起肌肉的持续收缩,所产生的张力使机体得以保持一定的姿势和进行各种复杂的活动。

148. 全身麻醉药对躯体运动有何影响？

全身麻醉药主要作用于中枢神经系统,自上至下对各级中枢逐渐产生抑制作用。大脑皮质被抑制后,呈现意识、感觉如痛觉和随意运动消失。但若皮质下调节运动中枢未被抑制而处于兴奋时,患者出现无意识的挣扎、乱动,肌肉紧张度增加等现象。当麻醉逐步从大脑皮质向下移行,直至脊髓 α 和 γ 运动神经元时,才出现肌肉松弛。不同的全身麻醉药物对躯体运动和肌肉松弛程度的影响也存在一定差异。

149. 局部麻醉药对躯体运动有何影响？

不同的局部麻醉药种类和给药途径对躯体运动的影响各异。椎管内麻醉可以使麻醉范围内的肌肉松弛,局部麻醉药主要作用于局部神经组织。适量的局麻药通常对麻醉范围以外的躯体运动和肌张力无明显作用;倘若用药过多,血液中的局麻药浓度升高,则可引起一系列的毒性症状,如肌肉震颤和惊厥。

150. 肌肉松弛药对躯体运动有何影响？

骨骼肌松弛药简称肌肉松弛药,能降低肌张力,以避免深度麻醉对人体的不良影响。肌肉松弛药的作用机制主要是竞争性阻滞,少数肌肉松弛药是非竞争性阻滞。

151. 什么是竞争性阻滞？

大部分肌肉松弛药主要作用于神经-肌肉接头后膜,这些肌肉松弛药的分子都具有与乙酰胆碱相似的结构,能与终板膜上的 N_2 型胆碱能受体暂时性可逆性结合,与乙酰胆碱竞争受体,并使受体结构发生变化,这种阻滞方式称为竞争性阻滞。

152. 什么是非竞争性阻滞？

非竞争性阻滞是指部分肌肉松弛药通过改变受体的功能而产生肌松作用，主要有离子通道阻滞和脱敏感阻滞两种类型。

153. 什么是离子通道阻滞？

由肌肉松弛药直接阻塞阳离子通道，非竞争性地阻滞或影响离子通道的离子流，使终板膜不能去极化而发生阻滞，这种阻滞方式被称为离子通道阻滞。

154. 受体脱敏阻滞？

终板膜长时间受到乙酰胆碱和其他激动剂作用后，对激动剂开放的离子通道的作用不再敏感的阻滞方式被称为受体脱敏阻滞。

155. 临床上如何监测神经肌肉传递功能？

传统的判断神经肌肉传递功能的方法有观察腹肌的紧张度、抬头试验、握手试验、睁眼试验和吸气负压试验等。目前，神经刺激仪已广泛用于临床监测神经肌肉传递功能，临床常用的刺激方式是 4 个成串刺激（train of four stimulation，TOF），当 TOF 的比率（T_4/T_1）$<25\%$ 时，其阻滞程度能满足手术的要求，当 TOF 比率$>75\%$（或$\geqslant 90\%$）时，可作为拔出气管导管的指征。

156. 什么是恶性高热？ 临床表现是什么？

恶性高热（malignant hyperthermia，MH）是一种具有家族遗传性的肌肉病，主要是由吸入挥发性麻醉药和（或）输注去极化肌肉松弛药（琥珀胆碱）所触发的骨骼肌异常高代谢状态。MH 易感者一旦发病，病情进展迅速，表现为全身肌肉痉挛、体温急剧持续升高、耗氧量急速增加，CO_2 大量生成，发生呼吸性和代谢性酸中毒。

157. 恶性高热的危险因素有哪些？

① 遗传因素。家族遗传因素和诱发因素相结合才会发生恶性高热，半数患者的家族史中可发现曾有麻醉的意外死亡或体温的异常；② 诱发恶性高热的药物。最常见的是氟烷和琥珀酰胆碱。另外，吸入麻醉药以及其他麻醉药利多卡因、甲哌卡因、右旋筒箭毒碱等；③ 肌肉疾患。患者或家属常患有骨骼肌疾患，如先天性肌强直、先天性骨骼肌畸形，在肌肉运动后或炎症感染，甚至激怒时就可出现高热症

状以及肌红蛋白尿。

158. 恶性高热的治疗原则是什么？

　　恶性高热的治疗原则是立即逆转反应并处理反应后的结果。逆转恶性高热过程的 3 种方法应该同时应用：① 消除触发因素；② 静脉注射丹曲林钠；③ 身体降温。目前国际上治疗恶性高热的有效药物是丹曲林钠，丹曲林钠只是抢救恶性高热的治疗措施之一，无论是否应用丹曲林钠，均应根据患者的具体情况及现有条件，积极进行物理降温，纠正内环境紊乱，保护重要脏器功能等对症处理措施。

第九节　麻醉与自主神经系统

159. 什么是自主神经系统？ 自主神经系统的组成？

　　自主神经系统代表神经系统的内脏成分。由位于中枢神经系统和周围神经系统中与内脏环境调控有关的神经元组成。其功能是通过对腺体、心肌和平滑肌的支配，完成与躯体神经系统活动的紧密整合。有感觉性和运动性纤维两种，其中运动纤维分为交感和副交感神经。

160. 自主神经系统的作用是什么？

　　自主神经系统主要包括交感神经系统和副交感神经系统，它们控制除骨骼肌外的所有器官，调节心肌、平滑肌和腺体(消化腺、汗腺、部分内分泌腺)的活动。大多数器官或组织接受交感和副交感神经的双重支配，但也有少数器官例外，如脑血管、冠状血管、子宫、立毛肌、肝等仅受交感神经支配，瞳孔括约肌仅受副交感神经支配。另外，位于胃肠壁内的肠神经系统是一个独立于中枢神经系统的神经整合系统，也属于自主神经系统。

161. 什么是肠道神经系统？

　　肠道神经系统是分布于肠黏膜下和肠肌中的神经丛及其递质。在肠道神经系统内包含有数十种神经递质，而且在同一神经元内也有多种递质共存，共存的递质有：降钙素基因相关肽、缩胆囊素、强啡肽、脑啡肽、神经激肽 A、胃泌素释放肽、生长抑素、P 物质、血管活性肠肽和神经肽 Y 等。

162. 自主神经系统的递质有哪些?

所有交感、副交感神经的节前和副交感神经节后神经纤维,以及极少数交感神经节后神经纤维(支配汗腺、肾上腺髓质和骨骼肌血管舒张的交感神经)释放的递质是乙酰胆碱。交感神经节后纤维释放的是去甲肾上腺素。

163. 自主神经系统的神经递质有何特点?

传统概念认为交感/副交感节前神经元和副交感节后神经元都属于胆碱能,而交感节后神经元为去甲肾上腺素能。实验证明在自主神经系统内,还存在其他递质的神经元: ① 交感神经内的主要共存递质是腺嘌呤核苷三磷酸和神经肽 Y;② 副交感神经内的共存递质是血管活性肽(vasoactive peptide,VIP);③ 肠神经系统内的是腺嘌呤核苷三磷酸、VIP 和 P 物质。

164. 交感神经和副交感神经的功能有何特点?

① 紧张性作用。在静息条件下,自主神经纤维经常都有低频的神经冲动传出到效应器的现象;② 双重神经支配。在生理活动过程中,一般交感神经的作用是兴奋性的,而副交感神经的作用是抑制性的,而且许多组织和器官都同时接受这两者的双重支配;③ 协同作用。对于唾液腺的分泌作用,这 2 种神经都起促进其分泌的兴奋作用,但分泌的唾液的性质却不一样:刺激交感神经所分泌的唾液,水分少而酶多;刺激副交感神经,则分泌水分多而酶少的唾液。

165. 脊髓横断时的自主神经系统有何改变?

① 高位截瘫:表现为心动过缓,低血容量时不能使心率增快;脊髓损伤以上的身体部位出现潮红、出汗;血中儿茶酚胺轻度增加,对外源性儿茶酚胺极敏感。皮肤血管扩张,体温调节机制受损,截瘫患者术中易出现低体温。② 低位截瘫:代偿性心动过速。脊髓横断后即刻:脊髓休克,外周血管扩张,血压降低,血中儿茶酚胺为正常值的 35%。

166. 什么是边缘系统? 有什么作用?

边缘系统是皮质下结构与大脑皮质汇合的地方。边缘系统通过影响内分泌系统和自主神经系统来发挥作用。它与伏隔核高度相连,伏隔核在性唤起中起作用。这些反应受到来自边缘系统的多巴胺能投射的强烈调节。边缘系统具有许多不同的功能,如影响情绪、记忆、感觉处理、时间知觉、注意力、意识、本能、自主或植物控制和动作或运动行为等。

167. 临床上如何监测自主神经系统的功能？

临床上可根据一些试验和反射监测自主神经系统的功能：① 血管运动，包括皮肤划痕反应和组胺皮内试验；② 汗腺分泌，包括毛果芸香碱试验、反射性发汗试验和中枢性发汗功能试验；③ 竖毛反射、眼心反射、颈动脉窦反射、姿势反射和卧立反射。

168. 什么是压力感受性发射？有何意义？

颈动脉窦感受器的传入神经纤维组成窦神经，加入舌咽神经后进入延髓。主动脉弓压力感受器的传入神经纤维走行于迷走神经干内并随之进入延髓。当动脉血压升高时，压力感受器传入冲动增多，压力感受性反射性增强，引起心率减慢、心输出量减少、血管舒张、外周阻力减小、血压下降，这一反射称为压力感受性反射。其生理意义主要是在短时间内快速调节动脉血压，维持动脉血压相对稳定，使动脉血压不致发生过分的波动。

169. 什么是心肺感受性反射？

在心房、心室和肺循环大血管壁内存在许多感受器，这些心肺感受器受刺激后均可反射性地引起交感紧张性降低，心迷走紧张性增加，导致心率减慢、血压下降，并能抑制肾素和血管加压素的释放。此外，由迷走神经传入，通过下丘脑抑制抗利尿激素分泌，使尿量增多，循环血量减少。

170. 什么是眼心反射？

压迫眼球、激惹或牵拉眼外肌，经由三叉神经眼睫支传入到脑干心血管中枢，整合后再由迷走神经传出使心动过缓甚至停搏，该反射称为眼心反射。

171. 什么是瞳孔对光反射？有哪些类型？

用适当的光亮照射一侧瞳孔，反射引起双侧瞳孔括约肌收缩，瞳孔缩小，称为瞳孔对光反射。被照射瞳孔缩小称直接对光反射。非照侧瞳孔缩小，称间接对光反射或互感性对光反射。

172. 临床常用吸入麻醉药对自主神经系统有何影响？

① 氟烷抑制交感神经和压力感受性反射，血管扩张，血压下降，心率减慢；② 异氟烷浓度为 $1.5\%\sim2.5\%$ 时，能直接抑制交感神经系统，但对压力感受性反射几乎没有影响，表现为血压无显著改变，心率可能增快；浓度增加后，血压下降，心率增快；③ 恩氟烷，血压下降，心率无明显增快；④ 迅速增加地氟烷的吸入浓度，可显著增加交感神经系统活性；⑤ 吸入 $50\%\sim70\%$ 氧化亚氮可引起交感神经系统兴奋。

173. 临床常用静脉麻醉药对自主神经系统有何影响？

临床常用静脉麻醉药对自主神经系统有不同的作用，表现为：① 丙泊酚直接抑制窦房结和心脏传导，减少交感传出，引起心动过缓，血压降低；② 氯胺酮可使交感兴奋，心率增快、血压升高。

174. 临床常用麻醉性镇痛药对自主神经系统有何影响？

临床常用麻醉性镇痛药对自主神经系统的影响不同，大剂量时可抑制交感神经，激活迷走神经，引起心动过缓和一定程度的血压降低。芬太尼无组胺释放作用，对心肌收缩力和外周血管阻力无明显影响。

175. 临床常用肌肉松弛药对自主神经系统有何影响？

临床常用肌肉松弛药对自主神经系统的影响也不尽一致，去极化肌肉松弛药琥珀胆碱可引起心动过缓，非去极化肌肉松弛药泮库溴铵会引起心动过速，血压升高。

176. 椎管内麻醉对自主神经系统有何影响？

椎管内麻醉过程中交感神经阻滞范围比感觉神经阻滞范围宽 $2\sim6$ 个节段，另一方面椎管内麻醉阻断交感神经对肠道的抑制，利于胃肠功能恢复。

177. 临床工作中监测自主神经系统的意义？

伤害性刺激均会引起自主神经活动性的改变，干扰患者脏器功能稳定，增加患者的围术期风险。自主神经功能状态的评估也应是麻醉深度监测的重要组成部分。应激反应和迷走反射均可打破自主神经系统的平衡性，使内脏功能发生改变，甚至造成内环境紊乱，严重者可能危及生命。若能实现自主神经的实时、定量监测,对伤害性刺激引起的自主反应进行评估并及时干预,可有效预防围术期应激及迷走反射等引起的不良反应。

178. 心率变异性是否可以较好地反映自主神经系统功能?

心率变异性(heart rate variability,HRV)是指连续心搏间期的瞬时微小涨落,反映了自主神经系统对心脏节律的调节,可定量评估心脏交感和迷走神经活动的紧张性、均衡性及其对心血管系统活动的影响,已成为反映自主神经活动最好的无创指标。HRV分析方法包括时域分析法、频域分析法和非线性分析法。

179. 围术期麻醉深度监测和自主神经系统功能监测的关系?

全身麻醉药作用于中枢神经系统以达到适宜手术的镇静、镇痛、肌松和自主神经抑制水平,可靠的麻醉深度监测需要对意识和自主神经系统功能状态进行综合评估。目前以脑电双频指数为代表的脑电图麻醉镇静深度监测方法主要反映皮质的活动性,适合对意识状态进行评估,而自主神经系统功能监测指标心率变异性恰好反映皮质下结构的活动性,适合对镇痛与伤害性刺激的平衡进行评估。

（陈向东　张波　赵帅）

参考文献

［1］邓小明,姚尚龙,于布为,等. 现代麻醉学(第4版)[M].北京:人民卫生出版社,2020.
［2］Micheal A. Gropper. MILLER'S ANESTHESIA[M]. 9th. ELSEVIER,2020.
［3］邓小明,黄宇光,李文志,等. 米勒麻醉学(第9版)[M].北京:北京大学医学出版社,2021.
［4］罗自强,闵苏. 麻醉生理学(第4版)[M].北京:人民卫生出版社,2020.
［5］王天龙,刘进,熊利泽,等,摩根临床麻醉学(第6版)[M].北京:北京大学医学出版社,2020.
［6］喻田,王国林. 麻醉药理学(第4版)[M].北京:人民卫生出版社,2020.
［7］郭曲练,姚尚龙. 临床麻醉学(第4版)[M].北京:人民卫生出版社,2020.
［8］韩如泉,王保国,王国林. 神经外科麻醉学(第4版)[M].北京:人民卫生出版社,2018.

第二章

麻醉与呼吸生理

第一节　呼吸生理总论

1. 为什么说守住呼吸道,就是守住生命线?

　　呼吸是维持机体生命活动所必需的基本生理过程之一。通过呼吸,机体从外界环境摄取新陈代谢所需要的氧气,排出代谢过程中产生的二氧化碳。呼吸道的管理与麻醉安全和质量密切相关,50%以上的严重麻醉相关并发症是由气道管理不当造成的。因此,守住呼吸道就是守住生命线。

2. 什么是呼吸系统? 呼吸包括哪几个过程?

　　呼吸系统由鼻、咽、喉、气管、支气管(叶、段、亚段)、细支气管、终末支气管、呼吸性支气管及肺泡等组成。除上、下气道外,还包括胸廓、各种呼吸肌及肺和胸廓的血供、淋巴、神经支配等。呼吸过程由 3 个环节组成:外呼吸或肺呼吸(包括肺通气和肺换气);气体在血液中的运输;内呼吸或组织呼吸,即组织换气。

3. 为什么气管插管会导致分泌物增多?

　　气管导管可直接刺激分布于气管和支气管的杯状细胞和黏液腺分泌黏液。同时,麻醉状态下交感神经受抑制,迷走反射亢进,迷走神经递质乙酰胆碱结合其分泌腺细胞表面受体促使黏液腺分泌黏液。

4. 吸入麻醉药对支气管黏液纤毛有何影响?

　　气道黏液纤毛清除功能是呼吸系统重要的防御机制之一。吸入麻醉药如氟烷、恩氟烷等可通过抑制纤毛运动频率、改变黏液的质和量,降低黏液纤毛清除率,实验表明,1倍最低肺泡有效浓度的吸入麻醉药物可降低呼吸道黏膜纤毛的摆动频率,降低黏液转运率,降低气道黏液廓清率。

5. 肺泡表面物质是什么? 它有什么作用?

肺泡表面活性物质是由肺泡Ⅱ型上皮细胞合成并释放的复杂的脂蛋白混合物,其主要成分是二棕榈酰卵磷脂,存在于覆盖肺泡内面极薄的液体膜中,具有降低的表面张力作用。

6. 肺通气的阻力取决于哪些因素?

肺通气的阻力有 2 种:弹性阻力(肺和胸廓的弹性阻力),是平静呼吸时的主要阻力,约占总阻力的 70%;非弹性阻力包括气道阻力、惯性阻力和组织的黏滞阻力,约占总阻力的 30%,其中又以气道阻力为主。

7. 气道阻力增加有哪些危害?

气道阻力增加导致患者吸气量减少,患者需要用力呼吸以克服气道阻力。由此可产生:① 胸腔内压变化:吸气时胸腔负压增大,静脉回心血量增加;呼气时胸腔内压明显增高,静脉回心血量减少,颈静脉怒张;② 肺泡充盈时间延长;③ 呼吸肌做功及耗氧量增加,常因呼吸肌疲劳而导致呼吸衰竭。

8. 为什么说肺循环是低压系统?

正常情况下,左心和右心排血量大致相等,但肺动脉平均压只有主动脉的 $1/6 \sim 1/5$,约为 14 mmHg,肺静脉压力仅为 6 mmHg,肺毛细血管平均压或静水压仅为体循环毛细血管的 1/4,约 8 mmHg。因此,肺循环是低压系统,当肺动脉平均压超过 25 mmHg 时,即可诊断为肺动脉高压。

9. 肺动脉压有哪些影响因素?

缺氧、二氧化碳蓄积、酸中毒及应激、烦躁、吸痰、疼痛等导致交感兴奋、肺血管的收缩,呼气终末正压(positive end-expiratory pressure,PEEP)、右室后负荷增加的因素均可引起肺动脉压增高。此外,高肺容量和低肺容量、气道痉挛等高气道压、各种原因导致的肺血管内皮细胞损伤(如全身炎症反应综合征、输血相关性肺损伤、缺血再灌注损伤、造影等)亦进一步加重肺动脉高压。

10. 什么是功能残气量？功能残气量的意义？

平静呼气后存留于肺内的气体量，称为功能残气量（Functional residual capacity，FRC）。FRC 等于残气量和补呼气量之和。FRC 是反映气体交换功能的重要标志之一，其对吸入到肺泡内的气体有缓冲作用，可使肺泡 O_2 和 CO_2 分压保持相对稳定，对肺泡内气体的弥散过程有一定的稳定作用。RV 和 FRC 能反映肺泡膨胀程度，是目前判断阻塞性肺疾患的最可靠指标。

11. 功能残气量的影响因素有哪些？

功能残气量增加的因素有胸内压增加（包括呼气末正压通气，持续气道正压通气）、肺气肿、哮喘和高龄等；功能残气量降低的因素有卧位、麻醉、腹部和胸部手术术后、肺纤维化、肺水肿、肥胖、各种原因导致的腹腔压力增加（妊娠、肿瘤、腹水）、胸廓畸形和肌肉松弛等。

12. 闭合气量的定义是什么？有何临床意义？

闭合气量（closing volume，CV）是指肺底部小支气管开始关闭后所呼出的气量，其以闭合气量与肺活量之比表示。30～50 岁健康人坐位闭合气量/肺活量（％）一般为 13％～20％。CV 明显增高时，提示小气道功能障碍。CV 可作为早期发现小气道阻塞病变的一个敏感检测指标。

13. 什么是通气/血流比值？

通气/血流比值（ventilation/perfusion ratio，V/Q）是指每分钟肺泡通气量和每分钟肺血流量之间的比值。

14. 正常情况下，通气血流比值（ventilation/perfusion ratio，V/Q）为多少？通气血流比例失调常分为哪两种类型？

正常人总的 V/Q 比值约为 0.8。V/Q 失调分为 2 种类型：无效腔量效应（V/Q>1.0）和分流效应（V/Q<1.0）。① V/Q 比值增大，通气过剩，无效腔增加，同时肺泡 $PaCO_2$ 降低，引起低碳酸血症，引起细支气管收缩，通气减少；② V/Q 比值减小，通气不足，血流相对过多，混合静脉血中的气体氧合不足。

15. 通气血流失调时主要表现为缺氧还是二氧化碳蓄积，为什么？

主要表现为缺氧，当严重通气不足时，才出现 CO_2 潴留。原因：① 动脉血和

混合静脉血之间的 O_2 分压差为 60 mmHg，CO_2 分压差为 6 mmHg，混合静脉血加入动脉血之后，O_2 分压的变化幅度大于 CO_2 分压的变化幅度；② CO_2 的弥散系数是 O_2 的 20 倍，扩散快；③ 通气血流比值失调，O_2 分压降低和 CO_2 分压升高，刺激机体增加肺泡通气量，有助于 CO_2 的排出，但氧解离曲线达平坦段后，无助于 O_2 的摄取。

16. 非控制呼吸麻醉时，二氧化碳蓄积和缺氧哪个更常见？为什么？

　　非控制呼吸的麻醉中，容易出现呼吸抑制引起潮气量不足，只要肺泡内氧分压不低于 60 mmHg，氧的弥散可不受影响。但肺泡内二氧化碳分压很快升高，与血中二氧化碳分压相差无几，使其弥散发生障碍，很容易造成二氧化碳蓄积。所以，非控制呼吸的麻醉中，二氧化碳蓄积较缺氧多见。

17. 外周化学感受器的主要刺激因素是什么？它是如何调节呼吸的？

　　外周化学感受器由颈动脉体（位于颈总动脉分叉处）和主动脉体（位于主动脉弓及其分叉处）组成。其主要刺激因素为缺氧，当氧分压下降到 100 mmHg 以下时，外周感受器的神经冲动开始增加，当氧分压下降到 60～65 mmHg 时，可以引起分钟通气量增加即呼吸频率和潮气量增加。

18. 中枢化学感受器的主要刺激因素是什么？它是如何调节呼吸的？

　　中枢化学感受器位于第四脑室侧壁和延髓表面腹外侧面，对 H^+ 浓度特别敏感。CO_2 对中枢化学感受器几乎无直接的刺激作用，其仍需要通过血-脑屏障后使 H^+ 浓度升高，刺激中枢化学感受器，使呼吸运动增强。

19. 什么是氧解离曲线？

　　血红蛋白（hemoglobin，Hb）的氧饱和度取决于当时的 PO_2。以横坐标表示 PO_2，纵坐标表示 Hb 氧饱和度绘制的反映 PO_2 与 Hb 氧饱和度关系的曲线，称为氧解离曲线。氧解离曲线呈特殊的"S"形。

20. 氧离曲线左移的临床意义？影响因素有哪些？

　　血红蛋白对 O_2 的亲和力增加，P_{50} 降低，氧解离曲线左移。影响氧解离曲线左移的因素主要有 CO_2 分压降低、pH 升高、2,3 -二磷酸甘油酸浓度降低、体温降低等。

21. 氧离曲线右移的临床意义? 影响因素有哪些?

血红蛋白对 O_2 的亲和力降低,P_{50} 增大,氧解离曲线右移。影响氧解离曲线右移的因素主要有 CO_2 分压升高、pH 降低、2,3-二磷酸甘油酸浓度升高、体温升高等。

22. 什么是缺氧性肺血管收缩?

在肺通气与肺血流的关系之间存在着自身调节机制。肺泡氧分压(PaO_2)<70 mmHg 时造成肺血管收缩,此种现象称为缺氧性肺血管收缩。

第二节　麻醉与呼吸功能

23. 全身麻醉对肺通气功能有何影响?

全身麻醉对肺通气功能的影响如下:① 麻醉药抑制呼吸运动,影响肺通气呼吸动力;② 吸入麻醉药如氟烷能可逆性抑制肺泡 Ⅱ 型上皮细胞合成肺表面活性物质,且这种影响随着吸入麻醉药浓度的增大和暴露时间的延长而增强;③ 正常呼吸道阻力约为 3 cmH₂O/(L. S.),全身麻醉后可达 3～6 cmH₂O/(L. S.),如加上机械阻力,总阻力可达 10 cmH₂O/(L. S.)。

24. 全身麻醉对肺顺应性有何影响?

全身麻醉后由于肺不张、肺血流、气体分布的变化、气流通畅差以及肺表面活性物质减少等原因,肺顺应性逐渐降低。另外,局麻药中毒、麻醉镇痛不全引起肌肉紧张时,肺顺应性均降低。

25. 全身麻醉对气体分布有何影响?

呼吸过程中肺通过多种机制实现吸入气体的分布。全身麻醉时,由于吸入挥发性麻醉药占有一定的分压,使吸入气中的氧分压相对减少,此时提高吸入氧浓度是增加氧分压的有效措施。

26. 全身麻醉对呼吸道阻力有何影响?

全身麻醉可增加呼吸道阻力,常见于:① 麻醉回路引起的呼吸道阻力增加,如导管过细、过长或扭曲,吸入麻醉装置故障也使呼吸道阻力增加;② 气道高反应性、过敏等原因诱发的支气管痉挛;③ 吸入麻醉药如七氟烷等被证实具有扩张支气管的作用,显著降低呼吸道阻力。

27. 全身麻醉对肺泡无效腔量有何影响?

全身麻醉状态时,无论是自主呼吸或人工通气,均能使肺泡无效腔量增加,平均为 70 mL。

28. 全身麻醉诱导时预充氧有何意义?

全身麻醉诱导前吸入高浓度氧(预充氧)的目的是使机体的 O_2 储备提升至最大值,增加无通气期间氧合维持时间,使患者在呼吸暂停期间耐受缺氧时间更长。

29. 全身麻醉如何提高肺泡通气?

在气管插管全身麻醉下,患者的无效腔/潮气量(V_D/V_T)为 $30\%\sim35\%$,由于存在机械无效腔及其他增加解剖无效腔的因素,全身麻醉中适当增加潮气量以提高足够的肺泡通气量。

30. 咽喉部及气管表面麻醉对降低气道反应的优点?

良好的咽喉部及气道表面麻醉可以显著降低气道反应性,其操作简单,患者适应性强,可保证气管插管尤其是困难气道清醒插管的顺利进行。

31. 全身麻醉对机体耗氧量的影响?

全身麻醉机械通气后,由于肌肉松弛、控制呼吸、麻醉药的抑制、意识消失及体温下降等,导致机体器官组织的代谢率下降,耗氧量减少。

32. 臂丛神经阻滞并发症中膈神经麻痹的处理要点?

膈神经麻痹多见于臂丛神经阻滞的锁骨上径路或肌间沟径路,局麻药多经前斜角肌的前方扩散到膈神经,可出现胸闷、气短,影响通气量,必要时可用面罩吸氧或辅助呼吸,一般在 30 分钟内即可恢复。

33. 颈丛神经阻滞对呼吸功能有何影响?

颈丛神经阻滞后常出现一过性喉返神经麻痹及膈神经麻痹,从而影响呼吸肌,故不宜同时阻滞双侧颈神经。

34. 椎旁神经阻滞对呼吸功能有何影响?

椎旁神经阻滞时,如药物误入蛛网膜下隙,引起全脊髓麻醉,可发生膈肌麻痹、

Horner 综合征及心跳停止。

35. 椎管内麻醉对呼吸功能有何影响?

椎管内麻醉时,因肋间神经和腹肌麻痹,最大呼出压和呼出气流量明显降低,呼气功能降低程度与阻滞平面呈正相关,表现为不能大声说话和有效咳嗽。高平面椎管内麻醉时,由于严重低血压致脑干缺血,发生呼吸抑制甚至呼吸骤停。另外,高平面麻醉时,肌肉、肌腱及关节感觉或位置感觉丧失,进而发生"限界性呼吸困难"。

36. 硬膜外麻醉后呼吸系统并发症有哪些?

严重呼吸抑制或呼吸骤停是硬膜外麻醉极为罕见的并发症。呼吸停止多由于全脊髓麻醉或广泛的硬膜外麻醉,局部麻醉药直接作用于延髓呼吸中枢或严重低血压导致脑干缺血以及呼吸麻痹所引起。高平面硬膜外麻醉或合并使用静脉镇痛药、镇静药可引起呼吸抑制或加重硬膜外麻醉引起的呼吸抑制。

37. 硬膜外麻醉预防呼吸系统并发症的措施有哪些?

硬膜外麻醉预防呼吸系统并发症的措施包括:① 合理选择麻醉方式及给药方法,严格控制局麻药剂量,避免超过手术要求的高平面阻滞;② 减慢局麻药给药速度或分次给药、脊椎麻醉采用重比重液并抬高头部,均可减少药物向头端扩散;③ 凡辅助应用镇痛、镇静药物者,应严密监测呼吸功能,直至药物作用消失。

38. 低温麻醉对呼吸系统有何影响?

低温麻醉时,随着体温下降,呼吸变浅、变慢,两者呈线性关系:30℃以下时潮气量减少,26℃以下时呼吸变弱,24℃左右时呼吸自动停止。低温时支气管扩张,解剖死腔、生理死腔有所增大,而肺泡死腔未改变。低温时,肺顺应性下降,深低温影响更明显。

第三节　通气方式与呼吸生理

39. 临床常用的通气方式有哪些?

临床常用的通气方式有机械控制通气,机械辅助通气,呼气末正压通气,持续

气道正压和非传统的通气支持。非传统的通气支持具体包括高频震荡通气,低频
通气和体外二氧化碳排除。

40. 什么是机械控制通气?

　　机械控制通气是指患者的自主呼吸完全由呼吸机取代,呼吸肌收缩力因镇静
和呼吸肌麻痹而消失,由呼吸机提供呼气所需要的流量、潮气量和(或)压力。机械
控制通气包括容量控制通气、压力控制通气、压力控制容量保证通气和压力调节容
量控制通气。

41. 什么是机械辅助通气?

　　机械辅助通气是指当患者自主呼吸时,呼吸机给予一个预设的吸气流量、潮气
量和(或)压力,患者自己决定呼吸频率,在某些情况下也可决定吸气时间和呼气时
间,以及吸气时间占呼吸周期时间的比例。机械辅助通气包括辅助/控制机械通
气、同步间歇指令通气、分钟指令通气、容量支持通气、压力支持通气、比例辅助通
气、自动导管补偿、气道压力释放通气、双气道正压通气和反比通气。

42. 什么是间歇指令性通气?

　　间歇指令性通气是指在患者自主呼吸的同时,间断给予机械控制通气。自主
呼吸的气流由呼吸机持续恒流输送,机械控制通气由呼吸机按预调的频率和潮气
量供给,与患者的自主呼吸无关。

43. 什么是同步间歇指令性通气?

　　同步间歇指令性通气是呼吸机强制指令通气与自主呼吸结合的通气模式。在
触发窗内,如有患者吸气触发,则按预设的潮气量、吸气时间给患者送气,如无吸气
触发,则在指令通气后,呼吸机按预设的条件强制送气。在触发窗外患者吸气触
发,则呼吸机不予支持,则这次呼吸为自主呼吸。

44. 什么是容量控制通气?

　　容量控制通气是时间启动、容量限定、容量或时间切换。在吸气时由呼吸机产
生正压,将预设容量的气体送入肺内,气道压力升高;呼气时肺内气体靠胸肺弹性
回缩,排出体外,气道压力回复至零。

45. 什么是压力控制通气？

压力控制通气是时间切换压力控制模式。其特点是气道压力迅速上升到预设峰值,后接一个递减流量波形以维持气道压力于预设水平。

46. 什么是压力控制容量保证通气？

压力控制容量保证通气是一种智能化通气模式,兼具容量控制和压力控制两种通气模式的优点,设置患者潮气量但采用递减气流,同时在通气过程中连续测定肺顺应性和气道阻力,根据其力学变化自动调整送气流速和气道压力水平保证预设的潮气量。

47. 什么是分钟指令通气？

分钟指令通气是根据患者需要,自动根据预设潮气量来控制和调节指令通气的频率,当分钟通气量达到预先设定的潮气量时,仍依靠患者的自主呼吸。但当自主呼吸所产生的分钟通气量低于预设定值时,机器可自动提高指令通气的频率予以补足分钟通气量。

48. 什么是容量支持通气？

容量支持通气是 Servo300 特有的通气方式,用于自主呼吸的患者,需调节吸气负压灵敏度。呼吸频率和吸/呼比也由患者自主呼吸控制,当吸气减慢至流速 50%,吸气时间超过预置呼吸周期 80% 时,吸气停止,转换为呼气。

49. 什么是压力支持通气？

压力支持通气是流量切换压力控制模式。它的特点是患者自行调节吸气时间、呼吸频率,由呼吸机产生预定的正压。若自主呼吸的流速及幅度不变,潮气量则取决于吸气用力、预置压力水平及呼吸回路的阻力和顺应性。压力支持从吸气开始,直至患者吸气流速降低至峰值的 25% 停止送气,患者开始呼气。

50. 什么是比例辅助通气？

比例辅助通气也称成比例压力支持,是 Evita-4 呼吸机提供的一种新的辅助呼吸模式,是用于自主呼吸需要辅助或由于气道阻力增加和(或)肺顺应性降低而致呼吸功增加的患者。比例辅助通气时呼吸机持续测量和计算患者的流量和潮气量。利用预设的流量辅助和容量辅助,在呼吸周期中的每一点呼吸机均持续计算

51. 什么是反比通气?

反比通气是延长吸气时间的一种通气方式。常规通气间歇正压通气的吸呼比(I/E)为 1:2 或 1:3,而反比通气 I/E 一般为 1.1:1~1.7:1,最高可达 4:1,并可同时使用吸气末平台或低水平呼气末正压/持续气道正压。

52. 什么是呼气末正压通气?

呼气末正压通气是在控制呼吸时,在呼气末气道压力不降低到零,而仍保持一定的正压水平。

53. 什么是持续气道正压通气?

持续气道正压通气是指在患者有自主呼吸的情况下,在整个呼吸周期,由呼吸机向气道内输送一个恒定的新鲜正压气流,正压气流大于吸气气流。

54. 呼气末正压通气和持续气道正压通气有何区别?

呼气末正压通气和持续气道正压通气区别有:① 前者是控制呼吸时应用,后者是自主呼吸时应用;② 前者为呼气末正压,后者是吸气和呼气时加入持续气流产生正压;③ 前者是静态正压,后者是动态正压;④ 前者功能残气量增加较少,后者功能残气量增加较多;⑤ 前者对血流动力学影响大,后者对血流动力学影响小。

55. 机械通气如何影响呼吸动力?

机械通气可降低气道阻力,提高肺顺应性,减少呼吸做功。

56. 机械通气如何影响通气/血流比值?

呼吸参数合适的机械通气可改善通气/血流比值,升高氧分压,减少肺内分流。但潮气量太大或跨肺压太高,则肺泡过度扩张,压迫肺毛细血管,使血流减少,肺内分流增加。而由于肺膨胀不全和气道塌陷,通常引起 5%~10% 的静脉血掺杂。由于吸入性麻醉药具有抑制缺氧性肺血管收缩的作用,阻碍了肺通气和血流的自身调节。长期吸入高浓度氧,可因低通气/血流比区域内的残余氧完全吸收而发生吸收性肺不张,导致绝对分流增加。

第四节　麻醉药物与呼吸生理

57. 吸入麻醉药对肺通气有何影响？

吸入麻醉药对肺通气的影响包括：① 所有吸入麻醉药均可引起剂量依赖性呼吸频率增快；② 恩氟烷、异氟烷、七氟烷、氧化亚氮，尤其是氟烷可产生气道依赖性气道压力降低；③ 所有吸入麻醉药包括氧化亚氮均可降低功能残气量。

58. 静脉麻醉药对肺通气有何影响？

不同静脉麻醉药对肺通气影响不尽相同：① 丙泊酚：诱导剂量的丙泊酚可引起呼吸暂停；② 巴比妥类药物：对呼吸中枢有明显抑制作用，呼吸频率和幅度均受抑制；③ 苯二氮䓬类药物：可剂量依赖性抑制呼吸中枢；④ 氯胺酮：对呼吸影响轻微；⑤ 依托咪酯：一般无明显抑制作用，但剂量较大或注速过快时偶有呼吸暂停；⑥ 右美托咪定：对呼吸影响轻微，浓度极高时潮气量减少，而呼吸频率变化不大。

59. 麻醉性镇痛药对肺通气有何影响？

麻醉性镇痛药可产生明显的呼吸抑制作用，可显著抑制上呼吸道、气管以及下呼吸道反射。其抑制效果可受年龄，合并应用其他麻醉药物，肝肾功能以及疼痛等的影响。

60. 吸入麻醉药物对缺氧性肺血管收缩有何影响？

吸入全麻药对缺氧性肺血管收缩的影响不一。恩氟烷抑制局部缺氧性肺血管收缩，氟烷对缺氧性肺血管收缩影响极小，最初认为异氟烷抑制缺氧性肺血管收缩，但之后的报道未能证实。

61. 吸入麻醉药物对肺内气体弥散有何影响？

吸入麻醉时麻醉气体在吸入气中占有一定的分压，使吸入气体中的氧分压相对减少。因此无论患者保持自主呼吸还是进行人工通气，均需给予一定浓度的氧，以增加吸入气中的氧分压，从而提高肺泡气中氧分压。

62. 麻醉期间高二氧化碳血症的可能原因有哪些?

高 CO_2 血症是指 $PaCO_2 > 45\ mmHg$。其主要原因是肺泡有效通气量不足,体内 CO_2 蓄积而致 $PaCO_2$ 升高,麻醉期间由于麻醉性镇痛药或全麻药的呼吸抑制作用、对呼吸的管理不善、麻醉器械故障(CO_2 吸收装置失灵)以及腹腔镜 CO_2 气腹等原因,常易造成体内 CO_2 蓄积。

63. 麻醉药物对肺循环的影响?

静脉麻醉药物对肺循环并无显著性影响。现有研究表明,静脉麻醉药物对张力正常的离体肺动脉环无直接作用,对先天性心脏病合并肺动脉高压患者的肺循环阻力亦无显著性的影响。硬膜外麻醉能够减轻由缓激肽所介导的肺血管收缩,降低肺循环阻力,预防肺水肿的发生。

64. 麻醉药物在人体内如何转运?

麻醉深度取决于脑组织中麻醉药物浓度。吸入麻醉药进入脑组织前,先进入肺泡,透过肺泡膜弥散入血,再随血液循环透过血-脑脊液屏障进入脑组织。

65. 哪些因素影响吸入麻醉药物经膜扩散速度?

吸入麻醉药物经膜扩散速度受膜两侧药物的分压差、药物在组织(包括血液)中的溶解度、扩散面积和距离、温度以及药物的分子量等的影响。

66. 哪些因素影响吸入麻醉药物进入肺泡的速度?

多种因素可影响吸入麻醉药物进入肺泡的速度:① 浓度效应:吸入浓度与肺泡麻醉药的浓度呈正相关;② 第二气体效应:同时吸入高浓度气体(如 N_2O)和低浓度气体(如氟烷)时,低浓度气体的肺泡气浓度及血中浓度提高的速度,较单独使用相等的低浓度时更快;③ 肺通气量的影响:每次吸气都给肺泡带进一些麻醉药,如果分钟通气量增大,肺泡内麻醉药的浓度增加加快。

67. 哪些因素影响吸入麻醉药物进入血液的速度?

在通气正常的情况下,有 3 个因素决定麻醉药进入血液的速度:麻醉药在血中的溶解度、心排血量和肺泡-静脉血麻醉药的分压差。血液对麻醉气体的摄取量等于以上 3 个因素的乘积除以大气压力,三因素中有一项为 0 时,摄取量为 0。任一因素增加,则摄取量增加。

68. 影响麻醉药物进入组织速度的因素有哪些？

影响麻醉药从血液进入组织的速度有 3 个因素：① 麻醉药在组织中的溶解度即组织/血分配系数；② 组织的局部血流量：血流量越大，组织摄取越快，组织内麻醉药分压升高越快；③ 动脉血与组织内麻醉药的分压差：分压差越大，速度越快，因此，麻醉的最初几分钟，组织中麻醉药的分压迅速增高。

69. 吸入麻醉药物对呼吸系统的影响有哪些？

① 呼吸抑制作用：吸入麻醉药呈剂量依赖性地直接抑制延髓呼吸中枢和肋间肌功能，导致潮气量降低、分钟通气量降低和动脉血中的二氧化碳分压升高。同时，也呈剂量依赖性地降低中枢系统对低氧和高碳酸血症的通气反应；② 扩张支气管平滑肌的作用：随着用量的增加，氟烷、恩氟烷和七氟烷可抑制乙酰胆碱、组胺引起的支气管收缩；③ 气道刺激性：吸入麻醉药的气道刺激性也与吸入浓度呈正相关。

70. 麻醉药物对呼吸抑制的表现有哪些？

吸入麻醉药、静脉麻醉药及阿片类药物都能抑制呼吸，并且抑制二氧化碳引起的通气增强反应。这些抑制反应的机制和表现不完全相同。阿片类药物的特点是降低呼吸频率，而三氯乙烯可增加呼吸频率。麻醉后丙泊酚等药物可导致上呼吸道开放肌活性下降，低氧对呼吸的刺激作用可被低浓度吸入麻醉药所抑制。其他的气道反应如对气道梗阻和咳嗽的敏感性在麻醉期间有所降低。

71. 麻醉药物诱导对功能残气量有何影响？

麻醉药物诱导时能使功能残气量降低约 0.5 L，此与吸气肌张力下降、膈肌向头侧的移位有关。

72. 呼吸对吸入麻醉药物的摄取有何影响？

在心排血量不变的情况下，增加潮气量使进入肺泡内麻醉药增多，加快肺泡气和吸入气麻醉药浓度比值（F_A/F_I）升高的速率。同时，吸入麻醉药从肺血流进入体内越多，麻醉药呼出的浓度就减少，结果 F_A/F_I 曲线降低。若增加潮气量，经肺血流进入体内麻醉药的量不变，而呼出麻醉药浓度增加，则 F_A/F_I 曲线上升。

73. 影响吸入麻醉药物排出的因素有哪些?

　　吸入麻醉药的排出受多种因素的影响,其中影响较大的有血液溶解度、组织/血分配系数、血/气分配系数、心排血量以及肺泡通气量。

第五节　手术体位、特殊技术与呼吸生理

74. 全麻对气体交换和运输有何影响?

　　全麻时因功能残气量降低、闭合容量增加形成肺不张,导致通气-血流比降低,出现分流。机械通气或呼气末正压通气可能使正常肺泡通气过度,在血流灌注不变的情况下增加了通气-血流比。同时吸入麻醉药抑制缺氧性肺动脉收缩,无效腔量和肺内分流都有所增加。过度通气致氧离曲线左移而减少氧供,并可引起组织血管收缩,进一步减少组织供氧。肺的弥散功能在围术期出现急性肺水肿时亦受到破坏。

75. 清醒侧卧位对呼吸系统有何影响?

　　清醒侧卧位,卧侧(下侧)膈肌推向胸腔的幅度要比对侧膈肌为高,但卧侧膈肌之顶部较高,在吸气时可以形成较对侧膈肌更为有力的收缩,使卧侧肺的通气量大于对侧肺。而由于重力的影响肺血流也较多地分布于卧侧肺。因此,与仰卧位时相比,侧卧位时的肺通气/血流比值基本上无明显变化。

76. 全身麻醉侧卧位对呼吸系统有何影响?

　　全麻侧卧位后,卧侧膈肌不再能因顶部较高而增强收缩和加强卧侧肺通气,加之卧侧膈肌活动较对侧膈肌更为受限,纵隔也压迫卧侧肺而减少其通气,故非卧侧肺的通气量大于卧侧肺。正压通气使气体更易于向阻力较小的剖胸侧肺分布,使该侧肺膨胀,使其肺通气/血流比值进一步增大,而卧侧肺肺通气/血流比值进一步减小。

77. 围术期常用的呼吸功能监测指标有哪些?

　　围术期常利用麻醉机的呼吸功能测定装置进行呼吸功能监测,具体包括:① 潮气量、气道压、呼吸频率、吸呼比等;② 脉搏氧饱和度测定;③ 经皮氧气张力测定;④ 呼气末二氧化碳分压;⑤ 麻醉气体分析;⑥ 血气分析。

78. 腹腔镜技术对呼吸系统有何影响？

腹内压增高使膈肌上抬,运动受限,使胸腔内压力增高,肺的顺应性下降,导致潮气量和功能残气量减少,气道峰压和气道的平台压均增高,肺泡的死腔量增大,从而导致通气与血流比例失调。

79. 什么是肺保护性通气策略？

肺保护性通气策略指在机械通气改善低氧血症的同时,尽可能避免机械通气导致的肺损伤和对循环功能的抑制,并可能最终降低急性呼吸窘迫综合征等危重患者病死率的通气策略。

80. 肺保护性通气策略有哪些？

① 小潮气量通气：推荐使用 6～8 mL/kg 潮气量或吸气平台压不超过 30～35 cmH_2O,允许 CO_2 适当升高。② 呼气末正压：常采用最佳氧合法、P-V 曲线法、最佳顺应性法等方法来确定。③ 肺复张：通过增加跨肺压改善氧合和呼吸系统的顺应性。④ 低 FiO_2：避免纯氧通气,调整 FiO_2<0.4。⑤ 呼吸频率与吸气/呼气比值。⑥ 优化通气方式：保证肺泡有效通气和换气的同时减少肺泡损伤。

81. 肺复张手法的操作过程？

目前推荐机械通气肺复张：① 肺活量法：持续正压通气 35～50 cmH_2O,持续 20～40 秒;② 压力控制法：PCV 时,吸气压调整至 15～20 cmH_2O, PEEP 调整至 25～30 cmH_2O,使峰压达 40～45 cmH_2O,持续 2 分钟;③ PEEP 递增法：PCV 模式,保持吸气压 10～15 cmH_2O,在原有 PEEP 水平上每 30～60 秒增加 5 cmH_2O,直到峰压达 40～45 cmH_2O。

82. 呼气末正压对呼吸和循环有何影响？

适当应用呼气末正压能增加功能残气量,减少肺内分流,减轻肺充血和间质水肿,改善肺损伤患者的肺顺应性,特别适宜肺水肿和急性呼吸窘迫综合征的患者。PEEP 通常设定在 5～20 cmH_2O 的范围内。过高的呼气末正压会引起肺泡过度膨胀和损伤,降低回心血量,致心排血量下降。肺气肿、支气管哮喘、心源性休克、低血容量休克及左心衰竭引起的肺水肿患者慎用呼气末正压。

83. 全麻状态下施行控制呼吸时应注意什么?

全麻状态下施行控制呼吸时应注意:① 根据 SpO_2、$PaCO_2$ 及气体分析等监测指标随时调整通气参数,并应观察风箱升降和胸廓起伏情况;② 注意气道压应在 $15\,cmH_2O$ 左右,若超过 $30\,cmH_2O$,则积极查找气道梗阻的原因,如是否存在分泌物、支气管痉挛或机械梗阻,并及时解除;③ 当患者出现自主呼吸时应追加肌肉松弛药,不宜用较高正压强行对抗,以免造成气压伤并影响静脉回流。

84. 肥胖对呼吸系统有何影响?

肥胖对呼吸系统影响如下:① 肥胖患者腹腔内容物增加使膈肌上抬;② 胸壁脂肪使呼吸系统顺应性下降;③ 长时间负荷增加和呼吸做功增加,导致呼吸肌肌力下降;④ 膈肌的过度伸展增加呼吸的机械性负担;⑤ 重度肥胖患者的呼吸肌发生脂肪浸润;⑥ 由于 FRC 的下降和分流量的增加,患者的氧合功能会随着身体质量指数的增加而下降;⑦ 体位变化对肥胖患者肺容量的影响更为严重。

85. 单肺通气手术的呼吸管理要点有哪些?

① 尽量缩短单肺通气时间;② 在改为单肺通气时,应先行手法通气,在明确肺的顺应性并观察到术侧肺已萎陷后,再行机械通气;③ 单肺通气的潮气量为 $4\sim6\,mL/kg$,可以选择性地实施 PEEP($<5\,cmH_2O$);④ 调整呼吸频率使 $PaCO_2$ 维持于 $37\sim40\,mmHg$;⑤ 监测 SpO_2 和 $PaCO_2$。

86. 胸科手术围术期进行呼吸道内吸引时应注意什么?

① 如麻醉偏浅,应适当加深麻醉;② 每次吸引时间一般在成人不宜超过 10 秒,如需再次吸引应在吸引间歇期内吸氧,避免发生急性缺氧造成严重后果;③ 吸引负压不应超过 $25\,cmH_2O$,吸引管外径不超过气管导管内径的 1/2,吸引操作应符合无菌要求;④ 吸引要及时。

87. 围术期呼吸抑制的原因和处理原则?

中枢性呼吸抑制:如为麻醉药抑制呼吸,应适当减浅麻醉。如为镇痛药造成的呼吸抑制,可用纳洛酮拮抗。如为过度通气及过度膨肺致呼吸抑制,应适当减少通气量,使 $PetCO_2$ 恢复到正常范围。外周性呼吸抑制:对肌肉松弛药所致的呼吸抑制,可用抗胆碱酯酶药拮抗;对脊神经阻滞的呼吸抑制须待阻滞作用消失后呼吸始能逐渐恢复。对任何原因呼吸抑制,均应立即行有效人工通气,将 SpO_2、$PaCO_2$

维持于正常范围。

88. 呼气末二氧化碳分压是什么？呼气末二氧化碳分压能否用来估算 PaCO₂？

呼气末二氧化碳分压监测把患者呼出的 CO_2 采集到特殊的监测仪即可测出呼气末二氧化碳分压。由于 CO_2 的弥散能力很强,极易从肺毛细血管进入肺泡内,使肺泡和动脉血 CO_2 很快达到平衡,最后呼出的气体即为肺泡气,在无明显肺部疾病的情况下,可认为呼气末二氧化碳分压基本上等于 PaCO₂,呼气末二氧化碳分压的正常值为 35～40 mmHg(均值 38 mmHg)。

89. 单肺通气模式下低氧血症的处理遵循什么原则？

单肺通气模式下低氧血症的处理如下：① 检查导管位置、麻醉机、血流动力学状态等,作相应的纠正,并对支气管内进行吸引,清除分泌物。② 如以上已排除,可酌用以下措施：先改善上肺(非通气肺)的 VA/Q 比值、同时结合改善非通气肺 VA/Q 比值的有关措施、进行双肺通气,至情况好转后再让术侧肺萎陷。对个别氧合极度障碍的患者,结合 ECMO 可能是改善氧合的唯一方法。

90. 麻醉期间预防功能残气量下降和肺不张的方法有哪些？

① 坐位或头高 30°可减少麻醉降低 FRC 的作用;② 麻醉诱导时采用 5～10 cmH₂O 持续气道正压通气以降低 FRC;③ 麻醉中行呼气末正压通气;④ 合理设置吸入氧浓度,在保证氧合和氧供的条件下降低氧浓度。通常麻醉维持期氧浓度设定在 30%～40%,特殊情况下可增加至不超过 80%;⑤ 应用肺复张策略。

（夏中元　唐玲华）

参考文献

［1］ 邓小明,姚尚龙,于布为,等. 现代麻醉学. 第 5 版［M］. 北京：人民卫生出版社,2020.
［2］ 邓小明,姚尚龙,于布为,等. 现代麻醉学. 第 4 版［M］. 北京：人民卫生出版社,2014.
［3］ 罗自强,闵苏. 麻醉生理学. 第 4 版［M］. 北京：人民卫生出版社,2020.
［4］ 喻田,王国林. 麻醉药理学. 第 4 版［M］. 北京：人民卫生出版社,2020.
［5］ 朱大年,王庭槐. 生理学. 第 8 版［M］. 北京：人民卫生出版社,2013.
［6］ 盛卓人,王俊科. 实用临床麻醉学. 第 4 版［M］. 北京：科学出版社,2009.

第三章

麻醉与心脏循环生理

第一节　麻醉与心脏的泵血功能

1. 什么是循环系统？心血管循环系统由哪几部分构成？

　　循环系统是指分布于全身各部的连续封闭管道系统。其包括心血管循环系统和淋巴循环系统。心血管循环系统主要由心脏、血管和血液构成。

2. 循环的动力源是什么？简谈心脏的解剖和功能。

　　1628 年，英国医生 William Harvey 首先提出了现代循环的概念，认为心脏是循环的动力源。心脏的基本解剖由 2 个心室和 2 个心房构成，它们提供 2 个相互分隔但又连续的循环。肺循环是低阻力和高容量的血管床，它接受右心排出的血液，主要功能是进行双向气体交换。左心排出的血液进入体循环，它的功能是输送氧气和营养，并带走各个组织中的二氧化碳和代谢产物。

3. 什么是心动周期？如何计算心动周期？

　　心动周期是指一次心脏跳动过程中一系列的电和机械活动。心脏每收缩和舒张一次构成一个心动周期。心动周期是心率的倒数，例如，心率为 75 次/分，则每个心动周期持续时间为 0.8 秒。

4. 一个心动周期中心脏的机械活动是如何完成的？

　　在一个心动周期中，心脏的机械活动包括：心房收缩期-等容收缩期-快速射血期-减慢射血期-等容舒张期-快速充盈期-减慢充盈期。

5. 心室射血如何分期？各有什么特点？

　　心室射血期分为快速射血期和减慢射血期两部分。在快速射血期，射血速度最快，肺动脉压和主动脉压上升的也最快。在减慢射血期，随着收缩期的进展，血流和大动脉压的变化越来越小。

6. 什么是前负荷？什么是后负荷？

　　心脏前负荷亦称容量负荷，指在舒张末期心脏收缩开始之前的心脏负荷。实际上是心室舒张末期容量或心室舒张末期室壁张力的反应，在临床实践中常用来代表左心室容量。心脏后负荷亦称压力负荷，指的是左心室开始收缩之后收缩期的负荷，是心室开始收缩射血时所受到的阻力，即室壁承受的张力。主动脉顺应性是决定后负荷大小的一个重要因素。

7. 血液在心脏中是如何流动的？

　　全身的静脉血由上、下腔静脉口入右心房。右心房的血液经三尖瓣口流入右心室。静脉血由右心室前上方肺动脉瓣流入肺动脉，由肺进行气体交换后的氧合血液，再经左右各两个肺静脉口流入左心房。左心房的血液经二尖瓣流入左心室，再由左心室上方主动脉瓣口射入主动脉，再沿各级动脉分支到达全身各部的毛细血管。血液由鲜红色的动脉血变为暗红色的静脉血。再经各级静脉，最后经上、下腔静脉流回右心房。

8. 心脏做功的内外功分别指什么？

　　心脏做功可分为两类：一类是外功，主要是指由心室收缩而产生和维持一定压力（室内压）并推动血液流动（心输出量）所做的机械功，也称压力-容积功；另一类是内功，指心脏活动中用于完成离子跨膜主动转运、产生兴奋和收缩、产生和维持心壁张力、克服心脏组织内部黏滞阻力所消耗的能量。实际上，内功所消耗的能量远大于外功。

9. 什么是心音？

　　心音是指在心动周期中，心肌收缩、瓣膜启闭、血液流速所改变形成的涡流和血液撞击心室壁及大动脉壁引起的振动，可通过周围组织传递到胸壁，用听诊器便可在胸部某些部位听到。

10. 什么是心室功能曲线?

心室功能曲线也称 Frank-Staring 曲线。心脏的初长度对心肌收缩力量具有重要影响。维持动脉压于一个稳定的水平,逐步改变心室舒张末期压力(横坐标),并将相应的搏出量或每搏功(纵坐标)的数据绘制成的曲线称心室功能曲线。

11. 什么是等长调节?

在完整的心室,心肌收缩能力增强可使心室功能曲线向左上方移位,表明在同样的前负荷条件下,每搏功增加,心脏泵血能力增强。这种通过改变心肌收缩能力的心脏泵血功能调节,成为等长调节。

12. 什么是每搏功?

每搏功简称搏功,是指心室一次收缩射血所作用的功,亦即心室完成一次心搏所做的机械外功。心脏收缩射血所释放的机械能主要表现为压力-容积功,此外还包括使血液以较快的流速向前流动而增加的血流动能。压力-容积功等于搏出量乘以射血压,血流动能等于 1/2(血流质量×流速 2),因此。每搏功=搏出量×射血压+血流动能。

13. 什么是心输出量?

心输出量是指一侧心室每分钟射出的血液量,也称心排出量。心输出量=每搏输出量×心率。

14. 什么是心率? 正常固有心率如何计算? 什么是心力储备?

心率是指正常人安静状态下每分钟心跳的次数,也叫安静心率,正常成年人心率一般为 60~100 次/分。正常固有心率=118 次/分-(0.57×年龄)。心力储备指的是心输出量随机体代谢需要而增加的能力,可反映心脏泵血功能对代谢的适应能力。

15. 心率对心输出量有什么影响?

心率加快是提高心输出量的有效因素,但心率过快(如超过 180 次/分)会引起心室充盈时间的缩短,每搏输出量明显减少,而使心输出量降低。引起心输出量减少的心率增快的临界水平有明显的个体差异。另一方面,心率过慢(<40 次/分)时心输出量也会降低。因为心率过慢虽使舒张期延长,但因心室充盈过程主要在

舒张初期完成(占充盈量的 70%),延长了的舒张期所致的搏出量增大不足以抵偿心率减慢所造成的不利影响。

16. 进行强烈体力活动对心输出量有什么影响?

在进行强烈体力活动时,体内交感-肾上腺髓质系统的活动增强,机体主要通过动用心率储备和收缩期储备使心输出量增加。训练有素的运动员,心肌纤维增粗,心肌收缩能力增强,因此收缩期储备增加。同时,由于心肌收缩能力增强,可使心室收缩和舒张的速度都明显加快,因此心率储备也增加。

17. 心率受哪些因素的调节?

一般情况下,心率受到神经和体液因素的双重调节。交感神经活动增强时心率加快;迷走神经活动增强时心率减慢。循环血中肾上腺素、去甲肾上腺素和甲状腺激素水平增高时心率加快。此外,心率还受体温的影响,体温每升高 1℃,心率每分钟可增加 12~18 次。

18. 芬太尼对心血管系统有什么影响?

芬太尼不抑制心肌收缩力,但可以兴奋延髓迷走神经核,导致迷走神经张力升高,使心率减慢。如患者有心动过缓或伴有房室传导阻滞等疾病,可以用阿托品纠正;大剂量芬太尼麻醉时血压下降,与迷走神经兴奋、心动过缓以及血管扩张而导致循环容量相对不足有关。

19. 丙泊酚对心血管系统有什么影响?

丙泊酚对心血管系统有明显的抑制作用,在麻醉诱导期可使心排血量、心脏指数、每搏指数和外周总阻力降低,从而导致动脉压显著下降。该药对心血管系统的抑制作用与患者年龄、一次性注药剂量、注射药物速度密切相关,缓慢注射时降压作用不明显,但麻醉效果减弱。此效果是由于外周血管扩张与直接心脏抑制的双重作用,且呈剂量依赖性,对老年人心血管抑制作用更重。

20. 七氟烷对心血管系统有什么影响?

七氟烷对循环系统有剂量依赖性的抑制作用,血压随吸入浓度的增高而降低,左心室收缩功能降低。其血压的降低与心排出量减少、阻力血管扩张有关。

21. 婴儿的循环系统有什么特点？

　　婴儿的心肌结构发育不完善，心室的顺应性较差。不成熟的心肌对容量治疗敏感，却不能耐受后负荷明显增加。婴儿心脏对心率增快的耐受较好，由于其代谢率高，心输出量大。所以婴儿的心率较快，心率高达 200 次/分时也不会导致心输出量下降。新生儿外周血管阻力较低，动脉压较低（约 80/50 mmHg），数月后达90/60 mmHg，16 岁时可达到成人水平。

22. 老年人的循环系统有什么特点？

　　主要表现为心脏随年龄增大而增大，心室充盈的顺应性受损，每搏输出量降低，窦房结自律性降低，房性心律失常增多，应激时调节最大心率的能力下降，心率变异性降低；心肌细胞的收缩力和氧耗均下降，冠脉血流储备减少；交感神经兴奋增加时 β 受体敏感度下降；外周阻力因血管硬化而升高，全身血管有较高的平均动脉压；压力感受器的反射敏感性降低，出现调节障碍。

23. 二尖瓣狭窄对心脏泵血功能的影响有哪些？

　　二尖瓣狭窄的主要病理生理变化为舒张期血液从左心房流入左心室受阻，进而导致左房容量负荷增加和左心室充盈不足。二尖瓣狭窄时，血流通过瓣口的速率降低，左室舒张期负荷不足，其代偿机制是升高左房压，亦即升高跨瓣压差来维持心输出量。多数患者左室功能正常，但约 1/3 的患者射血分数降低。

24. 硬膜外麻醉对心血管系统的影响有哪些？

　　① 神经性因素：节段性地阻滞交感神经传出纤维，引起阻力血管及容量血管扩张。硬膜外阻滞平面高至 T_4 以上时，心脏交感神经纤维麻痹，心率减慢，心脏射血能力减弱；② 药理性因素：硬膜外间隙的局麻药吸收后，对平滑肌产生抑制，同时阻滞 β 受体而致心输出量减少，酸血症时此抑制作用更加严重。肾上腺素吸收后兴奋 β 受体，心输出量增加；③ 局部因素：局麻药注入过快，脑脊液压力升高，引起短暂的血管张力和心输出量反射性增高。

25. 开胸手术对循环的影响有哪些？

　　开胸手术对循环的影响主要表现为心输出量降低。其原因包括：① 开胸侧胸腔内负压的消失在一定程度上减少了腔静脉的回心血量；② 开胸侧肺的塌陷使该侧肺血管阻力增加，可减少流向左心房的肺静脉血量；③ 纵隔摆动特别是剧烈的摆动使上、下腔静脉随心脏的摆动而来回扭曲,致使其他静脉回流间歇性受阻,造成回心血量减少。

26. 气腹对心血管系统的影响有哪些?

主要包括对周围血管阻力(后负荷)、静脉回流(前负荷)及心脏功能等三方面。上腹部腹腔镜手术,随着腹内压升高,心血管系统出现不同的改变。在腹腔压低于 10 mmHg 时,中心静脉压及肺小动脉楔压升高,静脉回流量短暂的升高后持续下降。静脉阻力增加,血液潴留于下肢,静脉回流减少的程度与心输出量成正比。气腹压超过 10 mmHg 时,心输出量减少,动脉压升高以及体、肺血管阻力增加,心率可保持不变或略有增快。

27. 什么是心力衰竭?

心力衰竭是各种心脏结构或功能性疾病导致心室充盈和(或)射血能力受损,心排血量不能满足机体组织代谢需要,以肺循环和(或)体循环淤血,器官、组织血液灌注不足为临床表现的一组综合征,主要表现为呼吸困难、体力活动受限和体液潴留。心功能不全是一个更广泛的概念,伴有临床症状的心功能不全,称为心力衰竭。

28. 美国纽约心脏病学会心功能如何分级?

美国纽约心脏病学会(New York Heart Association, NYHA)将心功能分级为 4 级。Ⅰ级:心脏病患者日常活动不受限制,一般活动不引起乏力、呼吸困难等心衰症状。Ⅱ级:心脏病患者体力活动轻度受限,休息时无自觉症状,一般活动下可出现心衰症状。Ⅲ级:心脏病患者体力活动明显受限,低于平时一般活动即可引起心衰症状。Ⅳ级:心脏病患者不能从事任何体力活动,休息状态下也出现心衰症状,活动后加重。

29. 肾上腺素对心脏的作用有哪些?

肾上腺素主要激动 α 和 β 受体。其可以兴奋心肌、窦房结及传导系统的 $β_1$ 受体,增强心肌收缩力,加速传导,增快心率,并且提高心肌兴奋性。由于心肌收缩力增加,心率增快,心排出量增加,使心肌做功增加,氧耗增加。此外,激动冠脉血管 $β_2$ 受体的舒张作用以及心肌代谢产物的增加使冠状动脉血流量增加。因此,肾上腺素是一个强效的心脏兴奋药,如静脉注射剂量过大或过快,可使室性心律失常发生。

第二节　麻醉与心脏的电活动

30. 心脏的起搏与传导系统包括哪些?

心脏的起搏与传导系统组成包括:① 窦房结:位于右心房上部心外膜下,是心肌组织产生自律性兴奋的最高频率点。② 结间束:将激动传导至心房组织及房室交界处。③ 房室交界区:是围绕在房室结动脉周围的致密纤维组织,含有 P 细胞、T 细胞、浦肯野细胞及心肌细胞等,起传导、延搁、过滤冲动及起搏等作用。④ 左束支。⑤ 右束支。⑥ 浦肯野纤维:左、右束支末端交织伸入心肌后形成终末细小的纤维网。

31. 支配心脏的自主神经包括哪些?

支配心脏的神经包括心交感神经与心迷走神经。心交感神经:节前神经为胆碱能神经元,其末梢释放乙酰胆碱,乙酰胆碱与节后神经元细胞上的胆碱能神经受体结合,引起节后纤维兴奋,使心率加快,房室传导加快,心肌收缩力加强及冠状动脉扩张。心迷走神经:节前和节后神经均为胆碱能神经元,其末梢释放乙酰胆碱与细胞膜上 M 受体结合,对心脏起抑制作用,使心率减慢、房室传导减慢,心肌收缩力减弱及冠状动脉收缩。

32. 心脏电生理的基本特性有哪些?

心脏电生理的基本特性包括四方面:① 自律性:是指心肌能在不受外来刺激情况下自动产生冲动,引起心脏有节奏活动的特性。② 收缩性:为心肌的机械活动性能,一般情况下心肌收缩发生在电激动后。③ 兴奋性:表现为心肌的生物电活动和机械收缩。④ 传导性:心肌的某一个或某一部分细胞在激动后能引起其邻近细胞的活动,使冲动或激动波连续不断地传播,正常情况下直至传至整个心脏。

33. 心肌细胞动作电位分哪些阶段? 各阶段细胞的离子如何运动?

心肌细胞的动作电位分为以下阶段:0 相为快速去极,是 Na^+ 快速内流所致。1 相为早期快速复极,由 K^+ 短暂外流所致。2 相平台期为缓慢复极,由 Ca^{2+} 及少量 Na^+ 内流与 K^+ 外流所致。3 相为快速复极末期,由 K^+ 外流所致。4 相为静息期或舒张期电位,膜复极完毕,主要是 Na^+ 电流与 K^+ 电流之间的平衡。

34. 心电图各波的含义是什么?

① P 波代表心房除极过程电压和时间的变化。② QRS 波群代表心室除极过程电压和时间的变化。③ T 波代表心室快速复极过程电压和时间的变化。④ PR 间期指 P 波起点至 QRS 波群起点,代表心房开始除极至心室开始除极的时间。⑤ ST 段代表心室缓慢复极阶段电压和时间的变化。⑥ QT 间期指心室开始除极至心室复极结束的总时间。⑦ U 波是 T 波后宽而低的波,与血钾水平有关。

35. 术中常用的心电监测导联选择?

心电图是术中监测心律失常和心肌缺血最常用和最基本的方法。12 导联同步记录心电图仪便于对单源或多源早搏的识别和定位,分型和鉴别各种心律失常;便于心电图基本参数的标准化建立。术中心肌缺血及其定位监测最常用 II 和 V_5 导联。不同导联对评价心肌缺血敏感性不同,最敏感导联是 V_5 和 V_4,次敏感导联为 V_6、II 和 V_3。导联联用可提高监测心肌缺血的敏感度。此外,II 导联 P 波主要用于监测心律失常。

36. 什么是动态心电图?

动态心电图又称 Holter 心电图,可连续记录 24 小时甚至更长时间,可视为常规心电图时间容量的增大,弥补常规心电图记录时间短暂的不足。可显示监测期内心搏总数、最快心率、最慢心率、平均心率,并能自动分析和测出每小时室上速、室速,室上性、室性早搏次数、程度、形态及持续时间,心脏停搏情况以及 PR 间期、QRS 波及 ST-T 变化的轨迹图形及趋势图、全览图等。

37. 动态心电图中心肌缺血的诊断标准是什么?

动态心电图中心肌缺血的诊断标准常采用"三个一"标准:ST 段水平型或下斜型压低≥1 mm;持续时间≥1.0 min;两次缺血发作间隔时间≥1.0 min。

38. 什么是病态窦房结综合征?

病态窦房结综合征简称病窦综合征,又称窦房结功能不全,是由窦房结及其邻近组织病变引起窦房结起搏功能和(或)窦房传导功能障碍,从而产生多种心律失常和临床症状的一组综合征。

39. 病态窦房结综合征有何特点？

病态窦房结综合征临床特点主要包括：① 多见于老年人。② 多起病隐匿，病情进展缓慢。③ 症状以心率缓慢所致的脑、心、肾等脏器供血不足，尤其以脑供血不足为主。④ 症状轻重不一。⑤ 合并快速心律失常时，心率可突然达 100 次/分以上，心动过速终止后可有心跳暂停，伴或不伴晕厥发作。

40. 病态窦房结综合征的心电图表现是什么？

病态窦房结综合征的心电图表现包括：① 严重和恒定的窦性心动过缓；② 窦性停搏和（或）窦房阻滞；③ 过缓-过速综合征（亦称慢快综合征），即以心动过缓基础上，伴有阵发性房性心动过速或心房扑动、心房颤动；④ 房室交界区逸搏和（或）传导功能障碍，表现为延迟出现的房室交界区逸搏、过缓的房室交界区逸搏心律或房室传导阻滞；⑤ 部分发展为慢性心房颤动。

41. 术前患者的晕厥病史说明什么？

老年患者的晕厥病史往往提示可能有心律失常和潜在的器质性心脏病。心源性晕厥通常是由于突发性心律失常骤然影响心输出量，减少脑灌注所致。头晕、黑矇可提示轻度脑损害。

42. 心源性和非心源性晕厥的常见原因有哪些？

心源性晕厥的常见原因包括：① 快速性或缓慢性心律失常；② 影响左心室射血疾病，如主动脉瓣狭窄、肥厚型心肌病、大面积心肌梗塞、心房黏液瘤等；③ 影响右心室输出疾病，如法洛四联症、原发性肺动脉高压、肺动脉栓塞等；④ 双心室受损如心脏压缩。非心源性晕厥的常见原因包括：① 神经反射增强；② 体位性低血压；③ 持续 Valsalva 动作；④ 脑血管疾病；⑤ 癫痫发作；⑥ 代谢性疾病等。

43. 房室传导阻滞的心电图表现是什么？

房室传导阻滞（atrioventricular block，AVB）通常表现为心室去极化异常（束支传导阻滞）、PR 间期延长（Ⅰ度 AVB）、部分心房冲动不能引起心室去极化（Ⅱ度 AVB）或房室分离（Ⅲ度 AVB）。

44. 束支传导阻滞的心电图特征及临床意义是什么？

右束支传导延迟或阻滞心电图表现为典型右束支阻滞 QRS 型（V_1 呈 M 型，

或 rSR′形），提示先天性异常或潜在器质性心脏病。左束支传导延迟或阻滞产生左束支阻滞 QRS 波（V_5 导联 R 波增宽且粗钝），绝大部分提示潜在心脏疾病。左束支两个分支中仅一支发生传导阻滞称为分支传导阻滞。若一个束支被完全阻滞，其它束支部分阻滞，束支传导阻滞类型为Ⅰ度或Ⅱ度房室传导阻滞。所有三大束支被完全阻滞，导致Ⅲ度房室传导阻滞。

45. 巨大倒置 T 波有何临床意义？

完全性房室传导阻滞 QRS 综合波常伴有宽大畸形的倒置 T 波，以 $V_2 \sim V_4$ 导联中最为明显，称为"巨大倒置 T 波"，为心肌严重缺氧的表现，常伴有 QT 间期延长，随后可能出现心室停搏或心室纤颤。巨大倒置 T 波还可发生在晕厥后的心动过缓或新近发生的阿-斯综合征患者。

46. 什么是 Brugada 综合征？

Brugada 综合征是一种伴有异常心电图改变的特发性室颤临床综合征，典型心电图改变为 $V_1 \sim V_3$ 导联 ST 段抬高（V_1、V_2 呈下斜型，V_3 呈马鞍形）、T 波倒置、伴或不伴右束支阻滞，ST 段抬高程度与室颤发生密切相关。晕厥和猝死是 Brugada 综合征的首发症状。

47. 阵发性室上性心动过速如何处理？

多数阵发性室上性心动过速患者无器质性心脏病，发作时无明显血流动力学障碍。处理方法包括：① 选择作用迅速、转复率高以及不良反应少的抗心律失常药物，首选异搏定、心律平和腺苷。② 对伴有明显低血压和严重心功能不全者，原则上应电转复或食管心房调搏复律。③ 对伴有窦房结功能障碍患者可临时应用食管心房调搏，做好室上速终止后的保护性起搏准备。④ 对伴有慢性阻塞性肺部疾病患者，应注意药物对呼吸的影响。

48. 心房颤动的临床分类包括哪些？

心房颤动的临床分类：① 初发房颤：首次发现的房颤发作，不论其有无症状，也不论其是否有自限性。② 阵发性房颤：持续时间<7 天的房颤，常<48 小时，多为自限性。③ 持续性房颤：持续时间>7 天的房颤，一般不能自行复律，常需电复律。④ 永久性房颤：持续性房颤电复律不能转复或转复后 24 小时内又复发的房颤。对于持续较长时间、不适合转复或患者不愿意转复的房颤也归为此类。

49. 心房颤动的治疗原则是什么？

① 恢复和维持窦性心律；② 控制心室率；③ 预防血栓栓塞形成。恢复和维持窦性心律可使用普罗帕酮和胺碘酮。减慢心室率主要使用洋地黄类、非二氢吡啶类钙拮抗剂和β受体阻滞剂。心室率控制的目标为静止时心室率≤80 次/分，轻微活动时心室率＜100 次/分，动态心电图平均心室率≤90 次/分。抗凝治疗常使用华法林。房颤的非药物治疗主要包括心房起搏预防房颤，心导管消融治疗阵发性房颤，植入型心房除颤器等。

50. 什么是预激综合征，有何临床意义？

预激综合征通常是指来自心房的异常传导途径而导致的心室过早除极。预激综合征的重要临床意义是其心律失常发生率高，而且心电图有时伪似束支阻滞和心肌梗死。预激综合征并发心房扑动和心房颤动并不常见，但其属于潜在的、威胁生命的心律失常，因为这两种心律失常能引起极快的心室率，并可触发室速或室颤。有症状的预激患者中大约 50％的患者存在持续时间不等的心房颤动。

51. 伴有期前收缩的患者如何选择麻醉药物？

绝大部分挥发性麻醉药和静脉麻醉药都可安全用于期前收缩患者。① 丙泊酚、阿片类及苯二氮䓬类药物基本没有直接的电生理效应，但可以改变自主神经紧张性，一般是减少交感传出。② 氯胺酮或大剂量的泮库溴铵增加交感紧张，应避免应用于此类患者。③ 抗胆碱药物应谨慎使用，格隆溴铵可能优于阿托品。④ 浅麻醉、高碳酸血症、酸中毒以及一过性的缺氧都将激活交感神经系统，应该避免。

52. 室性早搏如何分级？

Lown 曾建议将室性早搏分为 6 级。分别为：0 级，无室性早搏；1 级，偶发单个室性早搏；2 级，频发室性早搏；3 级，多源性或多形性室性早搏；4A 级，成对出现的早搏（二联律、三联律）；4B 级，室性心动过速（连续 3 个以上的室性早搏）；5 级，提早的室性早搏（R on T）。3 级以上易于发展为严重的心律失常即心室纤颤。

53. 围术期心室颤动发生原因及处理措施有哪些？

围术期心室颤动发生原因主要包括：心肌缺血、低氧、低温、电休克、电解质失衡和药物作用。心电图表现为大小与形态不同的异常波形，且 P 波消失。处理措施包括：① 必须立即进行心肺复苏，尽早实施电除颤。② 早期给予硫酸镁可能利于除颤成功,除颤前给予肾上腺素使室颤波形变粗从而利于除颤。③ 停止使用可以造成 QT 间期延长的药物,并纠正电解质紊乱是处理尖端扭转型室速的关键。

54. 永久性起搏器植入适应证有哪些?

永久性起搏器植入的适应证包括:① 永久性或间歇性Ⅲ度及Ⅱ度Ⅱ型房室传导阻滞,或由射频消融及外科手术后发生不可逆转的房室传导阻滞。② 有症状的持续性或间歇性三分支阻滞、双分支阻滞者。③ 病态窦房结综合征:窦停、窦阻或窦缓伴快速心律失常并伴有症状者。④ 血管迷走性晕厥。⑤ 肥厚性梗阻性心肌病。⑥ 扩张性心肌病。⑦ QT 间期延长综合征。

55. 对带有植入型心律转复除颤器起搏装置的手术患者,麻醉管理应注意什么?

对带有植入型心律转复除颤器(implantable cardioverter defibrillator,ICD)起搏装置的手术患者,麻醉医生术前应鉴别 ICD 设备类别及是否用于心动过缓。了解设备的功能及其使用情况。术中建议使用双极电凝。接地踏板要远离 ICD 设备,尽量使用短脉冲,确保临时起搏器和除颤设备工作正常。对依赖起搏器的患者可将设备调成非同步模式来减少电磁干扰。术后应检查设备应答,确认设备治疗功能处于正常状态。

56. 心律失常的发生机制是什么?

心律失常的发生机制包括:① 自律性异常增高:自律性产生的基础是 4 相舒张期自动去极化,包括正常自律性和异常自律性。② 触发活动:紧接一个动作电位后的第二次阈值的除极化,即后除极。③ 折返:是快速心律失常中最常见的机制。发生基本条件:闭合环路;单向阻滞;传导差异。3 个条件同时存在时可以形成环路,造成激动折返及重复搏动。

57. 心律失常的症状如何分级?

心律失常的症状分级:Ⅰ级:无症状或仅有心悸症状;Ⅱ级:头晕,胸痛或呼吸困难;Ⅲ级:晕厥或意识障碍,或重要脏器严重功能不良的症状;Ⅳ级:心脏骤停。

58. 围术期发生心律失常的原因包括哪些?

① 全身麻醉药;② 局部麻醉药;③ 动脉血气或电解质水平异常,其机制可能

为折返机制形成或改变传导纤维 4 期复极过程；④ 气管插管，可能与自主神经反射引起的血流动力学紊乱有关；⑤ 自主反射；⑥ 中枢神经系统疾病和自主神经功能障碍；⑦ 原有心脏疾病及心脏部位的手术操作；⑧ 中心静脉置管，常由于导管或钢丝置入过深引起。

59. 非心脏手术术前需进行评估和治疗的严重心律失常包括哪些？

非心脏手术术前需进行评估和治疗的严重心律失常包括：高度房室传导阻滞；Mobitz Ⅱ型房室传导阻滞；Ⅲ度房室传导阻滞；有症状的室性心律失常；伴有不可控室性心率（静息状态下心率＞100 次/分）的室上性心律失常（包括房颤）；有症状的心动过缓；近期查出的室性心动过速。

60. 抗心律失常药如何分类？

抗心律失常药物大致分为抗快速心律失常药和抗缓慢心律失常药两大类。抗快速心律失常药分为：① 第一类：膜稳定剂。分为Ⅰa类、Ⅰb类、Ⅰc类；② 第二类：β受体阻滞剂，主要适用于交感神经兴奋所致的室上性或室性心律失常；③ 第三类：动作电位延长剂；④ 第四类：钙通道阻滞剂；⑤ 第五类：洋地黄类。

61. 对血流动力学影响较大的心律失常类型都有哪些？

对血流动力学影响较大的心律失常主要包括：① 心房颤动和扑动；② 阵发性室上性心动过速；③ 室性心动过速；④ 窦性停搏或心房停搏；⑤ Ⅱ度及以上的房室传导阻滞（取决于房室传导比率、逸搏的频率及部位）；⑥ 室性早搏，室早发生的时间与左室充盈和心搏量降低密切相关；⑦ 心室颤动和停搏；⑧ 起搏器综合征，如单纯心室起搏、房室瓣不能同步活动等。

62. 电复律的适应证有哪些？

直流电复律可终止折返导致的室上性与室性快速性心律失常。直流电复律能终止房颤与房扑、房室结折返、预激综合征的往返性心动过速，以及室性心动过速或室颤。紧急电复律适用于伴有低血压、充血性心力衰竭或者心绞痛的所有类型快速性心律失常。

63. 围术期怎样预防心律失常？

心律失常的预防：① 消除紧张情绪；② 尽可能避免应用诱发心律失常的药

物,如术前应用洋地黄、拟交感神经药物等;③ 控制麻醉深度,避免低氧、电解质及酸碱紊乱;④ 心内直视手术,尽量减少阻断时间,防止再灌注损伤。

64. 心律失常的治疗原则是什么?

心律失常治疗原则包括:① 迅速作出正确诊断;② 了解引起心律失常的病因,消除诱因;③ 正确选择抗心律失常药物;④ 了解心律失常对血流动力学的影响,及时进行合适的循环支持。

第三节 麻醉与血压及血管生理

65. 什么是血流动力学? 什么是血液流变学? 两者的关系是什么?

研究血液在心血管系统内流动的力学,称为血流动力学,主要研究血压、血流阻力、血流量与血流速度,以及它们之间的相互关系。血液流变学是研究血液及其成分的流变性质及其变化规律的科学。实际上,物质的流动和变形是不可分割的,变形是流动的基础,流动是变形在时间上的连续。

66. 人体内血管的分类有哪些?

从生理功能上可将血管分为以下几类:弹性储器血管(主动脉、肺动脉主干及其发出的最大分支)、分配血管(从弹性储器血管以后到分支为小动脉前的动脉管道)、毛细血管前阻力血管(小动脉和微动脉)、毛细血管前括约肌、交换血管(仅由单层内皮细胞构成,通透性很高)、毛细血管后阻力血管(管径小的微静脉)、容量血管(静脉在血管系统中起着血液储存库的作用)及短路血管。

67. 什么是血流量? 什么是血流速度? 它们之间有何关系?

单位时间内流过血管某一截面的血量称为血流量,也称容量速度,其单位通常以 mL/min 或 L/min 来表示。血液中的一个质点在血管内移动的线速度,称为血流速度。血液在血管内流动时,其血流速度与血流量成正比,与血管的截面积成反比。

68. 血液在血管内流动的方式有哪些?

血液在血管内流动的方式可分为层流和湍流 2 类。层流时,液体每个质点的流动方向都一致,与血管的长轴平行;但各质点的流速不相同,在血管轴心处流速最快,越靠近管壁,流速越慢。当血液的流速加快到一定程度后,就会发生湍流,此时血液中各个质点的流动方向不再一致而出现漩涡。在生理情况下,心室腔和主动脉内的血流是湍流,其余血管系统中的血流都属层流。

69. 什么是泊肃叶定律?

泊肃叶定律表述了液体在管道系统内流动的规律,指出单位时间内液体的流量(Q)与管道两端的压力差(P_1-P_2)以及管道半径(r)的四次方成正比,与管道的长度(L)和血液的黏滞性(η)成反比,其可用下式表示:$Q=\pi(P_1-P_2)r^4/8\eta l$,该公式即为泊肃叶定律。泊肃叶定律适用于层流的情况,在湍流的情况下,泊肃叶定律不再适用。

70. 什么是血流阻力? 血流阻力的影响因素有哪些?

血液在血管内流动所遇到的阻力称为血流阻力。血流阻力主要有两个来源:血液与管壁之间摩擦阻力,受血管半径(r)与长度(l)的影响;血液内部摩擦力,即血黏度(η)。血液阻力(R)可用下式计算:$R=8\eta l/\pi r^4$。血流阻力与血管长度和血黏度成正比,而与血管半径的4次方成反比。由于血管长度变化很小,因此血流阻力主要由血管半径和血黏度决定。血管半径越小,长度越长,血黏度越高,血流阻力越大。

71. 血液黏滞度的影响因素有哪些?

血液黏滞度的高低取决于以下几个因素:① 血细胞比容;② 红细胞的聚集性和变形性;③ 血流速度;④ 血管口径:血液在较粗的血管内流动时,血管口径对血液黏滞度不发生影响。但当血液在直径小于 $0.2\sim0.3$ mm 的微动脉内流动时,只要切变率足够高,则随着血管口径的进一步变小,血液黏滞度也变低,这一现象称为法-林效应;⑤ 温度:血液黏滞度可随体温的降低而升高。

72. 血液稀释疗法的生理学基础是什么?

血液稀释是通过适当地降低血细胞比容从而降低血液黏滞度,改善血流状态的治疗方法。由于血细胞数量是影响血黏度最重要的因素,血液稀释不仅可降低血细胞比容,还可降低血浆纤维蛋白原、球蛋白的浓度,使红细胞的聚集性也降低,从而能迅速有效地减轻各种原因引起的血液高黏滞状态,改善组织的血流供应。

这对于微循环障碍的恢复十分有益。

73. 动脉血压是如何形成的?

循环系统内的血液充盈、心脏射血和外周阻力及主动脉与大动脉的弹性储器作用是形成动脉血压的基本条件:① 循环系统内的血液充盈;② 心脏射血和循环系统的外周阻力;③ 主动脉和大动脉的弹性储器作用。

74. 什么是动脉血压、收缩压、舒张压、脉搏压及平均动脉压?

动脉血压是指动脉内的血液对血管壁的侧压强,但一般所说的动脉血压是指主动脉压。由于心室的射血是间断性的,在一个心动周期中,心室射血时主动脉压升高,所能达到的最高值称收缩压,心室舒张时动脉血压下降,所达到的最低值称为舒张压。收缩压和舒张压的差值称为脉搏压。因此,每个心动周期中动脉血压呈周期性波动,其平均值称为平均动脉压,约等于舒张压+1/3脉压。

75. 影响动脉血压的因素有哪些?

① 心脏搏出量;② 心率;③ 外周阻力:外周阻力增加时收缩压升高不如舒张压升高显著,脉压相应减少;④ 主动脉和大动脉的弹性储器作用;⑤ 循环血量和血管系统容量的比例。

76. 什么是中心静脉压、外周静脉压? 它们的影响因素有哪些?

右心房是体循环的终点,压力最低,在正常情况下接近于零。通常将右心房和胸腔大静脉的血压称为中心静脉压,而各器官静脉的血压称为外周静脉压。心脏射血能力减弱(如心力衰竭)或静脉回心血量增多(如血量过多、全身静脉收缩或微动脉舒张)均可使中心静脉压增高。凡能影响外周静脉压、中心静脉压以及静脉阻力的因素,都可影响静脉回心血量。

77. 人体是如何调节动脉血压的?

机体通过神经和体液调节影响心输出量和外周阻力调节动脉血压。神经调节包括:压力感受器反射、化学感受器反射、脑缺血反应及其他心血管反射(Bainbridge 反射及眼心反射)。体液调节包括:肾上腺素与去甲肾上腺素、肾素-血管紧张素系统、血管升压素、甲状腺激素及血管内皮生成的血管活性物质。

78. 压力感受性反射是如何调节人体动脉血压的?

压力感受器反射起自于颈动脉窦和主动脉弓壁上的压力感受器。当动脉血压升高时,由于血管被动扩张,刺激管壁上的压力感受器发放神经冲动,并经传入神经传入中枢,一方面反射性使心迷走神经传出冲动增多,心交感神经传出冲动减少,心肌收缩减弱,心率减慢,心输出量减少;另一方面使交感缩血管神经传出冲动减少而扩张血管,降低外周阻力,结果均导致动脉血压下降。

79. 压力感受器反射有什么生理和临床意义?

压力感受器反射的生理意义在于维持动脉血压的相对稳定,其存在可使动脉血压的波动范围减少,其调节的有效范围为 $60\sim180$ mmHg,当低于 60 mmHg 或高于 180 mmHg 时则失去相应作用。在临床工作中,可根据压力感受器反射的调节机制,采用按压颈动脉窦来刺激颈动脉窦压力感受器,反射性地兴奋迷走神经,以治疗阵发性室上性心动过速。

80. 化学感受性反射是如何调节人体动脉血压的?

化学感受器反射主要来自颈动脉体和主动脉体内的化学感受器。当血液氧分压降低或二氧化碳分压、H^+ 浓度增高时,均可刺激颈动脉体、主动脉体外周化学感受器,其传入冲动可兴奋交感缩血管中枢,使外周血管收缩,引起动脉血压升高。当全身动脉血压下降时,由于颈动脉体、主动脉体化学感受器血流减少,导致局部供氧不足和 CO_2、H^+ 的潴留,可刺激化学感受器,反射性升高动脉血压。

81. 什么是脑缺血反应?

当脑血流量减少时,可因脑内代谢产物直接兴奋交感缩血管中枢,使外周血管强烈收缩而致动脉血压升高。在正常情况下,因为脑血流存在自身调节机制,轻度或中度的动脉血压降低,不影响脑血流量,只有当动脉血压低于 50 mmHg 时,才发挥调压作用,它是维持动脉血压的"最后防线"。

82. 脑缺血反应有哪些临床意义?

脑缺血反应激发快,效应强,在半分钟内可使动脉血压高达 $200\sim270$ mmHg 以上。若此时仍不能减轻脑缺血,则神经细胞由于严重的缺血缺氧可在 $3\sim10$ 分钟内失去其活性,动脉血压再度下降至 $40\sim50$ mmHg 时,交感缩血管中枢将完全失去兴奋作用,血压进一步急剧下降,乃至死亡。

83. 什么是 Bainbridge 反射?

在麻醉动物快速输液或输血时,可反射性地使原来较慢的心率增快,因该反射首先由 Bainbridge 发现而得名。Bainbridge 反射的感受器位于右心房,传入途径为迷走神经有髓纤维,传出途径为心交感神经。它只影响窦房结而加速心率,对心肌收缩力及外周阻力没有影响。

84. 肾上腺素和去甲肾上腺素如何对动脉血压进行调节的?

肾上腺素主要通过作用于 β_1 受体兴奋心脏而影响动脉血压,以收缩压升高为主,脉压增大,故可用作"强心药";去甲肾上腺素主要通过作用于 α_1 受体引起广泛的血管收缩而影响动脉血压,以舒张压升高为主,脉压减少。若静脉给予去甲肾上腺素,可因其强烈的升压作用而激活压力感受器反射使心率减慢。故去甲肾上腺素主要用于"升压"而不适宜用于"强心"。

85. 肾素-血管紧张素系统的生物学作用有哪些?

肾素可催化血管紧张素原转变为血管紧张素 I,后者在转换酶的作用下转变为血管紧张素 II,并进一步在氨基肽酶的作用下转变为血管紧张素 III。血管紧张素 I 可促进肾上腺髓质释放儿茶酚胺。血管紧张素 II 具有强烈的缩血管作用(为去甲肾上腺素的 40 倍)。此外,血管紧张素 II 还可刺激抗利尿激素的合成和释放,促进肾上腺皮质分泌醛固酮,与细胞外液量的调节有关,并进一步影响动脉血压。血管紧张素 III 也能刺激醛固酮的分泌。

86. 肾素-血管紧张素系统是如何调节动脉血压的?

当动脉血压下降或血容量减少时,一方面由于肾入球小动脉压下降而刺激肾小球旁器压力感受器,使肾素分泌增多;另一方面由于肾小球滤过率降低而减少通过致密斑的 Na^+ 量,引起肾素分泌增多。此外,血容量减少和血压下降可引起交感神经兴奋,也可促进肾素的分泌,进而激活肾素-血管紧张素系统。

87. 血管升压素对循环系统有何影响?

血管升压素具有增加肾远曲小管、集合管对水的重吸收及强烈的收缩小血管的作用。正常情况下,血浆中的血管升压素浓度很低,主要发挥抗利尿效应,并不参与对血压的调节,故又称抗利尿激素。当血容量减少、动脉血压降低时,通过心房容量感受器、颈动脉窦和主动脉弓压力感受器反射性地引起垂体后叶大量释放血管升压素,可促进血压的回升。

88. 甲状腺激素对循环系统有何影响?

甲状腺激素可直接作用于心肌,促进肌浆网释放 Ca^{2+} 。甲状腺激素分泌过多时,可使心率增快,心收缩力增强,心输出量增多。甲状腺激素又可促进机体的代谢而致小动脉血管扩张,外周阻力下降。因此,甲状腺功能亢进时收缩压增高,舒张压降低,脉压增大。

89. 血管内皮可生成哪些血管活性物质? 它们有何生理功能?

血管内皮细胞具有活跃的内分泌功能,可以释放如前列环素、一氧化氮、内皮素等多种血管活性物质,参与血管平滑肌舒缩的调控。这些物质还可影响血小板的聚集功能,在维持血液的正常流动性方面发挥重要的作用。前列环素和一氧化氮具有强烈的扩张血管、抗血小板凝集作用,可以防止血栓形成。内皮素是至今知道的作用最强的收缩血管物质,静脉注射可产生强烈而持久的外周血管收缩及血压升高。

90. 麻醉药物对动脉血压有何影响?

大多数麻醉药物对动脉血压的影响以血压下降为主。麻醉药可直接作用于心肌和血管平滑肌和(或)通过作用于自主神经系统直接或间接引起不同程度的动脉血压下降。血压下降的程度与剂量大小、静脉注射速度(与麻醉加深的速度呈正相关)、麻醉的深浅及患者循环系统代偿能力有关。还要指出的是,麻醉药物对血压的影响除了取决于药物本身直接和间接作用外,还与机体的代偿能力有关。

91. 微循环通路有哪几种? 其生理功能如何?

微循环的血流通路包括迂回通路、直捷通路、动-静脉短路。迂回通路是指血液从微动脉流经后微动脉、毛细血管前括约肌进入真毛细血管网,最后汇入微静脉的微循环通路。直捷通路是指血液从微动脉经后微动脉和通血毛细血管进入微静脉的通路。直捷通路多见于骨骼肌中,相对短而直,血流阻力较小,流速较快。动-静脉短路是指血液从微动脉直接经动-静脉吻合支而流入微静脉的通路。

92. 影响组织液生成的因素有哪些?

① 毛细血管有效流体静压,即毛细血管压与组织液静水压的差值,是促进组

织液生成的主要因素。② 有效胶体渗透压,即血浆胶体渗透压与组织液胶体渗透压之差,是限制组织液生成的主要力量。③ 毛细血管壁通透性。在感染、烧伤、过敏等情况下,毛细血管壁的通透性异常增高,血浆蛋白可随液体渗出毛细血管,使血浆胶体渗透压下降,组织液胶体渗透压升高,有效滤过压增大,组织液生成增多。④ 淋巴回流。

93. 组织器官血流量的自身调节机制有哪些?

　　① 代谢性自身调节。器官组织血流量取决于该器官代谢水平,代谢水平越高,局部组织代谢产物如 CO_2、腺苷、乳酸、H^+、K^+ 等增多而 O_2 分压降低,使局部组织的微动脉和毛细血管前括约肌舒张,局部组织血流量增多。② 肌源性自身调节。这种机制在肾血管特别明显。肾脏的灌注压突然升高时,血管平滑肌受牵张刺激,血管尤其是毛细血管前阻力血管的肌源性活动增强,血管收缩,血流阻力增大,以免肾血流量因灌注压升高而增多。

94. 肾脏是如何调节动脉血压的?

　　① 血管升压素的释放减少,可使集合管对水的重吸收减少,肾排水量增加,细胞外液量回降。② 心房钠尿肽分泌增多,可使肾重吸收钠和水减少,排钠和排水量增加,细胞外液量回降。③ 体内血管紧张素系统系统的活动被抑制,肾素分泌减少,循环血中血管紧张素水平降低,血管紧张素引起血管收缩效应减弱,血压回降。④ 交感神经系统活性相对抑制,可使心肌收缩力减弱,心率减慢。心输出量减少,外周血管扩张,血压回降。

95. 血压的检测方法有哪些?

　　血压检测分为无创血压和有创血压检测方法。无创血压检测根据袖带充气方式的不同分为人工袖带测压法和电子自动测压法。前者包括触诊法、听诊法和多普勒法,而后者包括气压振动法、电子柯氏音法、超声多普勒法和动脉张力法。有创血压检测根据压力传感器所在的位置,分为液体耦合法和导管端传感器法。

96. 动脉压力测量法的原理是什么?

　　动脉压力测量法的原理为通过感知浅表动脉(下方应有骨性结构支持)因受压而部分变平时的压力来反映血压。传感器与动脉表面的皮肤直接紧贴接触产生的压力反映血管腔内压力,其连续搏动记录能产生与直接动脉压力监测相似的波形,能够实现连续无创血压监测。但换能器移动或受到碰压时会影响测压准确性。

97. 有创动脉压力波形包括哪些?

典型的动脉脉搏波形由上升支和下降支组成。正常脉搏上升支较陡,由心室快速射血、动脉血压迅速上升、血管壁被扩张而形成。下降支分前后两段。心室射血后期,射血速度减慢,进入主动脉的血量少于流向外周的血量,被扩张的大动脉开始回缩,动脉血压逐渐降低,构成脉搏曲线下降支的前段。下降支中段出现的一个小波,称为降中波,它是在心室舒张、主动脉瓣关闭的瞬间因主动脉压增高形成的。

98. 有创动脉压力波形能提供哪些信息?

通过有创动脉压力波形可以间接计算以下心血管参数:左室收缩功能(上升支的倾斜度)、每搏量(曲线下面积)、血管内容量(基线变异度)、外周血管阻力(降中波的位置)。

99. 如何降低有创动脉压检测的误差?

临床工作降低有创动脉压检测的误差的方法包括:① 选择合适大小的动脉导管。② 测压管路应为硬质材料,内径 1.5～3 mm,长度不超过 120 cm。③ 防止管路产生气泡及血栓,以免造成系统过阻尼。④ 用生理盐水或肝素水冲洗管路(肝素浓度 1 U/mL,冲洗速度 1～3 mL/h)。⑤ 零点位于右心房水平并经常检查零点是否合适和移位。

100. 有创动脉压监测的指征是什么?

临床实践中有创动脉压监测的指征包括:① 预期可能发生血压剧烈变化时。② 无创血压可能不准时(例如,低血压、肥胖、房颤等)。③ 需频繁检测动脉血气时。

101. 术前应停用降压药吗?

突然停用降压药可能导致血压反弹或心肌缺血。一般情况下,降压药应持续用至术前,且术后应尽早恢复降压治疗。但对于长期服用利舍平(利血平)或含利舍平成分的复方降压药的患者,目前仍认为术前 7 天最好停用并改用其他抗高血压药,而对于血管紧张素转换酶抑制剂和血管紧张素 Ⅱ 受体拮抗剂类降压药,很多学者认为术前应停用，否则可能发生顽固性低血压。另外，在血容量减少的情况下，应考虑停用利尿剂。

102. 椎管内麻醉引起低血压的机制是什么？

椎管内麻醉因阻滞交感神经引起血管舒张而出现低血压。当阻滞平面位于 T_5 以下时，由于存在上肢血管代偿性收缩，较少发生低血压。当平面超过 T5 时因阻滞心交感神经，导致心动过缓、心排血量下降而发生低血压。

103. 全麻期间发生低血压的原因有哪些？

① 麻醉因素：各种麻醉药、辅助麻醉药心肌抑制与血管扩张作用，过度通气所致低 CO_2 血症，排尿过多所致低血容量与低血钾，缺氧所致酸中毒，低体温等。② 手术因素：术中失血多而未能及时补充，副交感神经分布丰富区域手术操作引起副交感神经反射，手术操作压迫心脏或大血管，以及直视心脏手术等。③ 患者因素：术前明显低血容量而未纠正，肾上腺皮质功能衰竭，严重低血糖，嗜铬细胞瘤切除后，心律紊乱或急性心肌梗死等。

104. 全麻期间发生高血压的原因有哪些？

① 麻醉因素：气管插管操作，某些麻醉药作用如氯胺酮，缺氧及 CO_2 蓄积早期，服用三环类抗抑郁药或单胺氧化酶抑制剂的患者使用麻黄碱等。② 手术因素：颅高压，颅内手术时牵拉额叶或刺激第 V、IX、X 对脑神经，挤压脾脏，主动脉钳夹，嗜铬细胞瘤手术探查肿瘤、血管内染料注射、使用止血带时间过长等。③ 患者因素：术前合并高血压、甲亢、嗜铬细胞瘤、膀胱过度充盈、精神高度紧张等。

第四节　麻醉与心肺脑循环

105. 微循环血流量的调节机制什么？

微循环结构包括微动脉、后微动脉、毛细血管前括约肌、真毛细血管、通血毛细血管、动-静脉吻合支和微静脉等。在一定时间内器官的血流量是相对稳定的，但同一时间内不同微血管中的流速差别很大。后微动脉和毛细血管前括约肌进行着节律性的收缩和舒张，当局部微循环中代谢产物积聚和氧分压降低时，将促进后微动脉和毛细血管前括约肌舒张，增加局部血流灌注，运走代谢废物，增加局部氧供。

106. 微循环的调节方式有哪些？

机体微循环的调节方式主要有：① 神经调节，外周血管受交感神经和副交感神经支配。交感神经兴奋主要是激动血管平滑肌 α 受体，刺激血管收缩，副交感神经兴奋激动 β 受体，促进血管舒张。② 体液调节：通过肾上腺释放儿茶酚胺，作用于外周血管。③ 局部调节，通过某些代谢产物或底物促进血管扩张。

107. 麻醉药物对微循环的影响有哪些？

麻醉诱导可使机体微循环血管数量增加，血流速度加快，血管灌注比例下降，血流异质性增加，细胞氧耗速度下降，微循环灌注恢复时间延长。相比单纯的血流量降低，这种以血流异质性为特点的血流改变对组织氧合的影响更加明显，因为脏器对血流分布性灌注降低的耐受程度更低。其改变机制可能为机体血管张力急剧改变影响局部微循环调节，从而导致的血流异质性的发生。

108. 冠状动脉的走形和供血分布有什么特征？

左、右冠状动脉起源于主动脉根部瓣膜附近的主动脉窦，承担着心脏的血液供应。左冠状动脉主干走行于主动脉和左心房之间，其后分支为前降支和左旋支。前降支在前室间沟中下行至心尖，供应左心室前壁和右心室。左旋支在前房室沟中下行，并有分支至左心房、左室壁和后壁。右冠状动脉在后房室沟中下行，有分支至窦房结、房室结和左心室后上部。右冠状动脉的后降支在后室间沟，供应左、右心室的后壁。冠状动脉的血供有很多变异。

109. 为什么心肌缺血或心肌梗死经常出现在左心室心内膜下？

右心室压力和室壁张力低，冠脉血流灌注压高，故无论收缩期还是舒张期，冠脉血流均可供应右心室壁。相反的是左心室壁厚，室内压力高，小动脉呈垂直方向穿过室壁，收缩期因室壁张力高，冠脉血流减少明显，舒张期才有大量血流灌注。因此，缺血常出现在左室。冠状动脉走行于心外膜表面，氧合血流经心肌外层进入内层，心肌外层的动脉血氧分压高于内层。

110. 冠状循环血流量受哪些因素调控？

① 主动脉舒张压，尤其是左心室冠脉血供影响明显，因收缩期左心室壁张力大，冠脉远端几乎无血供，只有依赖舒张期主动脉高压灌注；② 左心室舒张末期压，冠脉灌注压等于舒张压减去左心室舒张末期压；③ 心率，心率越快，舒张期越

短,冠脉灌注时间减少;④ 局部代谢产物,动脉血氧分压下降时,如缺氧和贫血等,冠状动脉扩张,血流增加;当灌注动脉血氧分压升高时,血管阻力增加,血流减少。

111. 心肌的氧供主要决定因素是什么?

心脏是机体最活跃的器官,其血流/体重比最大,其血供全部由冠脉支配。血流流经心肌后,约70%氧被摄取,氧储备功能非常差。因此,心肌氧供和氧耗的增减取决于冠脉血流量的增减。

112. 何为心脏的"窃血"现象?

心脏"窃血"发生是指:当冠状动脉的一个分支发生狭窄,其远的阻力血管已扩张到最大程度,以增加血流和氧供。此时,若因药物或运动导致其他正常冠脉及其分支扩张,增加血流,而狭窄远端的心肌血流因灌注压降低反而会下降(因其已达最大扩张程度)。"窃血"现象通常出现在冠脉远端支配的心内膜下区域。

113. 肾上腺素对冠状动脉血流有何影响?

肾上腺素作用于α和β两种受体,作用强度与剂量有关。对皮肤和肾脏的刺激以α效应占优势,对骨骼肌则以β效应占优势,使血流分布至骨骼肌,虽然心输出量增加但心和脑的血流灌注可能减少。大剂量肾上腺素收缩外周血管,显著提高冠脉灌注压和心肌血供,还可增加脑动脉血流。因此,肾上腺素被选为心跳骤停的首选药物,也是心脏大血管手术所必备的药物。

114. 吸入麻醉药物对冠状血流有什么影响?

异氟烷可引起冠状动脉扩张,甚至引发窃血现象,即血液从供血不足区分流至供血相对较好的地区血管。但是,大多数的研究表明,应用异氟烷并不增加心肌缺血发生的风险。恩氟烷、氟烷、地氟烷和七氟烷对冠状动脉的作用均较异氟烷弱。

115. 常用阿片类药物对冠状血流有什么影响?

临床常用的阿片类药物如芬太尼、舒芬太尼、瑞芬太尼等麻醉性镇痛药可兴奋迷走神经,从而减慢心率,同时无心肌抑制作用,对外周循环影响亦较小,从而可增加冠状动脉血流量,改善心肌血氧供应。

116. 脑血液供应来源是什么?

脑血液供应全部来自颈内动脉和椎动脉。颈内动脉入颅后分为大脑前动脉和大脑中动脉,左右椎动脉入颅后先合并为基底动脉,然后再分为小脑上动脉和大脑后动脉。左右大脑前动脉之间有交通动脉相连,大脑后动脉与颈内动脉之间有交通动脉相连,形成脑底动脉环,即 Willis 环。Willis 环可以平衡左右各脑区的血流供应,在某一血管出现堵塞时,相对缓解相应脑区的缺血缺氧状况。

117. 脑循环的特点有哪些?

大脑血流量非常丰富,重量占体重的 2%,血流量却占心输出量的 $15\%\sim20\%$。脑组织糖的有氧代谢需求量大,提供能量满足神经元和胶质细胞的脑电活动和正常细胞结构维持。不同部位血流分布不均匀,神经元含量丰富的部分血流量大,代谢活跃。相应的,这些部位更不易耐受缺血和缺氧。因颅骨容积的限制,脑血流、脑组织和脑脊液三者体积之和相对稳定,脑血流量变化很小。存在血-脑脊液屏障和血-脑屏障。

118. 影响脑代谢的因素有哪些?

影响脑代谢的因素有:① 体温;② 脑功能状态,脑代谢在睡眠和麻醉状态中下降明显;③ 某些病理状态,如脑缺血后的高灌注期,脑代谢异常活跃;④ 年龄,随着年龄的增长,能量代谢率逐渐下降;⑤ 精神活动,思维活动活跃,脑代谢水平高。

119. 动脉二氧化碳分压对脑血流有什么影响?

$PaCO_2$ 对脑血流有明显的影响。脑血流与 $PaCO_2$ 成正比,与 PaO_2 成反比。$PaCO_2$ 在生理范围内,脑血流的变化非常灵敏:$PaCO_2$ 每增加 $1\,mmHg$,脑血流增加约 $2\,mL/(100\,g \cdot min)$。$PaCO_2$ 低于 $25\,mmHg$ 或高于 $100\,mmHg$ 时,上述变化关系降低。当 $PaCO_2$ 低于 $20\,mmHg$ 时,脑血流降低甚至出现脑缺氧。因此,过度通气时应避免出现这种状况。

120. 动脉氧分压对脑血流有什么影响?

脑血流对 PaO_2 的变化不敏感,当 PaO_2 降到生理水平以下时,PaO_2 对脑血流的调节比较明显。PaO_2 为 $50\sim300\,mmHg$ 范围内,对脑血流的影响很小。轻度低氧($PaO_2>50\,mmHg$)时脑血流增加与组织缺氧性酸中毒导致的血管扩张有关。

121. 为什么会出现脑组织的流量/代谢失调？

正常脑血流根据脑代谢自动调节，脑血流量为 $45\sim60$ mL/(100 g·min)，在 $50\sim150$ mmHg 平均动脉压范围内可自动调节，使脑血流量不变。浅低温体外循环下，该调节功能存在，当体温 $22℃$ 以下时，调节功能丧失，脑血流量取决于灌注量、压力及血液酸碱度变化。高血压、糖尿病及老年患者，这种调节功能不健全或丧失，即脑代谢率增加但脑血流量不增加，因此容易发生脑缺氧。

122. 阿片类药物对脑血流有什么影响？

临床麻醉常用的阿片类麻醉药，如芬太尼、舒芬太尼等，可引起不同程度的脑血流减少和脑代谢降低，从而降低颅内压，且不影响 $PaCO_2$ 等引起的脑血流自动调节功能。

123. 静脉麻醉药物对脑循环有哪些影响？

静脉麻醉药物异丙酚、依托咪酯、巴比妥、利多卡因等可降低脑血流量和脑代谢，使神经元活动减少，减少钠、钾、钙离子紊乱，减少兴奋性毒性和自由基产生等，达到脑保护作用。

124. 吸入麻醉药对脑循环有什么影响？

吸入麻醉药一般都有扩张脑血管作用，使脑血流增加，脑血容量增加以及颅内压增加。七氟烷具有内在性与剂量有关的脑血管扩张作用，但比等效剂量的氟烷、异氟烷和地氟烷作用轻微。地氟烷可以扩张脑血管、抑制脑代谢，从而促进脑组织的氧供和缓解动脉阻塞引起的脑缺氧状况，地氟烷的这种作用与剂量呈相关性。

125. 氯胺酮麻醉对脑血流有何影响？

氯胺酮是促使交感神经兴奋的麻醉药物，也是唯一能够兴奋脑功能的静脉麻醉药物。氯胺酮麻醉使脑血流增加 50%，氧代谢增加 20%，颅内压亦升高，但不会破坏麻醉时脑血流的自动调节功能。

126. 脑血氧饱和度监测的原理是什么？

脑血氧饱和度仪原理类似于脉搏氧饱和度仪，适用于监测脑皮质氧饱和度。其测量的是脑循环中有气体交换部位（包括小动脉、小静脉、毛细血管）的混合氧饱和度（主要是小静脉，其占脑血流 80%），反映监测区域脑氧供需平衡，其正常值为

$72\%\pm6\%$。

127. 脑氧饱和度监测用于心脏手术体外循环监测有哪些优势？

脑饱和度监测用于快速诊断脑缺血和缺氧,方法简单易行,结果灵敏。脑皮质氧饱和度可早于脑电图反映脑氧供需平衡,脑电图是脑组织缺氧后的表现,且低温或中枢抑制药物亦可引起脑电图改变。大脑氧供取决于脑血流量和动脉血氧含量,两者的变化都可反映在脑皮质氧饱和度的变化上。在脑缺氧的早期,其他指标如平均动脉压、脉搏血氧饱和度、混合静脉血氧饱和度不能反映氧供或氧耗的改变时,脑皮质氧饱和度检测可能显示异常。

128. 肺循环有哪些特点？

肺具有双重供血系统。肺循环主要从右心向左心输送血液,并提供充分的气体与血的接触面,进行气体交换。支气管循环主要供应呼吸性小支气管以上的气道组织的营养物质,肺循环和支气管血管末梢有吻合支沟通。当运动时,肺血流量增加,毛细血管开放增加,降低肺动脉压,提高气体交换效率。肺循环血流量在肺内分布受重力、体位和肺泡压等影响。麻醉、手术及体位等因素均可影响血气分配系数,影响肺血氧合功能。

129. 肺循环血流量和血管阻力的影响因素有哪些？

影响肺循环血流量及压力的因素主要是:① 血压;② 机体总血容量的变化;③ 呼吸,吸气和呼气引起的胸腔内负压的改变影响回心血量;④ 缺氧和二氧化碳升高均会增加肺血管阻力,但不会降低肺血流量;⑤ 体位影响回心血量;⑥ 心脏的收缩功能,影响心排出量。

130. 缺氧性肺血管收缩的机制是什么？

肺循环中,局部 O_2 分压下降或 CO_2 分压上升使肺阻力血管收缩,局部血流阻力增大,右心射出的血则更多的通往肺血管阻力较小的区域,即有肺不张去流向通气良好的区域,以达到最佳的通气/血流比,这种现象叫缺氧性肺血管收缩。

131. 吸入麻醉药对手术中肺通气/血流比有什么影响？

研究表明,大多数吸入麻醉药,如异氟烷,地氟烷等可以舒张肺阻力血管,抑制缺氧性肺血管收缩这一机体保护机制,且与剂量成正相关,特别是在单肺通气或者局部肺通气不足时,低通气部位的血流量过多则降低整个肺组织的通气/血流比,从而降低机体氧合指数。

（陈世彪　章扬）

参考文献

［1］　邓小明,姚尚龙,于布为,等.现代麻醉学(第5版)［M］.北京：人民卫生出版社,2020.

［2］　罗自强,闵苏.麻醉生理学(第4版)［M］.北京：人民卫生出版社,2020.

［3］　邓小明,黄宇光,李文志,等.米勒麻醉学(第4版)［M］.北京：北京大学医学出版社,2021.

第四章

麻醉与肝生理

第一节　肝生理概述

1. 肝的解剖有何特点？

　　肝小叶是肝的基本结构与功能单位，每个小叶由 4～5 个肝门束环绕，肝门束由肝小动脉、门小静脉、胆小管、淋巴管和神经组成。内皮细胞和巨噬细胞（枯否细胞）排列成行，构成窦状隙，起着毛细血管的作用，来自肝小动脉和门小静脉的血在窦状隙混合。窦周隙位于窦状隙毛细血管和肝细胞之间。小叶中心静脉的静脉引流管汇合形成肝静脉。胆小管起源于每个肝板内的肝细胞之间，汇合形成胆管。淋巴管系统在肝板内形成，直接与窦周隙相连。

2. 肝的神经分布有何特点？

　　肝脏由交感神经纤维（$T_6 - T_{11}$）、副交感神经纤维（右和左迷走神经）和右膈神经纤维支配。一些自主神经纤维首先在腹腔神经丛形成突触连接，而其他的在形成肝丛前通过内脏神经和迷走分支直达肝脏。大部分感觉传入纤维和交感纤维伴行。

3. 肝的血供有何特点？

　　肝接受肝动脉和门静脉双重血供。供血量的 25％～30％ 由氧饱和度为 98％ 的肝动脉供给，70％～75％ 由氧饱和度为 70％～85％ 的门静脉供给。门静脉血来自胃、肠、胰、脾等内脏的静脉血，含丰富的营养物质和一些待由肝加工处理的毒性物质。门静脉较肝动脉对维持肝脏的功能更为重要。

4. 肝血流的内源性调节机制是什么?

① 肝动脉缓冲反应:肝动脉缓冲反应功能正常时,当门静脉血流量下降,肝动脉缓冲反应通过增加肝动脉血流量进行代偿,反之亦然;② 代谢调节:许多血液成分影响肝动脉和门静脉的血流量,如氧分压或门静脉血 pH 下降、餐后血浆渗透压增高可使肝动脉和门静脉血流增加;③ 压力-流量自身调节:血管平滑肌对牵拉的肌源性反应,如血压增高使跨壁压增加,牵拉动脉平滑肌,使肌张力增加,阻止可能发生的器官血流量增加。

5. 什么是肝动脉缓冲反应?

肝动脉缓冲反应(hepatic arterial buffer response,HABR)是最重要的肝血流调节的内源性机制,HABR 功能正常时,门静脉血流量下降,HABR 通过增加肝动脉血流量进行代偿,反之亦然。HABR 机制包括合成与清除门静脉周围区域的腺苷。当门静脉血流下降,门静脉周围区域的腺苷蓄积,小动脉阻力降低,使肝动脉血流量增加。当门静脉血流增加,门静脉周围的腺苷被清除,小动脉阻力增加,肝动脉血流量下降。HABR 最大可使肝动脉血流量增加 1 倍。多种紊乱可使HABR 功能减弱或消失。

6. 肝血流的外源性调节机制是什么?

① 神经调节:迷走神经、膈神经和内脏神经纤维由肝门入肝,随肝血管和胆管分布。当交感张力下降时,内脏储血量增加;交感张力增加时,血液从内脏储血库进入体循环;② 胰高血糖素可剂量依赖性松弛肝动脉平滑肌,并能阻断各种生理性缩血管剂对肝动脉的影响。血管紧张素Ⅱ可收缩肝动脉、门静脉。药理剂量血管紧张素Ⅱ可显著减少肠系膜动脉和门静脉血流量,导致肝血流量减少。血管升压素在升高内脏动脉阻力时可降低门静脉阻力。

7. 肝的生理功能有哪些?

肝的生理功能主要有:① 血液贮存和血液净化功能;② 分泌胆汁参与消化功能;③ 营养物质的代谢调节;④ 重要蛋白质合成和内分泌;⑤ 凝血和纤溶调节;⑥ 宿主防御功能;⑦ 生物转化(解毒)功能等;⑧ 胆红素代谢。与临床麻醉关系最密切的有胆红素代谢、蛋白质代谢、凝血和纤维蛋白溶解作用、药物生物转化和解毒功能。

8. 肝的血液储存功能是如何进行的？

正常门静脉压仅为 $7\sim10$ mmHg，肝窦的阻力较低，可使相对多的血液通过门静脉。因此，肝静脉张力较小的变化就可导致肝血容量的巨大改变，使肝脏扮演血液贮存器的角色。正常肝血容量约为 450 mL（占全身血容量的 10%），肝静脉压降低（如出血时）时，血液会从肝静脉和窦状隙转移到中心静脉循环中，使循环血量增加。对于充血性心力衰竭患者，中心静脉压增高可使肝静脉随之增高，使血液在肝积聚。

9. 肝的血液净化功能是如何进行的？

排列在肝窦状隙的库普弗细胞是单核细胞-巨噬（网状内皮）系统的一部分，它们的功能包括吞噬作用、处理抗原以及释放各种蛋白、酶、细胞因子和其他化学介质。它们的吞噬活动可去除从门脉循环进入血流的结肠细菌和内毒素。血中的细胞碎屑、病毒、蛋白和颗粒样物也能被吞噬。

10. 胆汁代谢的肠肝循环是如何进行的？

初级胆汁酸随胆汁进入肠道，经过肠道中细菌酶的作用后代谢为次级胆汁酸，在回肠末端和结肠处被重吸收，经门静脉重回肝脏，经肝细胞处理后，与新合成的结合胆汁酸一道再经胆道排入肠道，此过程称为胆汁酸的肠肝循环。胆汁酸体内含量 $3\sim5$ g，餐后即使全部倾入小肠也难达到消化脂类所需的临界浓度，然而由于每次餐后都可进行 $2\sim4$ 次肝肠循环，使有限的胆汁酸能最大限度地发挥作用，从而维持了脂类食物消化吸收的正常进行。

11. 肝的胆红素代谢是如何进行的？

胆红素主要是血红蛋白代谢的终产物。它在枯否细胞内由血红蛋白环降解生成，少部分由肌红蛋白和细胞色素酶分解生成。血红蛋白经分解转化成胆红素，胆红素释放入血，并迅速与血浆白蛋白紧密结合。肝细胞快速摄取与白蛋白结合的胆红素，生成结合胆红素，分泌到胆小管。少部分结合胆红素被再吸收入血。大多数结合胆红素通过肠道排出，小部分经过肠肝循环再回到肝，在肠肝循环过程中仅有极少量尿胆原经体循环从肾脏排出。

12. 肝脏主要合成哪些凝血因子？

除了Ⅷ因子和假性血友病因子外，其他所有的凝血因子均在肝脏产生。肝还能合成具有抗凝作用的抗凝血酶、纤溶酶原；肝产生的蛋白质 C 是一种维生素 K 依赖性糖蛋白，需经血管内皮细胞膜上的凝血酶调节蛋白介导，在凝血酶作用下，才能被激活并发挥其抗凝作用；肝细胞可灭活已被激活的凝血因子如 FIXa、FXa、FXIa；肝内枯否细胞可吞噬凝血酶、纤维蛋白、纤溶酶、纤维蛋白降解产物等，故肝在维持正常凝血与纤溶过程中起重要作用。

13. 肝清除药物的生物转化功能分为哪几类？

通常将肝生物转化功能分为 2 类反应。Ⅰ相反应是通过细胞色素 P450 酶系或混合功能氧化酶以氧化、还原、脱氨、硫氧化、脱烷基或甲基化等改变外源性物质。巴比妥类药和苯二氮䓬类药经Ⅰ相反应灭活。Ⅱ相反应可在Ⅰ相反应之后或不随Ⅰ相反应进行。Ⅱ相反应是使外源性物质与葡萄糖醛酸、硫酸盐、牛磺酸盐或甘氨酸结合，结合后的化合物易于经尿或胆汁排出，如吗啡几乎全部需与葡萄糖醛酸结合而排出体外。

14. 与蛋白质代谢有关的肝功能试验主要有哪些？

① 血清总蛋白测定：包括测定白蛋白与球蛋白含量，反映蛋白质合成功能；肝病时虽合成白蛋白减少，但因 γ 球蛋白常受炎症刺激合成增多，总蛋白量可无显著变化；白蛋白减少是肝功能低下的表现之一；② 血浆游离氨基酸测定：反映蛋白质分解情况，其变化仅见于严重肝损害，对无肝性脑病的慢性肝病者，可无明显变化；③ 血氨测定：反映蛋白质分解情况，主要用于估计肝损害程度及其预后，血氨明显增高时通常反映肝细胞损伤严重。

15. 与肝细胞损伤有关的血清酶测定主要有哪些？

① 氨基转移酶：肝细胞损伤或坏死，血清酶活性增高，以丙氨酸氨基转移酶和天冬氨基转移酶最为显著，但心、肾也含这 2 种氨基转移酶，任何一种组织受损，氨基转移酶均可升高；② 乳酸脱氢酶：对肝病缺乏特异性；③ 血清胆碱酯酶同工酶：肝功受损，胆碱酯酶合成减少，测定同工酶可用于诊断肝硬化；④ 碱性磷酸酶：增高一般提示伴有胆道梗阻胆汁淤积的肝胆疾病或骨骼病变。在肝癌、肝内炎症，碱性磷酸酶升高的程度为胆汁淤积＞肝癌＞肝细胞损伤。

16. 与胆红素代谢相关的主要指标有哪些？

① 血清总胆红素：各种黄疸血清总胆红素均增高。② 血清结合胆红素：在阻

塞性和肝细胞性黄疸结合胆红素增高。血清总胆红素与结合胆红素之差即非结合胆红素。在溶血性与肝细胞性黄疸非结合胆红素均增高。③ 尿胆红素：正常人尿中无胆红素，若有即为结合胆红素，表明有肝胆疾患。④ 尿内尿胆原：其增多见于溶血、肝细胞损害或胆道、肠道感染时；减少见于肝内、外胆道梗阻、严重贫血或肾功能不全。

第二节　麻醉药物对肝功能的影响

17. 临床常用静脉麻醉药对肝血流量有何影响？

　　硫喷妥钠和依托咪酯均可使肝总血流下降，大剂量静脉注射可能系通过循环的过度抑制而降低肝血流量，而较低剂量则可能通过对肝动脉和肠系膜动脉的直接收缩而降低肝血流量；其他巴比妥静脉麻醉药仅在深麻醉时因动脉压下降而使肝血流减少；氯胺酮具有心血管兴奋作用，使肝血流量增加；丙泊酚既可增加肝动脉血流量，也可增加门静脉血流量，故肝总血流量增加。

18. 临床常用吸入麻醉药对肝血流量有何影响？

　　所有吸入麻醉药均降低平均动脉压和门静脉血流量。氟烷可使肝动脉血流量显著减少并可使肝动脉阻力增加，肝内血管阻力升高，肝微循环血流量减少；异氟烷是可直接扩张动脉，增加肝动脉血流量，但因肝门脉血流的减少而抵消了肝动脉血流的增加，导致肝总血流量下降；七氟烷减少门静脉血流，但可增加肝动脉血流量，因此可在全身血流动力学稳定的情况下维持肝总血流量；地氟烷对循环影响小。

19. 吸入麻醉药对肝氧供、氧耗有何影响？

　　吸入麻醉药影响是通过影响肝血流量和影响门脉前组织摄氧两条途径而实现的。氟烷显著减少肝氧供。1.5 倍最低肺泡有效浓度氟烷麻醉后，肝氧供减少50%左右。氟烷对门脉前组织的氧耗无明显影响，而肝氧耗减少。恩氟烷麻醉时肝氧供较氟烷略好，肝氧耗无改变或轻度减少。异氟烷麻醉时，肝氧供最佳，肝氧量保持不变甚至增加。七氟烷和异氟烷不抑制肝氧耗。吸入麻醉药对肝氧供、氧耗的影响，以氟烷最强，恩氟烷次之，异氟烷和七氟烷较小。

第四章

20. 阿片类药物对胆道压力有何影响?

所有的阿片类药物都可能引起奥狄括约肌(Oddi 括约肌)痉挛而增加胆道压力(芬太尼＞吗啡＞哌替啶＞布托啡诺＞纳布啡)。静脉应用阿片类药物可导致胆绞痛和胆管造影伪像。慢速小剂量递增使用阿片类药物时,括约肌痉挛发生的可能性较低。氟烷和作用相对较弱的恩氟烷可进一步抑制阿片类药物引发的胆道压力增高,纳洛酮和胰高血糖素可缓解阿片类药物诱发的括约肌痉挛。

21. 肝摄取率的高低如何影响药物在肝的清除?

药物消除灌注模型与 3 个参数有关,即肝固有清除率、肝血流和蛋白结合程度。摄取率等于药物的肝固有清除率与肝血流量之比,是肝摄取或清除某一药物相对有效性的一个指标。摄取率低的药物,肝清除率具有容量限制性,可随肝固有清除率或蛋白结合程度的改变而改变,但对肝血流量的变化不敏感。摄取率高的药物,肝清除率对肝血流量有高度依赖性和直接相关性,而不受蛋白结合率和药物代谢酶活性的影响。

22. 请举例麻醉相关药物的肝摄取率?

肝细胞可以高效摄取钙通道阻滞剂(如维拉帕米)、β 受体拮抗剂(阿替洛尔除外)、麻醉性镇痛药(如吗啡)、三环类抗抑郁药(如阿米替林)和有机硝酸盐。肝脏对华法林、阿司匹林、对乙酰氨基酚、酒精和许多镇静抗惊厥药物(如地西泮、苯巴比妥、异戊巴比妥)摄取率低。

23. 什么是酶诱导现象? 哪些药物是酶诱导剂?

酶诱导指一些药物可增强肝脏生物转化的酶活性或微粒体酶、细胞色素 P450的生成增加,加快药物的生物转化作用。乙醇、巴比妥酸盐、氯胺酮都具有酶诱导作用。

24. 什么是酶抑制? 哪些药物是酶抑制剂?

酶抑制指有些物质或肝细胞病变本身可抑制药物代谢酶的活性,延缓药物代谢,使药效延长,易致药物在体内蓄积,甚至发生相对逾量中毒。如西咪替丁和氯霉素都有酶抑制作用。在重症肝炎或肝硬化患者,肝细胞内酶含量减少或活性减退,存在酶抑现象。

25. 什么是麻醉药的肝外代谢?

随着生物化学与分子生物学技术的发展,越来越多的药物代谢酶在肝外组织和器官(如血浆、皮肤、脑、肾、肺、肾上腺及胃肠道等)中被发现。肝外代谢途径对于严重肝功能不全及肝移植患者麻醉意义重大,打破了此类患者易发生药物蓄积,需大幅度减少药物用量的观念。有研究发现,在肝移植手术无肝期,持续输注丙泊酚,其血药浓度升高,说明丙泊酚的肝外代谢并不能完全替代肝代谢。罗库溴铵在无肝期经过肾的代谢增加。

26. 麻醉药物对其他药物药代动力学有何影响?

麻醉药物能减慢许多其他药物的清除,主要是通过降低肝细胞代谢及分泌药物或减少肝脏的血流而起作用。例如,氟烷显著降低咪达唑仑和丙泊酚的肝脏清除,氟烷麻醉时,利多卡因的清除率显著降低;氧化亚氮延长依托咪酯的半衰期;而咪达唑仑延长氯胺酮的半衰期。

27. 肝病主要通过哪些方面影响肝脏的药物代谢?

肝病主要通过以下几方面影响药物代谢:① 通过血流灌注的改变而间接使药物或毒物代谢发生异常,例如通过侧支分流,使门脉血中药物逃避肝细胞的代谢;② 肝病损害了肝脏代谢药物的能力,如肝脏混合功能氧化酶的活力的改变;③ 血清白蛋白合成减少,药物同血浆白蛋白结合率降低,从而使药物在体内的分布、代谢或排泄也发生改变,而易发生药物中毒。

28. 什么是药物诱导性肝炎?

药物诱导性肝炎可直接由某种药物(或代谢物)的剂量依赖性毒性作用所致,也可由特异性药物反应导致,或是两者共同作用结果。临床过程和病毒性肝炎相近,从而使诊断困难。酒精性肝炎可能是最常见的药物诱导性肝炎。与肝炎相关的药物和物质有:① 有毒性的:如酒精、对乙酰氨基酚、水杨酸盐;② 特异的:如氟烷、利福平;③ 有毒的和特异的:如甲基多巴、异烟肼、胺碘酮;④ 原发性胆汁淤积的:如氯丙嗪、口服避孕药。

29. 什么是氟烷性肝炎?

氟烷性肝炎指吸入氟烷麻醉后引起的肝功能紊乱或肝细胞坏死。临床上把氟烷性肝炎分成两型,Ⅰ型指麻醉后引起轻度的肝功能紊乱,以肝酶升高为主要表现；Ⅱ型指氟烷麻醉患者术后引起暴发性肝坏死，临床上表现为高热、黄疸和严重的氨基转移酶升高。

30. 氟烷性肝炎的诊断标准是什么？

氟烷性肝炎的诊断标准主要有：① 氟烷麻醉后 3 周内出现不明原因的发热、黄疸；② 术前无肝病史；③ 排除其他肝毒性原因（肝脓肿、术中低血压、病毒性肝炎、巨细胞病毒及 Epstein-Baer 病毒感染）；④ 用酶联免疫吸附测定检测到血清中抗三氟乙酰乙酸抗体。

31. 除氟烷外，其他卤族吸入麻醉药有无肝毒性？

恩氟烷、异氟烷和地氟烷与氟烷有相似结构，肝毒性虽减少，但仍不能排除。其体内的代谢率低于氟烷，也生成类似于氟烷的代谢中间产物的物质，同样可结合肝细胞内的某些蛋白，在一定条件下可激发免疫反应，一般情况下其中间产物结合的肝蛋白可能达不到刺激免疫应答所需的阈值浓度。但在高敏患者中，仍可能诱发肝损害。七氟烷的代谢产物在体内生成率极低，且和葡萄糖醛酸结合后失活，生成的产物几乎无毒性，因此七氟烷几乎无肝毒性。

第三节　麻醉和手术对肝功能的影响

32. 麻醉手术中哪些因素可导致肝血流量减少？

麻醉手术中导致肝血流量减少的因素主要有：① 缺氧引起的 α 受体肾上腺素能神经兴奋；② 继发于 β 受体阻断药的 α 受体占优势；③ 麻醉药物和麻醉方法减少肝血流作用；④ 血液气体成分的变化，如 $PaCO_2$ 降低；⑤ 正压通气，腔静脉压增高，肝静脉压升高，肝血流减少；⑥ 右心衰竭，肝淤血肿大；⑦ 椎管内麻醉平面高，血压下降；⑧ 手术牵拉和挤压内脏，失血失液过多、自主神经反射、组织损伤。

33. 椎管内麻醉对肝血流量有何影响？

椎管内麻醉对肝血流量和肝功能的影响并不是一种明确的麻醉药物诱导的肝功能改变。局麻药用于椎管内麻醉时，对肝血流量的影响与阻滞平面有关，并随外周动脉压下降而使肝血流量减少 23%～33%。

34. 通气如何影响肝血流?

通气通过影响血流动力学而影响肝血流。在较高的平均气道压行控制性正压通气可减少静脉回心血量和降低心输出量,前者增加肝静脉压,后者降低血压并增加交感神经张力,从而减少肝血流。低氧血症可通过激活交感神经减少肝血流;低二氧化碳血症、高二氧化碳血症、酸中毒和碱中毒对肝血流的作用变化不定,因为直接作用(酸中毒增加血流,碱中毒减少血流)、对交感系统的激活、通气模式以及所用麻醉药物的继发性影响之间可相互作用。

35. 为何肝功能异常患者在麻醉和手术中更易造成对全身循环的影响而间接影响肝血流?

① 肝血管丰富及其解剖特点使失血难以控制;② 肝硬化导致门脉高压,门-体分流,静脉回流多,处于继发性高心输出量状态,使术中失血增多,渗血明显;③ 抑制蛋白质合成,纤维蛋白原、凝血酶原、凝血因子减少;门脉高压并脾亢时,可有血小板减少症;阻塞性黄疸使维生素 K 吸收障碍,导致凝血酶原缺乏;④ 放腹水,腹内压迅速降低,减少静脉回流,心输出量减少,血压下降;⑤ 阻塞性黄疸及术中牵拉内脏可引起心动过缓。

36. 什么是控制性低中心静脉压?

控制性低中心静脉压(control low central venous pressure, CLCVP)是指应用麻醉及其他医疗技术将中心静脉压控制在 $0 \sim 5$ cmH$_2$O 水平或较基础值低40%,同时维持循环稳定,从而明显减少肝切除术中出血量的一项技术。通过降低中心静脉压来降低肝静脉压力,使肝窦内压力和肝静脉压力降低,血管壁内外的压力梯度减少,同时缩小了血管半径,减少了手术横断肝实质时的出血。

37. 控制性低中心静脉压主要的实施方法有哪些?

目前控制性低中心静脉压主要的实施方法有加深麻醉、适度限制液体输入、调整 Trendelenburg 体位、使用硝酸甘油扩血管、多巴酚丁胺和呋塞米等。

38. 什么是胆心反射?

胆心反射是指胆道手术时由于牵扯胆囊或探查胆道时所引起的心率减慢、血压下降,严重者可因反射性冠状动脉痉挛导致心肌缺血、心律失常,甚至心搏骤停等现象。胆心反射的发生是建立在完整的反射弧的基础上,即胆囊壁上的内脏神经感觉纤维受到刺激,经左侧迷走神经内传入纤维将兴奋传至延髓内副交感低级中枢——迷走神经背核,发放冲动再经过左侧迷走神经内副交感纤维到达心脏。

39. 外科手术应激对肝功能有何影响?

即使肝功能正常的患者大手术后也可能出现暂时的肝功能紊乱,多表现为胆红素增高,肝酶异常,以术后 1~3 天最为显著,7~10 天内恢复正常。这与所使用的麻醉药物和不同麻醉方法并无明确的关系,实际上,这种非器质性的暂时功能改变,是机体在经受麻醉和手术时应激反应的一部分。肝胆手术和肝脏附近的上腹部手术都可使肝血流明显减少,影响肝功能。在进行肝胆手术时,不恰当牵拉肝脏,意外地损伤肝管或血管,都可影响肝功能。

40. 肝脏手术后黄疸的原因有哪些?

肝脏术后黄疸原因包括:① 肝前性(胆红素生成增加):血肿的再吸收,溶血性贫血;② 肝性(肝细胞性功能障碍):先前存在的肝脏疾病,缺血或缺氧性损伤,药物诱导,Gilbert 综合征,肝内胆汁淤积,氟烷;③ 肝后性(胆道梗阻):术后胆囊炎,术后胰腺炎,残留胆总管结石,胆管损伤;④ 上述多种因素混合。

第四节　麻醉与肝功能异常

41. 肝功能异常患者的麻醉管理要点有哪些?

① 选用对肝功能影响小的麻醉药(如顺式阿曲库铵、瑞芬太尼等)并使用其最小有效剂量;② 维持有效循环血量和正常血压,维护肾功能;③ 麻醉中维持水、电解质和酸碱平衡;④ 低蛋白血症时应补充白蛋白,以维持血浆胶体渗透压和预防肝水肿;⑤ 保持正常氧供,贫血者可输红细胞,保持正常组织灌注;⑥ 维持凝血功能平衡,监测凝血功能;⑦ 阻塞性黄疸患者,术前加强保肝治疗,术中术后加强肝肾功能监测和支持。

42. 肝功能改良 Child-Turcotte-Pugh 分级具体内容是什么?

肝功能改良 Child-Turcotte-Pugh 分级评分根据血清白蛋白、凝血酶原时间、总胆红素、腹水程度、肝性脑病进行分级计分,分为 A(5~6 分)、B(7~9 分)、C(10~15 分)级。1 分＝白蛋白＞35 g/L,PT 延长＜4 秒,总胆红素＜2 mg/dL,无腹水及肝性脑病；2 分＝白蛋白 28～35 g/L，PT 延长 4～6 秒，总胆红素 2～3 mg/dL，轻度腹水及Ⅰ～Ⅱ级肝性脑病；3 分＝白蛋白＜28 g/L，PT 延长大于 6 秒，总胆红素＞3 mg/dL，中度腹水及Ⅲ～Ⅳ级肝性脑病。

43. 总胆红素增高对麻醉有何影响？

血清总胆红素超过 35 μmol/L 时，可出现黄疸症状，这类患者围术期以下风险可能增高：① 黄疸患者往往迷走神经张力增高，围麻醉期容易出现胆-心反射而致心动过缓，严重者甚至心搏停止；② 黄疸患者常存在凝血酶原时间延长，术中、术后都有可能发生凝血功能障碍；③ 黄疸患者术后，肾功能衰竭发生率较高。

44. 肝氨基转移酶增高对麻醉有何影响？

肝细胞受损时氨基转移酶释放入血，导致氨基转移酶增高。氨基转移酶增高可导致肝脏的代谢与解毒能力降低，使得药物代谢减弱和体内毒素得不到及时的排出，同时又可进一步加重肝脏的负担，往往易造成恶性循环。需麻醉与手术的患者若氨基转移酶偏高或严重异常，还需要评估其他检测指标，如总胆红素、血浆白蛋白、凝血酶原时间、血红蛋白、血小板计数、血清电解质、血尿素氮等，明确总的肝功能障碍对实施麻醉至关重要，可降低患者严重并发症和死亡率。

45. 血浆白蛋白与球蛋白与麻醉用药有何关系？

大多麻醉药进入血液后一部分与血浆白蛋白结合，而具有药理活性的另一部分则处于游离状态，患者白蛋白水平降低，麻醉药与白蛋白结合率减少，从而使游离的麻醉药的活性成分明显增多，故可使麻醉药物常规应用剂量相对过量，造成药效明显增加或出现药物"敏感"现象；球蛋白增高的肝病患者，应用非去极化肌肉松弛药时其敏感性降低，机制是非去极化肌肉松弛药与球蛋白的结合增高，降低了药理活性和药效，需增加剂量才能达到满意的肌松效果。

46. 肝病时测定凝血酶原时间(Prothrombin time，PT)的意义是什么？

测定凝血因子Ⅰ、Ⅱ、Ⅴ、Ⅶ和Ⅹ活性，上述任何一种因子缺乏均可使 PT 延长。肝病时测定 PT 有助于明确出血原因，鉴别阻塞性和肝细胞性黄疸。阻塞性黄疸时，由于维生素 K 吸收障碍而致 PT 延长，给予维生素 K 可使 PT 恢复正常；肝细胞性黄疸时补充维生素 K 无效。PT 可判断肝损害程度及作为肝病预后指标之一。一般而言,肝损害越严重,凝血因子的异常越多见,其中维生素 K 依赖性凝血因子首先减少,PT 明显延长,提示肝损害严重,预后不佳。

47. 肝功能异常时对糖代谢有何影响?

肝对血糖水平的调节起着重要作用。肝功能异常可干扰葡萄糖的产生(糖原分解、糖原异生)或利用(糖原合成、三酰甘油合成),引起低血糖或高血糖。空腹高血糖者多见于黄疸型病毒性肝炎。葡萄糖耐量试验降低者以肝硬化较多。

48. 肝功能障碍患者易发生低血糖,其可能原因是什么?

肝功能障碍患者易发生低血糖的可能原因包括:① 大量肝细胞坏死致肝内糖原储备锐减;② 肝糖原分解障碍;③ 胰岛素灭活减少;④ 肝硬化门腔分流,血内胰高血糖素增多,刺激胰岛 β 细胞分泌胰岛素亢进。

49. 肝功能不全对常用静脉麻醉药药动学有何影响?

氯胺酮、丙泊酚与依托咪酯由于脂溶性高,肝代谢及摄取率高,在严重肝病患者中清除率降低。终末期肝病患者咪达唑仑清除率降低导致清除半衰期延长。右美托咪定主要在肝代谢,肾清除较少,在肝功能不全患者中清除率降低,半衰期延长,故需调整使用剂量。

50. 肝功能不全对常用麻醉性镇痛药药动学有何影响?

芬太尼几乎完全在肝代谢,在晚期肝病患者的清除时间延长,但在肝硬化患者中清除并未出现明显改变。舒芬太尼主要在肝代谢,其蛋白结合率较高,肝硬化患者单次给药的药动学不会发生显著变化,但与芬太尼一样,尚不清楚持续输注和蛋白结合率降低对其药动学的影响。阿芬太尼在肝硬化患者中,半衰期几乎增加 1 倍。瑞芬太尼在严重肝病患者中,清除不发生改变。吗啡与哌替啶在晚期肝硬化患者中代谢显著降低,清除半衰期延长。

51. 肝功能不全对常用肌肉松弛药药动学有何影响?

维库溴铵在肝硬化患者中清除率降低,半衰期延长。肝功能不全会增加罗库溴铵与泮库溴铵的分布容积,致清除半衰期延长。阿曲库铵和顺式阿曲库铵不依赖肝清除,可用于晚期肝病患者而无需调整剂量。

52. 什么是急性肝衰竭？急性肝衰竭有哪些临床特点？

急性肝衰竭是在无肝脏基础性疾病而短时间内发生大量肝细胞坏死及严重肝功能损害，并引起肝性脑病的一组严重临床综合征。临床特点是无慢性肝病史，骤然起病，迅速出现黄疸、肝功能衰竭、出血和神经精神症状等。短期内可合并多器官功能障碍。

53. 发生急性肝衰竭的常见原因？

急性肝衰竭最常见的原因包括对乙酰氨基酚中毒、不确定因素、特异性肝炎和急性病毒性肝炎（常为乙肝）。其他原因包括药物、自身免疫病、布加综合征、HELLP综合征（溶血、肝酶升高及血小板减少综合征）、急性妊娠脂肪肝、中毒。

54. 什么是肝纤维化？其主要并发症是什么？

肝纤维化是指各种病因引起肝细胞发生炎症及坏死等变化，进而刺激肝中胶原蛋白等细胞外基质的合成与降解平衡失调，导致肝内纤维结缔组织异常沉积的病理过程。主要并发症包括：① 门脉高压导致的静脉曲张出血；② 顽固性体液潴留，表现为腹水和肝肾综合征；③ 肝性脑病或昏迷。

55. 肝硬化患者低钠血症的原因是什么？

晚期肝硬化患者的有效血容量减少，进而出现循环功能障碍。此类患者由于抗利尿激素分泌增多，因此会发生高血容量性低钠血症。抗利尿激素作用于肾集合管血管紧张素 II 受体导致钠水排泄受阻，导致细胞外容积增加、腹水和水肿。低容量性低钠血症的病因包括经肾丢失细胞外液（过度利尿）或腹水、水肿，这些患者可能存在低血浆容量引起的肾前性肾衰、脱水或血清渗透压快速降低引起的肝性脑病。

56. 什么是门脉高压？其主要特征是什么？

一般认为门静脉压 > 10 mmHg 即为门脉高压，多由肝硬化造成。正常门静脉和肝静脉之间的压力梯度 < 5 mmHg。肝内血管阻力和门静脉血流使得该梯度增加，同时也是门脉高压的特征。肝硬化诱发的门静脉高压的特征包括肝内血流阻力增加，汇入门静脉的血流增加，门腔静脉侧支循环血流增加。

57. 肝硬化对胃肠道有哪些影响?

肝硬化和门脉高压患者易出现食管与胃底静脉曲张和门静脉高压性胃病。几乎 1/3 的与肝硬化相关的死亡是由胃和食管曲张静脉破裂引起。食管曲张静脉出血较胃部曲张静脉出血多见,但后者出血的严重程度通常高于前者。诊断为肝硬化和门脉高压的患者,在 2 年内曲张静脉出血的发生率为 20%~30%,约 7% 的患者首次为急性致命性出血,6 周内死亡率接近 30%。静脉曲张出血后未进行治疗的存活者,2 年内再出血的概率约为 60%;若再次出血,死亡率高达 40%~50%。

58. 肝硬化如何引发自发性细菌性腹膜炎?

肠道输送功能的损害导致肠道细菌过度繁殖,是引起自发性细菌性腹膜炎的重要原因,促进肠蠕动的药物能减少肠道内细菌的繁殖。门静脉高压、血流淤滞、肠黏膜充血导致的肠黏膜低氧、免疫防御系统的改变导致了自发性细菌性腹膜炎的发生。

59. 肝硬化对内分泌系统有何影响?

由于肝能生成、处理和代谢许多内分泌物质,晚期肝病可造成一些内分泌异常。在肝病患者血浆中胰高血糖素和生长激素增加,可导致胰岛素抵抗。肝病患儿的胰岛素样生长因子Ⅰ降低,会影响其生长和发育。男性和女性都可因性激素代谢异常而导致性腺功能失调,男性女性化,出现乳房女性化发育、睾丸萎缩、不育和性无能。女性常见月经过少、闭经和不孕。

60. 什么叫肝性脑病?

肝性脑病指由于急性或慢性肝功能不全引起的以中枢神经系统功能代谢障碍为主要特征的、临床上表现为一系列神经精神症状、最终出现肝性昏迷的神经精神综合征。

61. 肝性脑病如何进行临床分期?

肝性脑病临床分期:① 前驱期:轻度性格改变和行为失常,可有扑翼样震颤,脑电图正常;② 昏迷前期:以意识错乱、睡眠障碍、行为失常为主,有扑翼样震颤及明显神经体征,脑电图有特征性异常;③ 昏睡期:以昏睡和精神错乱为主,各种神经体征持续或加重,可引出扑翼样震颤,脑电图异常;④ 昏迷期:神志完全丧失,不能唤醒。浅昏迷:生理反射可有,肌张力增高;深昏迷:各种反射消失,肌张力降低。

62. 什么是假性神经递质？

　　蛋白质在消化道中分解产生苯丙氨酸和酪氨酸，在肠道细菌作用下转变为苯乙胺和酪胺，经门静脉输送至肝，正常时经单胺氧化酶作用而被分解清除。当肝功能严重受损或有门-体侧支循环时，这些胺由体循环进入中枢神经系统，在脑细胞内 β-羟化酶作用下分别形成苯乙醇胺和羟苯乙醇胺，它们的化学结构分别与真性神经递质去甲肾上腺素和多巴胺极为相似，但生理作用却远较其弱，这类物质称为假性神经递质。

63. 假性神经递质是如何促进肝性脑病发生？

　　假性神经递质在大脑网状结构的神经突触部位堆积，从而导致网状结构上行激动系统的功能障碍，促进肝性脑病的发生，使机体处于昏睡乃至昏迷状态。

64. 肝性脑病的诱发因素有哪些？

　　肝性脑病的诱发因素主要包括：① 消化道出血；② 高蛋白质饮食；③ 碱中毒；④ 感染；⑤ 使用镇静药物。

65. 消化道出血如何促进肝性脑病发生？

　　肝硬化患者由于食管下段和胃底静脉曲张，最易发生曲张静脉破裂，引起上消化道出血，可导致血氨及其他有毒物质明显增高；加之出血造成低血容量、低血压、低血氧，可加重肝损害和脑功能障碍，从而诱发肝性脑病。

66. 高蛋白质饮食时为何易发生肝性脑病？

　　肝功能不全，尤其是伴有门-体分流的慢性肝病患者，肠道对蛋白质的消化吸收功能减低。若一次大量摄入蛋白质食物，蛋白质被肠道细菌分解，产生大量氨及有毒物质，从而诱发肝性脑病。

67. 严重肝疾病患者合并碱中毒时为何易发生肝性脑病？

　　严重肝疾病患者体内常发生呼吸性和代谢性碱中毒，严重肝病患者合并碱中毒时，一方面由于肠道 pH 较高，肠道中 NH_3 与 H^+ 结合形成 NH_4^+ 减少，使 NH_3 吸收增多；另一方面肾 pH 较高使肾静脉回收 NH_3 增多，造成血氨增高。血液 pH 较高也使血液中 NH_4^+ 减少，NH_3 增多，后者通过血脑屏障进入脑内引起肝性脑病。

68. 静脉麻醉药对肝性脑病有何影响？

苯二氮䓬类药物及巴比妥类镇静药是中枢神经系统突触后膜表面受体超分子复合物的配体,应用此类药能增强 γ-氨基丁酸的抑制效应,促进或加重肝性脑病的发生,故应慎用。丙泊酚的清除较快,不会加重肝性脑病,几乎没有不良反应,对肝功能没有影响。

69. 终末期肝病患者行肝移植手术可分为哪 3 个阶段？

肝移植手术 3 个阶段包括：① 无肝前期：解剖游离病肝,使肝脏仅与下腔静脉、门静脉、肝动脉和胆总管相连；② 无肝期：肝脏游离完毕后,在肝上、下钳夹下腔静脉、肝动脉、门静脉和胆总管,完全切除肝脏,然后把供肝吻合到肝上、下下腔静脉和门静脉；③ 新肝期：静脉吻合完毕后,移除静脉钳,并吻合肝动脉,建立新肝血液循环,最后供肝的胆总管通常通过胆总管端端吻合术或 R-Y 胆总管空肠吻合术连接到受体。

70. 终末期肝病患者心血管系统有什么变化？

终末期肝病患者的心血管系统改变为高动力型,主要以窦性心动过速、心输出量增加、动脉压降低、外周血管阻力降低为特征。扩血管内源性物质增加或肝清除减少如一氧化氮、一氧化碳、内源性大麻类物质和细菌移位产生炎性反应引起内脏动脉扩张。由于门脉高压导致门体分流引起静脉容积增加和循环高动力状态。尽管肝硬化患者常为高心输出量,心脏超声亦可发现心肌收缩力受损。门脉高压患者可能发展成为门脉性肺动脉高压和右室功能障碍。

71. 终末期肝病患者存在哪些类型的电解质和酸碱失衡？

① 由于低钠饮食、肾脏处理游离水功能受损以及抗利尿激素水平升高常存在低钠血症,过度利尿可使其加重；② 低钾血症见于摄入减少、利尿或肠道丢失；高钾血症见于使用保钾性利尿剂、肾衰和代谢性酸血症；③ 低镁血症：进食减少、肠道吸收障碍、低磷血症、高醛固酮症和利尿治疗；④ 最常见代偿性呼吸性碱中毒,可能是过度通气引起；⑤ 代谢性碱中毒继发于髓袢利尿剂、高醛固酮症、呕吐或腹泻；⑥ 危重患者常发生代谢性酸中毒,尤其合并肾衰竭时。

72. 处理终末期肝病患者低钠血症存在什么风险？

终末期肝病患者肾功能衰竭或药物作用(过度利尿治疗)可引起低钠血症。过快纠正低钠血症可能有导致脑桥中央髓鞘溶解的风险,其特征性病变是脑桥基底部的均衡性非炎症性脱髓鞘病变,临床表现为意识水平的变化,可进展至无法说话或吞咽(假延髓性麻痹)并进一步发展至四肢瘫痪性的经典的"闭锁"综合征,可能导致永久性大脑结构改变甚至死亡。由于终末期肝病患者基本都存在低钠血症,需意识到血钠离子浓度快速变化所带来的风险。

73. 终末期肝病患者为何可能存在低氧血症?

终末期肝病患者发生低氧血症的原因是多方面的。由于腹腔和胸腔积液对肺基底部的压迫作用,可能发生通气/血流比值失调。肝硬化时缺氧性肺血管收缩作用反应迟钝,进一步加重通气/血流比值失调,进而发生低氧血症。还可能因为发生了肝肺综合征,肺血管异常通过通气/血流比值失调、直接分流或弥散障碍最终引起低氧血症。

74. 什么是肝肺综合征?

肝肺综合征是终末期肝病的严重肺部并发症,是在慢性肝病和(或)门脉高压的基础上出现肺内血管异常扩张、气体交换障碍、动脉血氧合异常,导致的低氧血症及一系列病理生理变化和临床表现,包括肝功能不全、肺内血管扩张和低氧血症(吸空气时 $PaO_2 < 70$ mmHg)的三联征。肺气体交换障碍导致的动脉血氧合异常和肺泡气-动脉血氧分压差上升以及低氧血症,是其重要的生理基础。

75. 什么是门脉性肺动脉高压?

门脉性肺动脉高压(portopulmonary hypertension,PPHTN)是门静脉高压患者出现肺动脉压力增高,伴或不伴有肝脏疾病的统称。诊断标准:① 有门脉高压的临床证据,伴或不伴肝疾病;② 静息时平均肺动脉压达 25 mmHg 或运动时达 30 mmHg;③ 肺毛细血管楔压<15 mmHg 或跨肺压差>12 mmHg;④ 肺血管阻力>240 dyn・s・cm^{-5};⑤ 排除其他原因导致的肺动脉高压。PPHTN 发病率在已知门脉高压的患者中为 2%,其发生与潜在肝疾病的严重程度无关,临床症状无特异性,一般表现为呼吸困难、乏力及活动耐受减弱。

76. 什么是肝肾综合征?

肝肾综合征是发生在肝硬化患者的功能性肾功能缺损,常继发于胃肠道出血、强力利尿治疗、败血症或大手术后。特征性表现为进展性少尿伴急性钠潴留、氮质血症、顽固性腹水和较高的死亡率。治疗为支持性的,经常无效,除非施行肝移植手术。

77. 肝肾综合征的诊断标准是什么?

肝肾综合征的诊断标准包括:① 肝硬化伴有腹水;② 血清肌酐大于 1.5 mg/dL;③ 停止使用利尿剂 2 天和白蛋白扩容后血肌酐无改善;④ 排除休克;⑤ 目前或近期无肾毒性药物应用史;⑥ 无肾实质性疾病。

78. 肝性肾衰的发生机制是什么?

发生机制有:① 有效循环血量减少:严重肝功能不全患者,常合并腹腔积液、消化道出血及感染,有效循环血量下降,肾灌注减少,肾小球有效滤过压降低而发生少尿;② 血管活性物质的作用:肝功能不全时,由于有效血容量减少,使体循环平均动脉压降低,引起血管活性物质的变化,后者作用于肾血管使肾血流重新分布,即皮质肾单位的血流明显减少,较大量的血流转入近髓肾单位,造成肾小球滤过率下降,肾小管对水、钠的重吸收增加。

79. 肝移植手术无肝期会出现哪些生理紊乱?

无肝期生理紊乱有:① 血制品造成严重枸橼酸负荷无法代谢,导致低钙血症和心肌抑制;② 肠道和下半身的酸性代谢产物不能被肝清除,常见渐进性酸中毒;③ 大量输注血制品常引发高血糖;④ 供肝循环完全再建立后,可能发生肺和体循环气栓,因取肝时空气常进入肝窦;⑤ 门静脉和肝上下腔静脉吻合完成、而肝下下腔静脉尚未吻合完毕时,松开门静脉钳,门静脉来血可冲洗出肝内留有的所有气体,此阶段常见明显的低血压。

80. 肝移植手术再灌注阶段可能出现哪些生理紊乱?

肝移植再灌注阶段可能出现:① 受体的血液灌注供肝时常导致血清钾浓度一过性增加,且全身性酸中毒程度加重。再灌注可使残留在肝内保存液中和静脉钳远端组织中的钾释放出来。开放静脉钳会导致下半身的缺血组织释放大量的酸性物质。当新肝循环建立后,血容量骤增、酸中毒和高钾血症可引起快速或慢速心律失常。② 由于无肝期时组织纤溶酶原活化成分的增加,纤溶酶原活化抑制物和 α_2-抗血纤维蛋白酶的减少,常出现纤溶亢进。

81. 什么是肝再灌注后综合征？

肝再灌注后综合征指肝移植过程中门静脉开放后的几分钟内，由于胃肠道、下肢和供肝内大量的缺氧代谢产物、血管活性物质、低温保护液等快速进入循环系统，导致外周血管急剧扩张、心输出量锐减、心肌抑制等严重循环功能障碍甚至心搏骤停，此一系列临床反应称为再灌注综合征。目前认为，门静脉开放后的 5 分钟内如果平均动脉压降低 30% 并维持 1 分钟以上即可诊断。

82. 引起肝移植手术各期出血的原因是什么？

① 无肝前期，手术引起的出血受基础凝血功能的影响。液体输注过多可能导致血液稀释，增加内脏静脉淤血及手术部位出血。但高凝状态下（如肝细胞癌或胆汁淤积性肝硬化），出血可能很少；② 无肝期，循环中来自内皮细胞的组织型纤溶酶原激活物增加，尽管凝血酶原时间和活化的部分凝血活酶时间可能未发现改变，但可能存在纤溶亢进；③ 再灌注期，非手术或隐匿性出血、供肝弥散性血管内凝血、纤溶增加、肝素或肝素样物质释放和供肝血小板捕获可导致凝血功能障碍。

（郑晓春　廖燕凌）

参考文献

［1］　Gropper MA. Miller's Anesthesia. 9th ed［M］. Philadelphia：Churchill Livingstone. 2020.

［2］　邓小明,姚尚龙,于布为,等. 现代麻醉学(第 5 版)［M］. 北京：人民卫生出版社,2020.

［3］　Fun-Sun F. Yao. 姚氏麻醉学问题为中心的病例讨论(第 8 版)［M］. 王天龙,等. 译. 北京：北京大学医学出版社,2018.

［4］　邓小明,李文志,袁世荧,等. 危重病医学(第 4 版)［M］. 北京：人民卫生出版社,2016.

［5］　John F. Butterworth. 摩根临床麻醉学(第 6 版)［M］. 王天龙,等. 译. 北京：北京大学医学出版社,2020.

第五章

麻醉与肾生理

第一节　肾生理基础

1. 肾脏的功能有什么？

　　肾脏是机体最重要的排泄器官，是精细的结构-功能关系的典型代表，肾脏除能通过生成尿液排出机体代谢终产物以及进入机体的物质，如药物等，还能调节血容量、水和电解质平衡及酸碱平衡等。同时肾脏也是一个内分泌器官，可合成和释放肾素、前列腺素、激肽参与动脉血压的调节；合成和释放促红细胞生成素调节骨髓红细胞的生成；以及通过 1α-羟化酶调节钙吸收，进而参与骨代谢。此外肾脏还是重要的糖异生场所。

2. 肾的神经支配是什么？

　　肾交感神经主要来源于 $T_8 \sim L_1$ 的脊髓侧角，其纤维进入腹腔神经节和位于主动脉、肾动脉部的神经节。节后纤维与肾动脉伴行，支配肾动脉（尤其是入球小动脉和出球小动脉的血管平滑肌）肾小管和颗粒细胞。肾交感神经节后纤维末梢释放的递质是去甲肾上腺素，其可调节肾血流量、肾小球滤过率、肾小管的重吸收和肾素的释放。有资料表明，肾神经中有少量纤维释放多巴胺可引起肾血管舒张。

3. 肾的血管分布有什么特点？

　　肾动脉由腹主动脉垂直分出，入肾后依次分支形成叶间动脉、弓状动脉、小叶间动脉和入球小动脉。入球小动脉分支相互吻合形成肾小球毛细血管网，然后汇集而形成出球小动脉。离开肾小体后，出球小动脉再次分支形成肾小管周围毛细血管网或直小血管,最后汇入静脉。肾脏血管分布的特点是有两套相互串联的毛细血管网,两者之间由出球小动脉相连。

4. 肾的基本单位是什么?

　　肾的基本单位是肾单位,由肾小体及与之相连接的肾小管构成,与集合管参与尿液的形成。正常肾大约有 100 万以上个肾单位,其不能再生,因此肾脏损伤疾病或正常老年化,肾单位的数目将渐渐减少。肾小体包括肾小球和肾小囊两部分。肾小球是位于入球小动脉和出球小动脉之间的一团彼此之间分支又再吻合的毛细血管网。肾小囊是肾小管起始部膨大凹陷而成的杯状双层上皮囊,包绕在肾小球外,分为两层,两层之间有囊腔与肾小管的管腔相通。

5. 肾单位的分布与其功能的关系是什么?

　　肾单位根据其分布部位可分为皮质肾单位和近髓肾单位。皮质内含有大量肾单位占肾单位总数的 $80\% \sim 90\%$,肾小体相对较小且髓袢较短,只达外髓质层有的甚至不到髓质。近髓肾单位占 $10\% \sim 15\%$,其肾小球较大,髓袢长可深入到内髓质层及肾乳头部。出球小动脉进一步分支形成包绕于近曲小管和远曲小管的网状小血管以及细而长的 U 型小血管,有利于重吸收及维持髓质高渗透状态,主要参与尿的浓缩和稀释。

6. 肾的结构特点是什么?

　　肾为实质性器官,包括皮质和髓质两部分。皮质血管丰富,主要由肾小体和肾小管组成。髓质位于皮质深部,血管较少由肾锥体构成。肾单位和集合管共同完成尿的生成过程,尿液经集合管进入肾小盏、肾大盏和肾盂,最后经输尿管流入膀胱。肾盏、肾盂和输尿管壁含有平滑肌,其收缩运动可将尿液驱向膀胱,排尿时膀胱内的尿液经尿道排出体外。

7. 球旁器的构成是什么?

　　球旁器由颗粒细胞、球外系膜细胞和致密斑三部分组成。颗粒细胞也称球旁细胞,是入球小动脉和出球小动脉管壁中一些特殊分化的平滑肌细胞,细胞内含分泌颗粒,能合成储存和释放肾素。球外系膜细胞是位于入球小动脉、出球小动脉和致密斑之间的一群细胞,细胞聚集成锥形,其底面朝向致密斑,这些细胞具有吞噬和收缩等功能。致密斑是髓袢升支粗段的远端部一小块由特殊分化的高柱状上皮细胞构成的组织,参与了管-球反馈。

8. 肾小球滤过的生理特点是什么?

肾小球滤过率取决于肾小球毛细血管压,它与肾小囊腔的静水压和肾小球毛细血管内的胶体渗透压相对抗,健康者的肾小囊腔胶体渗透压是可以忽略的,因为肾小球基底膜限制蛋白质通过。正常肾小球滤过率大约为 180 L/d。

9. 肾交感神经兴奋对泌尿功能的影响是什么?

① 通过血管平滑肌 α 受体,引起肾血管收缩而减少肾血流量;② 刺激肾小球旁器中的 β 受体使球旁细胞释放肾素,使循环中血管紧张素 Ⅱ 和醛固酮含量增加,导致肾小管对 NaCl 和水的重吸收增加;③ 刺激近端小管和髓袢的上皮细胞,增加 NaCl 和水的重吸收。

10. 肾能分泌什么物质? 其作用分别是什么?

肾能合成和释放肾素,它启动肾素—血管紧张素—醛固酮系统,该系统在调节全身血容量、血压和血中 Na^+、K^+ 浓度方面起着重要的作用;肾能生成激肽、前列腺素、参与局部和全身血管收缩和舒张功能;肾能合成和释放促红细胞生成素,刺激骨髓加速生成红细胞;肾中的 1α -羟化酶,可使肝生成 25 -羟维生素 D_3 转变为具有高度生物学活性的 1,25 -二羟维生素 D_3,即活性维生素 D_3,调节钙的吸收和血钙水平。

11. 肾素-血管紧张素系统是怎么形成的?

受肾上腺素能刺激,球旁器从致密斑和集合管的主细胞中释放出肾素。肾素将肝合成的糖肽血管紧张素原转化为血管紧张素 Ⅰ。血管紧张素转换酶(angiotensin converting enzyme,ACE)存在于多种细胞类型中,包括白细胞和平滑肌,肾和肺的血管内皮细胞是 ACE 的主要来源,ACE 将血管紧张素 Ⅰ 转化为血管紧张素 Ⅱ。

12. 血管紧张素 Ⅱ 被激活后两条相反的作用途径分别是什么?

血管紧张素 Ⅱ 主要受体血管紧张素 Ⅰ 型(angiotensin type 1,AT1)受体,存在于近端小管细胞、髓袢升支粗段、致密斑、远端小管和集合管的管腔上皮表面。血管紧张素 Ⅱ - AT1 相互作用通过收缩血管来维持全身血压,并促进肾小管转运机制以便重吸收钠和水。血管紧张素Ⅱ与非经典受体（如 AT7）结合后拮抗上述作用，通过一氧化氮引起血管舒张，前列腺素介导利钠和利尿，减少氧化应激。

13. 血管紧张素Ⅱ的生理作用是什么？

增加血管平滑肌张力：通过提高平滑肌细胞内 Ca^{2+} 浓度，直接刺激血管平滑肌收缩，使血压上升；刺激醛固酮合成：促使肾小管 Na^+ 重吸收，H^+、K^+ 排泄增加；影响肾小球血流动力学：通过增加肾小球出球小动脉阻力和肾小球毛细血管滤过率而改变单个肾单位肾小球滤过率；影响水代谢：刺激口渴，促使抗利尿激素分泌。

14. 醛固酮分泌受什么调节？

醛固酮是皮质类固醇，醛固酮的分泌主要受肾素—血管紧张素调节，即肾的球旁细胞感受血压下降和钠量减少的刺激，分泌肾素增多，肾素作用于血管紧张素原，生成血管紧张素。血管紧张素可刺激肾上腺皮质球状带合成和分泌醛固酮。当循环血容量减少时，醛固酮的分泌量会增加，使钠和水的重吸收增加，以维持水电解质的平衡。

15. 醛固酮在维持水电解质平衡中的作用机制是什么？

醛固酮作用于髓袢升支粗段、远曲小管的主细胞和集合管，增加钠的主动重吸收和水的被动重吸收，直至血容量扩张。

16. 精氨酸加压素是怎样调节尿量及渗透压的？

精氨酸加压素提高远曲小管和集合管上皮细胞膜对水的通透性，从而增加水的重吸收，使尿液浓缩，尿量减少，发挥抗利尿的作用。还可增加 NaCl 从髓袢升支粗段重吸收回髓袢间质，从而维持髓质的高渗性，并使水顺浓度梯度移出集合管。

17. 精氨酸加压素分泌受哪些因素调控？

血浆渗透压；血管内容量降低可通过位于左心房和肺静脉的牵张感受器和迷走神经引起精氨酸加压素的分泌；由主动脉弓和颈动脉窦压力感受器介导的全身低血压状态及外科创伤。

18. 前列腺素(prostaglandins，PGs)的生理作用是什么？

调节肾脏血液循环：通过扩张肾血管，增强肾血流量，尤其是在低血容量的情况下，此作用更明显；影响肾脏对 NaCl 的排泄：PGs 直接促进集合小管及髓袢升支的 NaCl 的转运；影响水的调节：PGs 干扰髓袢升支对 NaCl 的重吸收，影响肾髓质间质的渗透梯度。

19. 心房钠尿肽(atrial natriuretic peptide，ANP)和肾素—血管紧张素—醛固酮系统之间的相互作用是什么？

低血压或低血容量可使入球小动脉释放肾素，促使血管紧张素 II 的形成，后者促使肾上腺皮质释放醛固酮。血管紧张素 II 和醛固酮引起血管收缩和钠潴留，最终导致血容量的再扩充，从而引起心房扩张，引起 ANP 释放，ANP 抑制肾素的释放。因此 ANP 的作用是促进血管扩张和钠排泄。

20. 利尿钠肽在促进利尿中的作用机制是什么？

利尿钠肽可抑制肾素分泌，还可直接抑制肾上腺皮质球状带释放醛固酮，并抑制醛固酮在远端小管和集合管处的保钠作用，通过环磷酸鸟苷(cyclic guanosine monophosphate，cGMP)的激活，还可抑制集合管髓质部对 NaCl 的重吸收。其还可以通过抑制垂体后叶素释放精氨酸加压素，并对抗精氨酸加压素对集合管抗利尿 V_2 受体的作用来促进利尿。

21. 内源性一氧化氮的肾生理作用是什么？

正常情况下一氧化氮可使氧化应激期间产生的活性氧的影响降至最低。提高肾内氧气的利用效率；抑制近端小管顶端 Na^+/H^+ 协同转运和基底外侧 Na^+，K^+- ATP 酶活性，抑制钠的重吸收和转运；缓冲髓质循环中交感神经受刺激和血管紧张素 II 引起的血管收缩。

22. 多巴胺能系统对肾功能的作用是什么？

多巴胺能受体至少有两个亚型，DA_1 受体可见于肾和内脏的脉管系统，还可见于近端小管。激动 DA_1 受体可激活 cAMP，可引起肾血管舒张、肾血流量和肾小球滤过率增加、利钠和利尿。DA_2 受体位于节后交感神经的突触前末梢，激活 DA_2 抑制突触前小泡内去甲肾上腺素的释放，使血管扩张。内源性多巴胺主要激活 DA_2 受体，协同增加 DA_1 受体的活性，并抑制肾小管 Na^+，K^+- ATP 酶活性。

23. 什么是管-球反馈?

管-球反馈是肾血流量和肾小球滤过率自身调节的重要机制之一,当肾血流量和肾小球滤过率增加时,到达远曲小管致密斑的小管液流量增加,致密斑发出信号,使入球小动脉收缩,肾血流量和肾小球滤过率恢复正常,反之则导致入球小动脉舒张,从而使肾血流量和肾小球滤过率增加至正常水平。

24. 近曲小管结构的特点?

近曲小管:此管上连肾小囊腔是肾小管中最粗的一段,盘曲在所属肾小体周围。管壁由单层立方上皮细胞组成。管腔小而不规则,是肾小管重吸收功能的重要部分。

25. 髓袢结构的特点?

髓袢降支和升支:髓袢为一 U 字形小管,由三段组成:第一段为降支粗段;第二段为细段呈 U 形;第三段为升支粗段。第一段及第二段的降支部分又统称为降支,第二段的升支及第三段又统称为升支。它们分别由扁平上皮和立方上皮构成。不同部位的肾单位髓袢的长度不同。皮质肾单位的髓袢较短,薄壁段很短或缺如。近髓肾单位的髓袢则较长,一直深入髓质可达锥体乳头。这类髓袢对尿的浓缩有特殊的功能。

26. 远曲小管结构的特点?

远曲小管较短,迂曲盘绕在所属肾小体附近,与近曲小管相邻。管壁由立方形上皮细胞组成,管腔大而规则。其末端与集合管相连。髓袢及远曲小管合称远端肾单位,是离子转运和分泌的重要场所,可吸收水、钠离子,排泌钾离子、氢离子、NH_3,并受醛固酮和抗利尿激素调节,参与调节尿液浓缩。

27. 集合管的结构有何特点?

集合管是由皮质走向髓质锥体乳头孔的小管,沿途有许多肾单位的远曲小管与它相连,管径逐渐变粗,管壁逐渐变厚。管壁由立方或柱状上皮构成。过去认为集合管只有运输尿液的作用,现认为集合管亦有与远曲小管同样具有重吸收和分泌的功能。

28. 肾小管对物质的重吸收有什么特点？

肾小管重吸收指物质从肾小管液中转运至血液中。近端小管是主要的重吸收部位，氨基酸、葡萄糖和维生素在近端小管全部被重收；HCO_3^-、Cl^- 和水大部分被重吸收；肌酐完全不被重吸收。肾小管重吸收具有量大、面积广、选择性强的特点，且不受激素调节。

29. 尿液是如何生成的？

尿生成包括 3 个基本过程：① 血浆在肾小球毛细血管处的滤过，形成超滤液；② 超滤液在流经肾小管和集合管的过程中被选择性重吸收；③ 肾小管和集合管的分泌，最后形成尿液。

30. 肾小管的重吸收的转运功能有何特点？

主要分为主动或被动重吸收：① 主动重吸收：指肾小管上皮通过耗能，逆梯度或逆电位的重吸收物质。不由 ATP 供能，而是另一物质的势能储备，为继发性主动重吸收。葡萄糖和 Na^+ 分别与管腔膜上同向转运体蛋白的结合位点相结合进行同向转运；② 被动重吸收：指小管液中的水和溶质顺浓度差、电位差或渗透压差，进入小管周围组织液的过程，不额外消耗能量。

31. 抗利尿激素对肾脏的主要生理作用有哪些？

抗利尿激素主要作用于远曲小管和集合管的上皮细胞，导致膜上的水通道开放，从而提高远曲小管和集合管对水的通透性，使小管液中的水被大量重吸收。此外，抗利尿激素还能增加髓袢升支粗段对 NaCl 的主动重吸收和内髓集合管对尿素的通透性，并使直小血管收缩，减少髓质血流量，这些都有利于尿液的浓缩，最终使尿量减少。

32. 抗利尿激素的合成和释放受哪些因素影响？

调节抗利尿激素合成和释放的主要因素是血浆晶体渗透压、循环血量和动脉血压等。疼痛和情绪紧张时，抗利尿激素的合成和释放增加，尿量减少；轻度寒冷刺激，可使抗利尿激素的合成和释放减少，尿量增加；下丘脑视上核、室旁核或下丘脑垂体束部位病变，抗利尿激素合成和释放发生障碍，尿量大大增加每日可达 10 L 以上，称为尿崩症。

33. 正常人尿液中为什么没有氨基酸和葡萄糖？

正常人原尿中的葡萄糖和氨基酸的浓度和血浆浓度相等。正常人原尿中的葡萄糖和氨基酸均在肾阈值以下，当流经近端小管时，全部通过继发性主动转运被重吸收。所以，终尿中几乎不含葡萄糖和氨基酸。

34. 试比较近端小管、远曲小管及集合管对钠、水重吸收的异同？

相同点为都是通过基侧膜上的钠泵主动转运，将 Na^+ 泵出细胞，即渗透被动转运。不同点是近端小管重吸收水占肾小球滤过液的 60%～70%，且为伴随溶质吸收呈定比重吸收，即为渗透性重吸收。远曲小管和集合管重吸收水占肾小球滤液量的 20%～30%，远曲小管和集合管重吸收水与机体水含量有关，受 ADH 和醛固酮的控制，为调节性重吸收。

35. 如何测定肾小管的功能？

① 近端小管功能测定：酚红排泄试验；鸟氨基酸测定；尿中溶菌酶及 β_2 微球蛋白测定；肾小管葡萄糖最大重吸收量试验。② 远端小管功能测定：尿比重试验；尿渗透浓度测定；自由水清除率测定。③ 肾小管酸中毒诊断试验：酸负荷试验；碱负荷试验。

36. 肾血流量有什么特点？

在安静状态下，健康成年人两肾的血流灌注量，即肾血流量为 1 000～1 200 mL/min，占心输出量的 20%～25%、肾不同部位的供血不均，94% 血液供应肾皮质，6% 血液供应肾髓质。

37. 什么是肾血流量的自身调节？

肾血流量的自身调节是指当平均动脉压（相当于肾动脉的灌注压）80～180 mmHg 范围内变化时，肾血流量保持相对恒定并维持正常的泌尿功能。

38. 什么是血浆胶体渗透压？

血浆胶体渗透压主要由蛋白质分子构成，其中，血浆白蛋白分子量较小，数目较多（白蛋白＞球蛋白＞纤维蛋白原），决定血浆胶体渗透压的大小。

39. 人体是如何对血浆晶体渗透压进行调节的？

渗透压感受器位于下丘脑视上核及其周围区。它对血浆渗透压改变（只要改变 $1\% \sim 2\%$）特别敏感。血浆渗透压升高（如大量出汗或腹泻），对渗透压感受器刺激增强，引起神经垂体抗利尿激素的释放增加，从而增强了肾脏远曲小管和集合管对水的重吸收，排尿量减少，保留了水分，恢复体液的渗透压；相反，当体液渗透压降低时，减少对渗透压感受器的刺激，抗利尿激素释放减少，使远曲小管和集合管重吸收水分减少，排尿量增多，从而排出多余的水分。

40. 什么叫肾小球滤过率及其临床意义？

单位时间内（每分钟）两肾生成的原尿量，称为肾小球滤过率，正常成人为 $125\ \text{mL/min}$ 左右。肾小球滤过率与肾血浆流量的比值称为滤过分数。每分钟肾血浆流量约 $660\ \text{mL}$，故滤过分数为 19% 左右。肾小球滤过率用于早期了解肾功能减退情况，在慢性肾病的病程中可用于估计功能性肾单位损失的程度及发展情况，用与指导肾脏疾病的诊断和治疗。

41. 血 β_2 微球蛋白测定的临床意义？

① 血 β_2 微球蛋白（β_2 - microglobumin，β_2 - MG）测定是反映肾小球滤过功能降低的敏感指标。在评估肾小球滤过功能上，血 β_2 - MG 增高比血肌酐更灵敏，在肌酐清除率 $< 80\ \text{mL/min}$ 时即可出现，而此时血 Cr 浓度多无改变。若同时出现血和尿 β_2 - MG 增高，但血 β_2 - MG $< 5\ \text{mg/L}$，则说明肾小球和肾小管功能可能均受损。② 任何使 β_2 - MG 合成增多的疾病也可导致 β_2 - MG 增高，如恶性肿瘤、IgG 肾病及各种炎症性疾病。③ 近端肾小管功能受损时，对 β_2 - MG 重吸收减少，尿液中 β_2 - MG 排出量增加。

42. 影响肾小球滤过率的因素有哪些？

① 有效滤过压＝肾小球毛细血管－（血浆胶体渗透压＋肾小囊内压）；② 滤过膜的面积和通透性；③ 肾血浆流量。

43. 肾小管的功能及功能实验有哪些？

肾小管具有分泌、重吸收、浓缩、稀释等功能。其功能试验：近端小管功能检查；浓缩、稀释试验；尿渗量测定；渗透溶质清除率测定；自由水清除率试验；尿钠的测定：尿钠浓度可作为估计肾小管坏死程度的指标。尿钠排泄量多少取决于胞外液量及肾小管重吸收的变化,在鉴别急性肾功能衰竭和肾前性氮质血症时有意义。

第二节　肾脏疾病生理学改变的概述

44. 肾小球滤过率增高的常见病因有哪些?

　　① 糖尿病肾小球硬化症早期,由于生长激素分泌增加,促使肾小球肥大,肾小球滤过率升高。② 部分微小病变型肾病综合征,因肾小球毛细血管胶体渗透压降低,而肾小球病变轻,故滤过率增加。③ 妊娠期肾小球滤过率可增高,产后即恢复正常。

45. 肾小球滤过率降低的常见原因有哪些?

　　① 影响肾小球滤过功能的各种原发性和继发性肾脏疾病。② 随着年龄增大,肾小球滤过率也会逐渐减低,40 岁以后肾小球滤过率每年减低约 1.15 mL/min。

46. 简述肾功能不全的基本发病环节。

　　① 肾小球滤过功能障碍,见于肾血流量减少;肾小球有效滤过压降低;肾小球滤过面积减少;肾小球滤过膜通透性改变。② 肾小管功能障碍,见于近曲小管功能障碍;髓袢功能障碍;远曲小管和集合管功能障碍。③ 肾脏内分泌功能障碍,如肾素-血管紧张素-醛固酮系统活性增强;促红细胞生成素生成减少、$1,25$ -二羟维生素 D_3 生成减少、激肽释放酶-激肽-前列腺素系统活性下降;甲状旁腺素和胃泌素的灭活减少等。

47. 急性肾功功能衰竭少尿期患者的主要临床表现有哪些? 其中对患者最大的威胁是什么?

　　急性肾功功能衰竭患者少尿期的主要临床表现有：少尿或无尿;水中毒;高钾血症;代谢性酸中毒;氮质血症等。其中危及生命的变化是高钾血症以及由此引起的心脏传导阻滞和心律失常。

48. 肾缺血在急性肾功功能衰竭发病中的作用包括哪些方面?

　　肾缺血可通过以下机制导致肾小球滤过率下降：① 肾小管上皮细胞坏死,原尿回漏、肾小管阻塞而致囊内压升高;②"钠泵"失灵、氧自由基增加,使肾血管内皮细胞肿胀,肾血液灌流减少,肾有效滤过压减低;③ 肾血管内凝血,肾血液灌流减少,肾有效滤过压减低;④ 因儿茶酚胺增加、肾素-血管紧张素系统激活、内皮素合成增加、激肽和前列腺素产生减少而致入球小动脉收缩,肾有效滤过压减低。

49. 急性肾功功能衰竭少尿期高钾血症的发生机制是怎样的?

急性肾功功能衰竭少尿期高钾血症的发生机制是:尿量减少使钾排出减少;组织损伤和分解代谢增强,细胞内钾释出增多;酸中毒使细胞内钾向细胞外转移;低钠血症,使远曲小管的钾钠交换减少;输入库存血或食入含钾量高的食物或药物等。

50. 急性肾功功能衰竭发生细胞损伤的发生机制是怎样的?

ATP合成减少和离子泵失灵;自由基增多;还原型谷胱甘肽减少;磷脂酶活性增高;细胞骨架结构改变;细胞凋亡的激活。

51. 少尿型急性肾功功能衰竭多尿期出现多尿的发生机制是怎样的?

① 肾血流量和肾小球滤过功能逐渐恢复正常;② 新生的肾小管上皮细胞浓缩功能尚未恢复;③ 肾间质水肿消退,肾小管阻塞解除;④ 少尿期潴留在血中的尿素等代谢产物经肾小球大量滤出,产生渗透性利尿。

52. 慢性肾功能衰竭患者为什么会出现多尿?

① 残存肾单位血流量增多,使其肾小球滤过率增高,原尿生成增多、流速增快,肾小管来不及充分重吸收;② 残存肾单位中溶质含量代偿型增高,产生渗透性利尿;③ 髓袢病变,髓质高渗环境不能形成,尿浓缩功能降低。

53. 在慢性肾功能衰竭发病机制中,常见的独立风险因子有哪些?

在慢性肾功能衰竭发病机制中,常见的独立风险因子包括:肾素-血管紧张素系统激活、氧化应激、蛋白尿、醛固酮、高脂血症等。

54. 血管紧张素转换酶抑制剂为什么对肾脏有保护作用?

血管紧张素转换酶抑制剂对肾脏的保护作用体现在:① 降低肾小管内毛细血管流体静压和增加肾小球超滤系数;② 降低蛋白尿;③ 降低高脂血症;④ 减少肾脏生长发育;⑤ 减少巨噬细胞浸润;⑥ 下调致炎细胞因子。

55. 为什么说肾素—血管紧张素系统激活是进行性肾脏疾患的主要独立风险因子？

肾素-血管紧张素系统激活是进行性肾脏疾患的主要独立风险因子。血管紧张素Ⅱ不仅是血管活性肽，而且是调节细胞生长、炎症和纤维化的细胞因子。肾脏血管紧张素Ⅱ浓度很高，可上调各种生物活性物质（血管活性激素，生长因子，细胞外基质成分，细胞因子等）的基因表达，激活成纤维细胞、血管内皮细胞、平滑肌细胞和肾小球系膜细胞的细胞内信号转导，使肾小球系膜细胞肥大和增殖，导致肾小球硬化。

56. 慢性肾功能衰竭泌尿功能有哪些改变？

慢性肾功能衰竭泌尿功能障碍的表现是：① 尿量变化：夜尿：见于慢性肾功能衰竭的早期，机制不清；多尿：由于原尿流速快；渗透性利尿；尿浓缩功能下降。少尿：由于肾单位极度减少所致。② 尿渗透压变化：低渗尿：见于慢性肾功能衰竭的早期，尿的浓缩功能障碍，稀释功能尚正常；等渗尿：见于慢性肾功能衰竭的晚期，尿的浓缩和稀释功能均发生障碍。

57. 慢性肾功能衰竭发生代谢性酸中毒的机制如何？对机体的影响有哪些？

慢性肾功能衰竭晚期因受损肾单位增多，可出现代谢性酸中毒。其机制包括：① 肾小球滤过率降低，使硫酸、磷酸等酸性产物滤过减少；② 继发性甲状旁腺激素分泌增多，抑制近曲小管上皮细胞碳酸酐酶活性，使排酸和重吸收碳酸盐减少；③ 肾小管上皮细胞产 NH_3 减少，使 H^+ 排出障碍。酸中毒对机体的影响表现为：抑制神经系统和心血管系统的功能；影响体内许多代谢酶的活性；导致高钾血症及骨盐溶解。

58. 慢性肾功能衰竭钙磷代谢障碍的表现及其机制是什么？

慢性肾功能衰竭钙磷代谢障碍的表现是高血磷、低血钙。其机制为：① 高血磷：见于慢性肾功能衰竭晚期：因肾小球滤过率极度下降，使磷的排出极度减少，血磷明显升高；继发性的甲状旁腺激素分泌增多，加强溶骨，使骨磷释放增多；② 低血钙：血磷升高，导致血钙下降；1,25-二羟基维生素 D_3 合成减少，影响肠道对钙的吸收；血磷升高，肠道形成磷酸钙增多，影响钙的吸收；毒物潴留损伤肠粘膜，使肠道钙吸收减少。

59. 肾性高血压的发生机制是怎样的？

由肾实质病变引起的高血压称为肾性高血压。其发生机制包括：肾素—血管紧张素系统的活性增强，称为肾素依赖性高血压；钠水潴留，称为钠依赖性高血压；肾分泌的降压物质减少，如激肽、血管紧张素 1－7、前列腺素 E_2 和前列腺素 A_2 等。

60. 肾性贫血的发生机制是怎样的？

肾性贫血的发生机制是：① 促红细胞生成素生成减少，导致骨髓红细胞生成减少；② 体内蓄积的毒性物质（如甲基胍）抑制骨髓造血；③ 毒物抑制血小板功能所致的出血；④ 毒物引起红细胞破坏所致的溶血；⑤ 毒物引起肠道对铁和蛋白质等造血原料的吸收减少或利用障碍。

61. 急性肾损伤的定义是什么？

急性肾损伤（acute kidney injury，AKI）是指肾功能突然下降，导致尿素和其他含氮废物潴留以及细胞外液容量和电解质失调。改善全球预后组织（kidney disease：improve global outcomes，KDIGO）定义和分期系统是最新的定义。KDIGO 指南 AKI 的定义为：① 48 小时内血肌酐（serum creatinine，SCr）上升≥26 $\mu mol/L$（≥0.3 mg/dL）；② 7 天内 SCr 升至≥1.5 倍基线值；③ 连续 6 小时尿量＜0.5 mL/kg/hr。

62. 急性肾损伤的分级标准是什么？

急性肾损伤的分级标准见表 1。

表 1　急性肾损伤分级标准

分级	血 清 肌 酐	尿 量
1	基线值 1.5～1.9 倍或升高≥0.3 mg/dL（≥26.5 $\mu mol/L$）	6～12 小时内＜0.5 mL/(kg·h)
2	基线值 2.0～2.9 倍	超过 12 小时＜0.5 mL/(kg·h)
3	基线值 3 倍或升高≥4.0 mg/dL（≥353.6 $\mu mol/L$）或启动肾脏替代治疗或 18 岁以下的患者估算肾小球过滤率降至 35 mL/(min·1.73 m^2)	超过 24 小时＜0.3 mL/(kg·h)或超过 12 小时无尿

63. 急性肾损伤分级有临床意义？

　　急性肾损伤分级对于诊疗和预后有积极意义。研究显示，急性肾损伤等级越高，患者越需要肾脏替代治疗（renal replacement therapy，RRT），且病死率也增加；亦有越来越多的证据显示急性肾损伤即使在症状上得到治愈，远期的慢性肾脏病、心血管疾病以及死亡的风险都有所增加。

64. 轻-中度肾功能损伤患者造成肾功能急性恶化的主要因素包括哪些？

　　主要因素包括：血容量不足、脓毒症、梗阻性黄疸、挤压伤以及一些肾毒素（如造影剂、某些抗生素、血管紧张素转化酶抑制剂、非甾体抗炎药等）。低血容量和低肾灌注是术后急性肾衰竭的重要致病因素。由于术后肾衰竭的死亡率超过 50%，因此这类患者麻醉管理的重点是预防肾衰竭的发生。对于急性肾损伤和肾衰竭风险高的患者，应适当补液并保持肾血流灌注进行肾保护。

65. 肾衰竭或慢性肾病透析患者，术前需了解哪些透析相关事项？

　　肾透析术前应注意：① 透析的频率、最近一次透析时间；② 透析后血清电解质、尿素氮、肌酐等水平，这些指标可以帮助评价透析是否充分；③ 透析前、后体重，血流动力学参数，胸片以初步了解患者目前血容量状态。

66. 肾透析本身可引起哪些并发症？

　　肾透析可引起以下并发症：① 神经系统：透析失衡综合征、痴呆；② 心血管系统：循环容量不足、低血压、心律失常；③ 肺：低氧血症；④ 胃肠道：腹水；⑤ 血液系统：贫血、一过性中性粒细胞减少；⑥ 代谢：低钾血症、大量蛋白丢失；⑦ 骨骼：骨软化、关节病、肌病；⑧ 感染：腹膜炎、输血相关肝炎。低血压、中性粒细胞减少、低氧血症与失衡综合征通常为一过性的，一般在肾透析后几小时缓解。

67. 透析引起低血压、低氧血症的原因是什么？

　　引起低血压包括醋酸透析液的血管扩张效应、自主神经病变与脱水过快。引起低氧血症白细胞与玻璃纸衍生材质透析膜的相互作用可导致中性粒细胞减少及白细胞介导的肺功能异常，出现低氧血症。

68. 什么是透析失衡综合征？

　　透析失衡综合征常见于过度透析后，其特征是一过性意识状态改变以及继发于脑水肿的局灶性神经功能受损。

69. 肾衰竭患者心血管、呼吸及代谢系统临床表现？

① 心血管系统：高血压、充血性心力衰竭、心脏传导阻滞、尿毒症性心包炎；② 呼吸系统：肺水肿、低氧血症；③ 代谢：包括高钾血症、高磷血症、低钙血症、高镁血症、高尿酸血症与低蛋白血症。水潴留可加重低钠血症，钠潴留可导致细胞外液进一步增多，非挥发性酸无法排出体外，造成阴离子间隙增高型代谢性酸中毒。

70. 肾衰竭患者血液系统临床表现？

血液系统：贫血，由于促红细胞生成素减少、红细胞生成减少以及红细胞寿命缩短，血红蛋白浓度一般在 $6\sim8$ g/dL，若合并消化道出血、血液稀释、反复感染导致的骨髓抑制及实验室检查抽血等也可导致贫血。肾衰竭时白细胞与血小板功能受损，临床表现分别为患者易感染与出血时间延长。

71. 肾衰竭患者内分泌系统临床表现？

内分泌系统：糖耐量异常，通常由胰岛素抵抗导致，慢性肾衰竭患者继发甲状旁腺功能亢进可造成代谢性骨病，患者容易发生骨折；脂类代谢异常导致高三酰甘油血症，导致动脉粥样硬化加速。

72. 肾衰竭患者消化系统临床表现？

消化系统：食欲不振、恶心、呕吐、肠梗阻通常与尿毒症有关。

73. 肾衰竭患者神经系统临床表现？

神经系统：扑翼样震颤、嗜睡、意识模糊、抽搐与昏迷是尿毒症脑病的表现，脑病的症状与氮质血症的程度有关。慢性肾衰竭患者常伴有周围与自主神经病变，周围神经病变通常表现为感觉异常以及累及下肢远端。

74. 慢性肾脏病患者容易发生充血性心力衰竭和肺水肿的原因是什么？

肾衰竭时由于血液携氧能力下降，心输出量增加以维持氧供。钠潴留与肾素—血管紧张素系统的异常导致高血压，左心室肥厚是慢性肾脏病的常见表现。钠潴留引起细胞外液超负荷，同时贫血和高血压增加心脏做功的需求，使慢性肾脏病患者容易发生充血性心力衰竭和肺水肿，而肺泡—毛细血管膜通透性增加也是慢性肾脏病相关性肺水肿的诱因。

75. 慢性肾脏病患者消化系统改变需注意什么事项？

胃酸分泌过多增加了消化性溃疡及胃肠道出血的发生率，可见于 10％～30％ 的慢性肾脏病患者，肾脏疾病相关的自主神经病变继发的胃排空延迟使患者围术期误吸风险增加，一些患需按"饱胃"处理。

第三节　麻醉药物对肾功能的影响

76. 麻醉药物对肾功能的影响？

① 椎管内麻醉和全麻期间，肾血流量、肾小球滤过率、尿量和尿钠均发生可逆性降低。② 上述变化在椎管内麻醉期间通常不甚明显。③ 多数变化是间接反应，并且受手术和麻醉期间自主反应和激素反应调节。④ 在血容量充足和血压正常的情况下几乎不会发生急性肾损伤。⑤ 尚无证据表明目前使用的吸入麻醉药能够在人体引起急性肾损伤。

77. 麻醉药物对肾功能的间接影响有哪些？

① 心血管效应：大部分吸入和静脉麻醉药均有浓度依赖性的心脏抑制和血管扩张作用，血压降低。椎管内麻醉根据交感神经阻滞的节段不同，也可能降低血压。② 神经效应：围术期焦虑、疼痛、浅麻醉和手术应激均可引起交感神经活性增加，肾血管阻力增加，同时激活激素系统，降低肾血流、肾小球滤过率和尿量。③ 内分泌效应：诱发机体应激反应，常出现肾上腺素、去甲肾上腺素、肾素、血管紧张素Ⅱ、醛固酮、抗利尿激素、促肾上腺皮质激素和皮质醇水平增加，可引起水钠潴留，低钠血症。

78. 麻醉性镇痛药如何影响肾功能？

吗啡能使肾血流量减少 9％，肾小球滤过率（GFR）降低 17％，肾衰竭患者应用吗啡易导致代谢产物蓄积抑制呼吸。哌替啶的代谢产物去甲哌替啶对肾有毒性作用，应慎用于肾功能不全患者。芬太尼和舒芬太尼对血流动力学和肾功能影响轻微，在大剂量使用时，可抑制由手术刺激所引起的儿茶酚胺、血管紧张素Ⅱ、醛固酮和精氨酸加压素等缩血管物质的升高，维持肾小球滤过率和肾血流量的稳定。瑞芬太尼经血浆非特异酯酶代谢,所以其应用对肾功能无影响。

79. 丙泊酚、依托咪酯如何影响肾功能?

丙泊酚,依托咪酯主要在肝内代谢,几乎无肾毒性,故 2 种静脉麻醉药对肾功能影响不大。

80. 肾病患者镇静药如何选择?

宜选择对肾功能影响不大的丙泊酚或依托咪酯。慎用地西泮,因为其代谢产物蓄积风险高、血浆蛋白结合率高和低蛋白血症时敏感性增强。硫喷妥钠宜少用或慎用,因与蛋白结合不大,血浆游离巴比妥酸盐增加,肾功能不全者麻醉诱导时敏感性增强。

81. 吸入麻醉药如何影响肾功能?

多数吸入麻醉药对肾功能有抑制作用,其中以氧化亚氮最轻微。氟烷和恩氟烷能降低肾小球滤过率和肾血流量,而异氟烷只降低肾小球滤过率,对肾血流量影响极小。甲氧氟烷对肾有毒性作用。七氟烷与 CO_2 吸收剂的反应过程会产生复合物 A,在动物实验时证实有肾损害存在,但临床上并未发现其有明显的肾毒性。地氟烷代谢程度最低,对肾功能无影响。

82. 非去极化肌肉松弛药如何影响肾功能?

非去极化肌肉松弛药右旋筒箭毒碱主要经肾排泄,因其有组胺释放及外周血管扩张可引起血压下降,肾小球滤过率和尿量随血压下降而减少。泮库溴铵主要由肾排出,应慎用于肾病患者。维库溴铵部分经肾排出,重复使用时蓄积较少。阿曲库铵和顺式阿曲库铵在生理 pH 和体温下发生自发的非酶性分解(Hoffmann 消除),还可以由胆碱酯酶快速分解,不经过肾排泄,故可用于肾衰竭的患者,是肾病患者的首选。

83. 针对肾功能不全的患者,麻醉药物的选择总体原则是什么?

① 最好不依赖肝代谢和肾清除或少经肾清除;② 对肾没有直接毒性,体内代谢产物对肾亦无毒性;③ 不减少肾小球滤过率和肾血流量。

84. 氯胺酮对肾功能有何影响?

氯胺酮对肾功能的影响很小,与其他麻醉药相比,在失血性低血容量时,可以通过激动交感神经系统而增加肾血流量但降低尿量,从而维持肾血流量,对肾功能可能有保护作用。

85. 琥珀胆碱为什么不能用于肾功能衰竭的患者?

去极化肌肉松弛药琥珀胆碱可使 K^+ 由细胞内向细胞外转移,使血钾升高。在肾衰竭患者,可使血钾急剧升高,甚至发生心跳骤停,因此,除非患者在术前 24 小时内已经接受透析治疗,否则不推荐使用琥珀酰胆碱。

86. 吸入麻醉药代谢产生的氟化物对肾功能的影响?

吸入麻醉药产生的氟离子通过抑制髓袢升支 Cl^- 的转运,同时氟离子可扩张血管使肾髓质渗透压梯度下降,减弱尿浓缩功能,降低尿渗透压和尿比重。氟离子峰值浓度低于 $50\ \mu mol/L$ 很少引起肾损伤,但高于 $150\ \mu mol/L$ 时与发生多尿性急性肾衰竭相关。甲氧氟烷吸入超过 1 MAC 并大于 2 小时,其氟化物峰值超过 $100\ \mu mol/L$,故现已不再使用其麻醉。恩氟烷峰值很少超过 $25\ \mu mol/L$,异氟烷低于 $4\ \mu mol/L$,而氟烷代谢不产生氟化物。

87. 吸入麻醉药减轻肾的缺血-再灌注损伤的发生机制是怎样的?

在动物研究中显示,吸入麻醉药地氟烷、七氟烷、异氟烷和氟烷与静脉麻醉药戊巴比妥、氯胺酮相比,减轻了缺血-再灌注损伤所致的血清肌酐的升高,其可能机制与细胞保护因子的生成,缺血-再灌注促炎细胞因子和趋化因子活化的抑制有关。

88. 七氟烷对肾功能有何影响?

动物研究证实,七氟烷在低流量通气时与二氧化碳吸收剂反应形成的裂解产物复合物 A 可导致肾损伤,但目前在临床上甚至在合并中度肾功能不全的患者中,七氟烷未显示明显的肾损伤。即便如此,在使用七氟烷时仍推荐新鲜气流量至少 2 L/min,这样可抑制复合物 A 的形成和重复吸入。

第四节　围术期处理对肾功能的影响

89. 术前评估(病史采集与体格检查)着重点?

应着重于患者的心脏及呼吸功能的评估。患者是否存在液体超负荷或容量不足的体征;对于伴有呼吸困难或呼吸急促的患者,动脉血气分析有助于评估氧合、通气、血红蛋白浓度及酸碱状态;检查心电图有无高钾血症或低钙血症以及心肌缺血、传导阻滞与心室肥厚的征象;超声心动图可评估心功能、心肌肥厚、室壁运动异常与心包积液等,有心包积液的患者听诊是否可闻及摩擦音。

90. 机械通气对肾功能的影响?

全麻期间采用间歇正压通气或呼气末正压通气,胸膜腔内负压下降,导致回心血量减少,心输出量下降,使肾血流量和肾小球滤过率下降,尿量减少。

91. 椎管内麻醉对肾功能有何影响?

椎管内麻醉对肾功能的影响与其阻滞平面相关。肾交感神经主要来源于$T_8 \sim L_1$的脊髓侧角,支配肾血管(α_1受体)和肾小球旁器(β_1受体)。当胸椎4~10节段交感神经阻滞时,可以阻断应激诱导的交感肾上腺素反应,儿茶酚胺、肾素及精氨酸加压素的分泌受到抑制,维持肾灌注,从而保护肾功能。

92. 手术对肾功能有何影响?

手术相关的神经内分泌反应会引起肾生理改变,同时手术操作也可以明显改变肾生理。腹腔镜手术的气腹使腹内压增加,常导致少尿或无尿,且与气腹压成正比。其机制与肾静脉和腔静脉受压、肾实质受压、心输出量降低及血浆肾素、醛固酮、抗利尿激素增加相关。心肺转流术、主动脉阻断和邻近肾动脉剥离的手术操作可对肾功能造成损害并增加急性肾损伤风险。

93. 麻醉期间如何维持肾的有效灌注?

机械通气宜轻度过度通气,防治酸中毒及高钾血症,同时也要避免呼吸性碱中毒,以防氧解离曲线左移,维持二氧化碳分压32.3~35.3 mmHg为宜。保证充足的有效循环血量,术中血压宜保持稳定,维持在较高水平,必要时予以血管活性药物,保证肾有足够的灌注。补液时注意晶体胶体比例,目标导向输液。根据需要进行成分输血,密切关注尿量,及时发现、处理尿少的原因。

94. 肾功能损伤患者的麻醉药物该如何选择?

除甲氧氟烷外,几乎所有吸入麻醉药均可用于麻醉维持,其中七氟烷吸入麻醉时应避免氧流量低于每分钟2 L。肾功能受损对丙泊酚与依托咪酯的药代动力学影响不大,低蛋白血症患者由于依托咪酯的蛋白结合率降低而使药效增强。苯二氮䓬类药物在肝脏代谢转化后经尿液排泄,由于苯二氮䓬类药物蛋白结合率高,低蛋白血症的患者对其敏感性增加。对肾功能受损的患者使用地西泮和咪达唑仑应谨慎,因为有活性代谢产物蓄积的风险。

95. 肾衰竭患者全身麻醉应如何进行气道管理?

　　应采用控制通气,麻醉中自主呼吸通气不足以及进行性高碳酸血症可导致呼吸性酸中毒,使已存在的酸中毒加重,可造成严重的循环抑制及血清钾浓度进一步升高。另一方面呼吸性碱中毒使氧解离曲线左移,不利于组织供氧,碱中毒时血浆中的氢离子浓度下降,会导致游离 Ca^{2+} 的浓度也下降。

96. 为何肾功能损伤的患者应警惕使用羟乙基淀粉?

　　羟乙基淀粉在危重症患者、肾功能损伤患者或行容量复苏时,与急性肾损伤和死亡风险增加有关。一项纳入 42 项羟乙基淀粉对照其他液体治疗的随机对照试验(涉及 11 399 名患者)的综述表明使用羟乙基淀粉导致出现肾衰竭的风险提高 59%,使透析的风险增加 32%。

97. 常用的肾保护措施益处如何?

　　使用甘露醇、小剂量输注多巴胺或非诺多泮、袢利尿剂或碳酸氢钠进行肾保护是有争议的,其有效性目前尚未得到证实。

98. 术中尿量监测有必要吗?

　　对于有明显的失血、液体丢失的手术,密切监测血流动力学参数与尿量是非常重要的,虽然维持尿量并不一定能确保肾功能不受损害,但应维持每小时尿量大于 0.5 mL/kg。一项队列研究显示在肌酐标准中加入尿量会显著提高术后急性肾损伤诊出率。

99. 非去极化肌松剂可用于肾衰患者吗?

　　在非去极化肌肉松弛药中,阿曲库铵和顺阿曲库铵的代谢途径为血浆酯酶水解和非酶性的霍夫曼消除,是肾功能衰竭患者的首选。

100. 肾功能衰竭的患者应用新斯的明时应注意什么?

应用新斯的明和阿托品拮抗肌松的残余作用时,由于新斯的明50%通过肾排泄,故对肾功能衰竭患者其作用时间延长,阿托品的用量相对可以增加以及必要时可追加一次剂量。

101. 什么是控制性降压?

控制性降压是指在全身麻醉下手术期间,在保证重要脏器氧供情况下,采用降压药物和或其他技术等方法,人为地将平均动脉压减低至50～65 mmHg或降低基础血压的30%,使手术野出血量随血压的降低而相应减少,不致有重要器官的缺血缺氧损害,终止降压后血压可迅速回复至正常水平,不产生永久性器官损害。

102. 控制性降压的常见并发症有哪些?

① 脑栓塞与脑缺氧;② 冠状动脉供血不足,心肌梗死,心力衰竭甚至心搏骤停;③ 肾功能不全,少尿、无尿;④ 血管栓塞,可见于各部位血管栓塞;⑤ 降压后反应性出血,手术部位出血;⑥ 持续性低血压,休克;⑦ 嗜睡、苏醒延迟等。

103. 控制性降压常用技术有哪些?

① 应用麻醉药控制性降压。加深吸入麻醉可达到一定程度的降压效果。达到控制性降压标准需要吸入较高浓度的麻醉药,而高浓度下毒副作用随之而来。吸入麻醉药应用于控制性降压仍需与其他药物合用,方可达到真正控制血压有无不良反应的效果。② 应用血管扩张药控制性降压。常用药为硝普钠、硝酸甘油、三磷酸腺苷等。

(邹小华　任益民)

参考文献

［1］　邓小明,黄宇光,李文志,等.米勒麻醉学(第9版)[M].北京:北京大学医学出版社,2021.
［2］　王天龙,刘进,熊利泽,等.摩根临床麻醉学(第6版)[M].北京:北京大学医学出版社,2020.
［3］　罗自强,闫苏.麻醉生理学(第4版)[M].北京:人民卫生出版社,2016.
［4］　王庭槐.生理学(第9版)[M].北京:人民卫生出版社,2018.

第六章

麻醉与胃肠道生理

第一节　消化和吸收生理概述

1. 什么是消化？什么是吸收？

消化是食物在消化道内被分解为小分子物质的过程。吸收是指食物经过消化后，透过消化道的黏膜进入血液循环的过程。

2. 什么是机械性消化？什么是化学性消化？

机械性消化，即通过消化道的舒、缩活动，将食物磨碎，并和消化液充分搅拌、混合，最后将食物不断地向消化道远端推送的过程。化学性消化，即通过消化腺分泌的含有各种消化酶的消化液，对食物进行化学性分解，将食物中的大分子物质分解成为结构简单的小分子物质的过程。

3. 葡萄糖吸收的部位与机制是什么？

葡萄糖被小肠上皮细胞吸收，其吸收部位在小肠。葡萄糖的吸收是逆着浓度差进行的主动转运过程，其能量来自钠泵，属于继发性主动转运。

4. 蛋白质吸收的部位与机制是什么？

蛋白质吸收的部位主要在小肠上段。蛋白质的消化产物主要以氨基酸的形式被吸收，其吸收过程与葡萄糖的吸收类似，是与钠吸收耦联进行，属于继发性主动转运。

5. 脂肪吸收的部位与机制是什么？

　　脂肪的吸收在小肠内，脂类的消化产物脂肪酸、单酰甘油、胆固醇等很快与胆汁中的胆盐结合形成水溶性混合微胶粒，然后透过肠黏膜上皮细胞表面的静水层到达细胞的微绒毛。在这里，单酰甘油、脂肪酸和胆固醇等又逐渐地从混合微胶粒中释出，并通过微绒毛的细胞膜进入黏膜细胞。

6. 水和无机盐的吸收部位与机制是什么？

　　水的吸收主要在胃肠道，胃吸收少量水分，大部分由结肠吸收。其吸收都是被动性的，各种溶质所产生的渗透压梯度是水吸收的动力。无机盐的吸收主要在十二指肠和空肠上部，结肠可以吸收部分盐类。通过主动或被动转运进行吸收。

7. 消化道的内分泌功能是什么？

　　在胃肠道的黏膜层内，存在数十种内分泌细胞，这些细胞可以分泌激素，如促胃液素、缩胆囊素、促胰液素、胃动素等。

8. 什么是慢波运动？

　　慢波运动是胃肠道平滑肌在静息电位基础上，自动产生节律性的去极化和复极化的缓慢而低振幅的电位波动，其决定着平滑肌的收缩节律，从而使消化道平滑肌进行有规律的舒缩运动。

9. 胃肠激素的概念及其营养性作用是什么？

　　胃肠激素是胃肠道黏膜层的内分泌细胞所分泌的激素。这类激素在化学结构上都是由氨基酸残基组成的肽类，故又称之为胃肠肽。胃肠激素可促进消化道组织的代谢和生长。

10. 什么是脑-肠肽？

　　脑-肠肽是指双重分布在胃肠道和中枢神经系统的肽。已知的脑肠肽有促胃液素，生长抑素，缩胆囊素等。

11. 胃排空过程是怎样的？

　　食物由胃排入十二指肠的过程称为胃排空。食物刺激胃壁是胃排空的动力，当幽门括约肌开放，胃运动加强，胃内压大于十二指肠压时，胃内容物即可进入十二指肠。而进入十二指肠的胃内容物通过肠壁的各种感受器,反射性引起胃运动减弱,排空减慢,对胃排空起抑制作用。当进入十二指肠的盐酸被中和,消化的食物被吸收,对胃的抑制作用便逐渐消失,胃的运动又逐渐增强,直至另一部分胃内容物被排到十二指肠。

12. 胃排空的时间如何?

一般在进食后约 5 分钟,便有食糜排入十二指肠。排空速度与食物的物理性状和化学成分有关。一般来说,稀的流体食物比稠的或固体的食物排空快;胃内容物的总体积较大时,排空的速度较快。胃的排空是间断进行的。大块食物的排空慢于小颗粒;三种主要食物成分(糖类,蛋白质类,脂类)中糖类排空最快,蛋白质次之,脂类最慢;高渗溶液排空慢于等渗液;对于一餐混合性食物,由胃完全排空,通常需要 4～6 小时。

13. 调节胃排空的因素有哪些?

① 促进因素:胃内食物容量;胃泌素。② 抑制因素:肠胃反射;肠抑胃素:促胰液素,抑胃肽,胆囊收缩素等。小肠内因素起负反馈调节作用。

14. 呕吐反射的组成及阶段是什么? 什么是中枢性呕吐? 什么是反射性呕吐?

呕吐是一个复杂的反射动作,其过程分 3 个阶段,即恶心、干呕与呕吐。中枢性呕吐由中枢神经系统化学感受器触发区的刺激引起呕吐中枢兴奋而发生呕吐;反射性呕吐由内脏末梢神经传来的冲动刺激呕吐中枢引起呕吐。呕吐反射由三部分组成:呕吐感受器、整合机制和运动输出系统。

15. 呕吐的生理影响是什么?

轻者没有任何影响,仅一过性不适。长期慢性呕吐,可致消化性食管炎、低血容量、低钾、低钠、碱中毒等代谢紊乱。进一步则贫血、营养不良、生长发育停滞。急重时可引起水电解质平衡紊乱、休克或误吸、窒息、诱发心律不齐甚至死亡。因外科原因引起者还可导致消化道穿孔、弥漫性腹膜炎、休克、败血症等严重后果。那些运动神经功能不良的患儿也极易发生呕吐后误吸,需倍加警惕。

16. 什么是内因子?

内因子是胃黏膜壁细胞分泌的糖蛋白,其主要功能是促进肠胃对维生素 B_{12}

的吸收,1 单位内因子可使 1 ng 维生素 B_{12} 被吸收。内因子缺乏可引起恶性贫血。萎缩性胃炎、胃酸缺乏的患者内因子分泌量减少。

17. 胃肠道形式中蠕动是什么?

胃的蠕动是出现于食物入胃后 5 分钟左右,起始于胃的中部向幽门部方向推进的收缩环。其生理意义:磨碎进入胃内的食团,使其与胃液充分混合,以形成糊状的食糜将食糜逐步的推入十二指肠中。

18. 消化过程中的微胶粒和混合微胶粒是指什么?

胆盐因其分子结构的特点,当达到一定程度以后,可聚合成微胶粒。脂肪分解产物如脂肪酸、一酰甘油、胆固醇等渗入到微胶粒中形成水溶性复合物,称为混合微胶粒。

19. 乳糜微粒是什么?

长链脂肪酸和一酰甘油被吸收后,在肠上皮细胞内的内质网中大部分重新合成为三酰甘油,与细胞中生成的载脂蛋白合成乳糜微粒。

20. 什么是胃肠道的分节运动?

分节运动是一种以环行肌为主的节律性收缩和舒张的运动,在食糜所处的一段肠管上,环行肌在许多点同时收缩,把食糜分割成许多节段,随后原来收缩处舒张,原来舒张处收缩,如此反复进行,使食糜不断分开,又不断混合。

21. 胆盐的肠肝循环是什么?

胆盐的肠肝循环排入到小肠中的胆盐约有 95% 在回肠末端被吸收入血,再进入肝脏作为胆汁的原料,并刺激胆汁分泌,这个过程称为胆盐的肠肝循环。

22. 什么是紧张性收缩?

紧张性收缩是消化道平滑肌共有的运动形式。这种收缩使得胃腔内具有一定的压力,有助于胃液渗入食物内部,促进化学性消化。

23. 消化道平滑肌有哪些生理特性?

消化道平滑肌具有以下生理特性:① 和骨骼肌相比,消化道平滑肌兴奋性较低,收缩速度较慢;② 具有较大的伸展性;③ 有自发性节律运动,但频率慢且不稳定;④ 具有紧张性,即平滑肌经常保持在一种微弱的持续收缩状态;⑤ 对电刺激、切割、烧灼不敏感,对机械牵张、温度变化和化学刺激敏感。

24. 贲门括约肌的作用是什么?

防止进入胃的食物和胃酸等反流入食管。

25. 盐酸的作用是什么?

激活胃蛋白酶原和杀菌。

26. 盐酸的分泌机制是什么?

胃酸的分泌是由壁细胞完成的。泌酸所需的氢离子来自壁细胞浆内的水。水解离产生的氢离子和氢氧根离子,凭借存在于壁细胞内分泌小管膜上的 H^+、K^+、ATP 酶的作用,氢离子被主动地转运入小管腔。壁细胞内含有丰富的碳酸苷酶,它催化细胞代谢产生的二氧化碳和由血浆摄取的二氧化碳迅速与水合成碳酸,随即解离成 H^+ 和 HCO_3^-。

27. 胃蛋白酶的分泌机制及生理机制是什么?

分泌机制:胃蛋白酶由胃腺的主细胞分泌,先以不具活性的酶原形式分泌出来,在盐酸的作用和已激活的胃蛋白酶的自身催化下转变成具有活性的胃蛋白酶。生理机制:被激活后分解蛋白质。

28. 胃黏液的主要作用及生理机制是什么?

胃黏液能够有效地防止胃酸及胃蛋白酶对胃黏膜的侵蚀,此外,黏液还具有润浸食物、使食物易于输送及保护消化道免受食物机械损伤的作用。黏液由胃黏膜表面上皮细胞和分散在胃底腺、颈部的少量颈黏液细胞分泌。

29. 什么是消化道平滑肌的基本电节律,其起源和产生原理是什么?

消化道平滑肌的基本电节律指消化道平滑肌在静息膜电位基础上,可自发的周期性地产生去极化和复极化,形成缓慢的节律性电位波动。慢波是平滑肌收缩的起步点位,是平滑肌的节律控制波,决定蠕动的方向、节律和速度。节律性慢波起源于广泛存在于胃体、胃窦及幽门部的环形肌和纵形肌交界处间质中的 Cajal 细胞。它的产生可能与细胞膜上生电性钠泵活动的周期性减弱或停止有关。

30. 消化道和消化腺的外来神经支配及作用？

　　支配消化道和消化腺的外来神经包括交感神经和副交感神经。前者发自脊髓胸 5 至腰 2 段的侧角，节后肾上腺素能纤维主要终止于肠神经系统壁内神经丛中的胆碱能神经元，抑制其释放乙酰胆碱；少量交感节后纤维终止于胃肠道平滑肌、血管平滑肌和胃肠道腺体。后者发自脑神经，支配口腔及咽部的少量纤维，节后纤维支配胃肠和血管的平滑肌及分泌细胞，主要是胆碱能纤维，少量为非胆碱能、非肾上腺素能纤维。

31. 消化道平滑肌动作电位有何特点？其产生原理是什么？它与肌肉收缩之间有何关系？

　　平滑肌细胞的动作电位是在慢波电位的基础上产生的，每个慢波电位上动作电位的频率各不同。目前认为，平滑肌动作电位的去极相是由于 Ca^{2+} 内流形成的，复极相主要是由 K^+ 外流形成的。动作电位触发肌肉收缩，动作电位频率越高，肌肉收缩强度越大。

32. 消化道平滑肌的特点是什么？

　　兴奋性较低；具有自律性；具有紧张性；富有伸展性；对不同刺激的敏感性不同。

33. 胃肠激素的生理作用主要由哪几方面？

　　① 调节消化腺分泌和消化道运动：有的胃肠激素起促进作用，有的激素起抑制作用。② 调节其他激素的释放：有些胃肠激素可刺激其他激素的释放，如抑胃肽可刺激胰岛素的释放；有些激素可抑制其他激素的释放，如生长抑素可抑制促胃液素胰岛素的释放。③ 营养作用：一些胃肠激素具有促进消化道组织的代谢和生长的作用，称为营养作用。

34. 胃内吸收的特点是什么？

　　胃能吸收乙醇和少量水。

35. 唾液的成分是什么?

唾液中水分约占 99%。有机物主要为黏蛋白,还有免疫球蛋白、氨基酸、尿素、尿酸、唾液淀粉酶和溶菌酶等。无机物有 Na^+、K^+、Ca^{2+}、Cl^- 和硫氰酸盐等。此外,还有一定量的气体,如 O_2,N_2 和 CO_2 等。某些进入体内的重金属(如铅、汞)和狂犬病毒也可经唾液腺分泌而出现在唾液中。

36. 唾液的生理作用是什么?

唾液的生理作用包括:① 湿润和溶解食物,使之便于吞咽,并有助于引起味觉;② 唾液淀粉酶可水解淀粉为麦芽糖,该酶的最适 pH 为中性,pH 低于 4.5 时将完全失活,因此随食物入胃后不久便失去作用;③ 清除口腔内食物残渣,稀释与中和有毒物质,其中溶菌酶和免疫球蛋白具有杀菌和杀病毒作用,因而具有保护和清洁口腔的作用;④ 某些进入体内的重金属(如铅、汞)、氰化物和狂犬病毒可通过唾液排泄。

37. 唾液分泌的调节机制是什么?

在安静情况下,唾液约以 0.5 mL/min 的速度分泌,量少稀薄,称为基础分泌,其主要功能是湿润口腔。进食时唾液分泌明显增多,完全属于神经调节。进食时,食物对舌、口腔和咽部黏膜的机械性、化学性和温热性刺激引起的唾液分泌为非条件反射。进食过程中,食物的性状、颜色、气味、进食环境、进食信号,甚至与食物和进食有关的第二信号(言语)等,均可引起明显的唾液分泌为条件反射性。

38. 吞咽的过程是什么?

吞咽是指食团由舌背推动经咽和食管进入胃的过程。吞咽动作由一系列高度协调的反射活动组成。

39. 吞咽动作的分期是什么?

根据食团在吞咽时经过的解剖部位,可将吞咽动作分为 3 个时期:① 口腔期:是指食团从口腔进入咽的时期。主要通过舌的运动把食团由舌背推入咽部。② 咽期:是指食团从咽部进入食管上端的时期,刺激咽部的触觉感受器,引起软腭上举,咽后壁向前突出,以封闭鼻、口、喉通路,而食管上括约肌舒张,食团从咽部进入食管。③ 食管期:是指食团由食管上端经贲门进入胃的时期。

40. 食管下括约肌的作用是什么？

在正常情况下,这一高压区能阻止胃内容物逆流入食管,起类似括约肌的作用,故将其称为食管下括约肌。当食物进入食管后,刺激食管壁上的机械感受器,可反射性地引起食管下括约肌舒张,允许食物进入胃内。食团进入胃后,食管下括约肌收缩,恢复其静息时的张力,可防止胃内容物反流入食管。

41. 食管下括约肌的调节机制是什么？

食管下括约肌受迷走神经抑制性和兴奋性纤维的双重支配。食物刺激食管壁可反射性地引起迷走神经的抑制性纤维末梢释放血管活性肠肽和一氧化氮,引起食管下括约肌舒张。当食团通过食管进入胃后,迷走神经的兴奋性纤维兴奋,末梢释放乙酰胆碱,使食管下括约肌收缩。体液因素也能影响食管下括约肌的活动,如食物入胃后,可引起促胃液素和胃动素等释放,使食管下括约肌收缩;而促胰液素、缩胆囊素和前列腺素 A_2 等则能使其舒张。

42. 胃液的主要成分有哪些？

胃液的主要成分有：① 盐酸；② 胃蛋白酶原；③ 黏液；④ 内因子。

43. 胃液的主要生理作用有哪些？

① 盐酸：激活胃蛋白酶原,为胃蛋白酶提供适宜的酸性环境；杀灭细菌；促进胰泌素释放,进而促进胰液、胆汁和小肠液分泌；胃酸造成的酸性环境有利于小肠对铁和钙的吸收；使蛋白质变性,利于胃蛋白酶分解蛋白质。② 胃蛋白酶原被盐酸激活成胃蛋白酶,能分解蛋白质为胨和肽。③ 黏液：润滑和保护胃黏膜,与 HCO_3^- 构成黏膜-碳酸氢盐屏障。④ 内因子与维生素 B_{12} 结合成复合物,促进维生素 B_{12} 的吸收。

44. 消化期胃液分泌是如何调节的？

① 头期：食物刺激头面部的感受器,引起迷走神经兴奋时,直接分泌胃液且刺激 G 细胞释放胃泌素,促进胃液分泌。② 胃期：食物进入胃后进一步刺激胃液的分泌。扩张刺激胃体和胃底部,引起胃液的分泌；扩张刺激胃幽门部,引起 G 细胞释放胃泌素,刺激胃腺分泌。③ 肠期：胃泌素可能是肠期胃液分泌的重要调节物之一。④ 抑制性调节：食糜中的酸、脂肪、高渗刺激均可抑制胃液的分泌。

45. 基础胃液分泌与头期、胃期和肠期的胃液分泌的特点是什么？

头期：分泌的量多,酸度高,消化力最强(胃蛋白酶原含量高);胃期：分泌量最大,酸度高,消化力相对弱(胃蛋白酶原含量少);肠期：分泌量少,10%左右。

46. 消化期内胃期胃酸分泌的调节因素及可能机制？

食物进入胃后可刺激胃液的分泌,扩张刺激可兴奋胃体和胃底部的感受器,通过迷走-迷走长反射和壁内神经丛的短反射,引起胃液的分泌;扩张刺激胃幽门部,通过壁内神经丛引起 G 细胞释放胃泌素,刺激胃腺分泌;食物的化学成分直接作用于 G 细胞,引起胃泌素的释放,刺激胃腺分泌。

47. 胃运动的形式由哪几种,各有何生理作用？

① 紧张性收缩：可使胃保持一定的形状和位置,并使胃腔内具有一定的基础压力,利于胃液渗入食团中,帮助食物向前推进。② 容受性舒张：食物刺激可通过迷走神经反射性地引起胃底和胃体肌肉舒张,使胃的容量明显增大,而胃内压则无明显升高。③ 蠕动：胃的蠕动是起始于胃的中部幽门方向推进的收缩环,使食团与胃液充分混合,以形成糊状的食糜,逐步推入十二指肠中。

48. 胰液的成分和它们的生理作用有哪些？

胰液中主要成分是 HCO_3^- 和酶类。① HCO_3^-：由胰腺内的小导管管壁细胞分泌,中和进入十二指肠的盐酸,防止盐酸对肠黏膜的侵蚀;为小肠内的多种消化酶提供最适的 pH 环境(pH 7~8);② 消化酶：由胰腺的腺泡细胞分泌胰蛋白酶原和糜蛋白酶原;胰淀粉酶：可将淀粉水解为麦芽糖;胰脂肪酶：可将三酰甘油水解为脂肪酸、甘油和一酰甘油;核酸酶：可水解 DNA 和 RNA。

49. 胰液分泌的调节是什么？

进食时胰液受神经和体液双重控制,但以体液调节为主。① 神经调节：食物刺激迷走神经兴奋,通过其末梢释放乙酰胆碱直接作用于胰腺,也可通过引起胃泌素的释放,间接地引起胰腺分泌。② 体液调节：促胰液素主要作用于胰腺小导管的上皮细胞,引起胰液分泌。胆囊收缩素可以促进胆囊强烈收缩,排出胆汁,而且有营养作用,它促进胰组织蛋白质和核糖核酸的合成,并且促进胰腺各种酶的分泌。

50. 小肠不同部位的消化吸收特点？

　　小肠长 5～6 m,小肠壁有环形皱襞,皱襞上有小肠绒毛,增大了吸收营养物质的面积;小肠绒毛有毛细血管和毛细淋巴管,绒毛壁、毛细血管壁、毛细淋巴管壁都是由一层上皮细胞构成,有利于营养物质被吸收进入小肠壁毛细血管和毛细淋巴管中。小肠中有很多消化腺分泌消化液,食物经过小肠内胰液、胆汁和小肠液的化学性消化及小肠运动的机械性消化后,基本上完成了消化过程,同时营养物质被小肠黏膜吸收。

51. 小肠特有的运动形式是什么？其意义何在？

　　小肠特有的运动形式是分节运动。分节运动以环行肌为主的节律性收缩和舒张运动,分节运动的意义:① 使食糜与消化液充分混合,便于进行化学消化;② 使食糜与肠壁紧密接触,利于吸收;③ 挤压肠壁可有助于血液和淋巴的回流。

52. 小肠的运动形式有哪几种？各有何生理意义？

　　紧张性收缩是小肠进行其他运动的基础,并使小肠保持一定的形状和位置。蠕动是将食糜向小肠远端推进一段后,在新的肠段进行分节运动。蠕动冲是传播很快很远的运动,可一次把食糜从小肠始段推送到末端,有时可推送到大肠。逆蠕动,防止食糜过早进入大肠,增加其在小肠内的停留时间,以便进行更充分的消化和吸收。周期性移行性复合运动,它是胃复合位移运动向下游传播而形成的,其意义与胃复合位移运动相似。

53. 小肠液的性质与成分是什么？

　　小肠液是一种弱碱性液体,pH 约为 7.6,渗透压与血浆相等。在各种不同的条件下,小肠液的性状变化也很大,有时是较稀的液体,而有时则由于含有大量黏蛋白而很黏稠。小肠液还常混有脱落的肠上皮细胞、白细胞以及由肠上皮细胞分泌的免疫球蛋白。

54. 小肠液主要成分的作用是什么？

　　大量的小肠液可稀释消化产物,使其渗透压下降,有利于吸收。小肠液分泌后又很快被绒毛上皮重新吸收,这种液体的交流为小肠内营养物质的吸收提供一个大容量媒介。

55. 小肠液分泌的调节是什么？

小肠液呈常态性分泌,但在不同条件下,分泌量可有很大变化。食糜对局部黏膜的机械性刺激和化学性刺激均可引起小肠液分泌。小肠黏膜对扩张性刺激最为敏感,小肠内食糜的量越多,分泌也越多。一般认为,这些刺激是通过肠壁的内在神经丛的局部反射而起作用的。刺激迷走神经可引起十二指肠腺分泌,但对其他部位的肠腺作用并不明显,研究表明,只有切断内脏大神经后,刺激迷走神经才能引起小肠液的分泌。

56. 为什么说小肠是吸收的主要部位？

小肠内表面黏膜具有许多环状皱襞,皱襞上有大量绒毛,绒毛的外表面是一层柱状上皮细胞,顶端膜上有微绒毛。由于环状皱襞、绒毛和微绒毛的存在,最终使小肠的吸收面积比同样长短的简单圆筒的面积增加约 600 倍。食物在小肠内停留的时间较长(3～8 小时),以及食物在小肠内已被消化为适于吸收的小分子物质。这些都是小肠在吸收中发挥主要作用的有利条件。

57. 回盲括约肌的作用是什么？

回盲括约肌平时保持轻度的收缩状态,使回肠末端内压力升高,使之高于大肠内压力,一方面可防止小肠内容物过快排入大肠,有利于小肠的完全消化和吸收,另一方面能阻止大肠内食物残渣的倒流。

58. 大肠液的性质与分泌机制是什么？

大肠液是由在肠黏膜表面的柱状上皮细胞及杯状细胞分泌的。大肠的分泌物富含黏液和 HCO_3^-,其 pH 为 8.3～8.4。大肠液中可能含有少量二肽酶和淀粉酶,但它们对物质的分解作用不大。

59. 大肠内细菌活动的特点是什么？

大肠内有大量细菌,大多是大肠埃希菌、葡萄球菌等,主要来自食物和空气。这些细菌通常不致病。细菌体内含有能分解食物残渣的酶,它们对糖及脂肪的分解称为发酵;它们对蛋白质的分解称为腐败,其产物有胨、氨基酸、NH_3、H_2S、组胺、吲哚等,其中有的成分由肠壁吸收后到肝脏进行解毒。此外,大肠内的细菌还能利用肠内较为简单的物质来合成 B 族维生素和维生素 K,这些维生素可被人体吸收利用。

60. 大肠运动的形式有哪些？

① 袋状往返运动；② 分节推进和多袋推进运动；③ 蠕动；④ 集团蠕动。

61. 大肠的吸收特点是什么？

大肠黏膜对水和电解质有很强的吸收能力；大肠能吸收肠内细菌合成的 B 族维生素和维生素 K 以及分解产生的脂肪酸。临床上可采用直肠灌药作为给药途径，通过黏膜下静脉丛-直肠中静脉-下静脉-肛门静脉-体循环或直肠上静脉-门静脉-肝脏-体循环 2 种途径。2 种方式均不经过胃和小肠，避免了强酸碱和消化酶对药物的影响和破坏作用，可显著地提高药物的生物利用度，同时也避免了药物对胃肠道的直接刺激。

62. 排便反射的机制？

排便反射是一种内脏反射动作，粪便下降到直肠，刺激直肠壁，通过反射作用使降结肠、乙状结肠和直肠等发生一系列的蠕动运动，同时又使肛管内、外括约肌放松以及隔阂腹壁肌收缩，遂将粪便排出。

63. 什么是胃黏膜屏障？

胃黏膜屏障是胃部上皮细胞所分泌出来的黏液，会覆盖细胞内面，跟胃部的组织连接在一起，对于胃脏有一定的保护作用。

64. 什么是黏液-碳酸氢盐屏障？

黏液碳酸氢盐屏障指的是胃黏膜表面的一层保护屏障，保护胃黏膜免受胃酸的破坏。胃表面上皮细胞、泌酸腺的黏液颈细胞、贲门腺和幽门腺共同分泌一种黏液，其主要成分为糖蛋白。黏液覆盖在胃黏膜表面，形成一厚约半毫米的凝胶层。黏液与胃黏膜分泌的碳酸氢根离子一起形成黏液碳酸氢盐屏障。

65. 胆囊的功能是什么？

① 分泌功能：分泌黏液蛋白（免疫球蛋白）和消化酶。② 吸收和浓缩胆汁功能。稀薄的胆汁在胆囊浓缩 30 倍后储存。③ 储存和排放胆汁功能。肝细胞分泌的胆汁运至胆囊，此时的胆汁没有被浓缩，大部分经胆囊浓缩后储存在胆囊内。胆囊在进餐时就排放胆汁。④ 免疫功能。胆囊内 IgA 的浓度远远高于血液，保护肠道黏膜不受侵犯。⑤ 维持胆汁酸肝胆肠循环的功能。⑥ 维护胃肠道正常的生理功能。

66. 胆汁的分泌与排出的机制是什么？

　　胆汁由肝脏的肝细胞分泌后从肝细胞间的胆小管引流到左右肝管、肝总管、胆囊管后在胆囊内贮存，之后胆汁被浓缩。当人体进食脂肪等脂类物质后，胆汁从胆囊管出来与肝总管汇合形成胆总管，胆总管再与胰管汇合形成胰壶腹，开口于十二指肠乳头，由此胆汁就进入了十二指肠，再进入小肠内。胆汁能够乳化脂肪，便于人体消化吸收。

67. 胆汁的主要作用是什么？ 其分泌及排出是如何进行调节的？

　　胆汁的主要作用包括：① 主要对食物中脂肪进行乳化作用，促进胰脂肪酶的作用面积；② 促进脂肪酸的吸收；③ 对于脂溶性维生素的吸收非常重要；④ 促进胆汁分泌的一种体液因素，而且还可以中和掉一部分胃酸。其分泌及排出的调节因素包括：① 神经因素：迷走神经；② 体液因素：胃泌素、促胰液素、胆囊收缩素、胆盐。

68. 什么是酶促、酶抑？

　　酶促反应又称酶催化或酵素催化作用，指的是由酶作为催化剂进行催化的化学反应。酶抑制作用是指酶的功能基团受到某种物质的影响，而导致酶活力降低或丧失的作用。该物质即称为酶抑制剂。

69. 肝血流的特点是什么？

　　肝脏有肝固有动脉及门脉的双重血液供应。肠道的营养物质通过肠系膜静脉，到脾静脉汇合后，通过门脉系统进入肝脏，在肝脏通过合成蛋白质、糖类、脂肪三大营养素以及其他营养物质。门脉是静脉血，但是营养成分丰富。肝固有动脉同样给其供血。门脉供应约70%肝脏的血供，而肝固有动脉供应约30%。所以肝脏的供血系统中，静脉系统占主要地位，动脉系统占次要地位。

70. 肝血流量是如何调节的？

　　肝脏具有调节循环血量的功能。肝脏既接收肝动脉的血液，又接收门静脉的血液，其血流相当丰富。肝脏中的血液，占全身循环血量的20%～30%。当腔静脉流入心脏的血液过多时，则肝脏中的血窦及微循环开放，使血液暂存入肝脏内的血窦，以减轻心脏的负担；相反，当循环血量减少时，肝脏的血窦收缩，将更多的血液送到下腔静脉而回流到心脏，从而保证了有效循环血量，维持循环系统的正常功能。

第六章

71. 肝脏的功能分类是什么？

肝脏分泌胆汁的功能；肝脏在物质代谢中的功能；凝血功能；肝脏的解毒功能；肝脏的防御和免疫功能。

72. 肝病患者为何会出现药物敏感现象？

肝病患者合成白蛋白减少，使大多数麻醉药物进入血液后与白蛋白结合部分减少，而药理活性部分相应增多，有可能出现药物敏感现象，甚至发生相对逾量中毒。

73. 肝脏有哪些具体的生理功能？

① 血液储存和血液净化；② 分泌胆汁参与消化功能；③ 营养物质的代谢；④ 重要蛋白质的合成；⑤ 参与凝血过程及纤维蛋白溶解；⑥ 免疫防御功能；⑦ 生物转化功能；⑧ 胆红素的代谢功能。

74. 肝脏对止凝血机制的影响机制是什么？

肝脏是多种凝血因子合成的主要场所，人体的 12 种凝血因子中，因子Ⅱ、Ⅶ、Ⅸ、Ⅹ都是由肝细胞合成的，肝病时可引起凝血因子缺乏而造成凝血时间延长及发生出血倾向。

75. 什么是间接胆红素？其发生机制是什么？

间接胆红素又称非结合胆红素，即不与葡萄糖醛酸结合的胆红素。衰老的红细胞被肝、脾、骨髓等单核吞噬系统细胞识别并吞噬，释出的血红蛋白随后分解为珠蛋白和血红蛋白，血红蛋白降解生成胆红素释放入血。在血浆中胆红素与清蛋白结合称为非结合胆红素。非结合胆红素因分子内存在氢键，不能直接与重氮试剂反应，只有在加乙醇或尿素等破坏氢键后才能与重氮试剂反应，生成紫红色偶氮化合物称为间接胆红素。

76. 什么是直接胆红素？其发生机制是什么？

直接胆红素又称结合胆红素，是由间接胆红素进入肝后受肝内葡萄糖醛酸基转移酶的作用与葡萄糖醛酸结合生成的。胆红素-清蛋白复合体运输到肝后，与清蛋白分离，胆红素迅速被肝细胞摄取，在 UDP -葡糖醛酸基转移酶的催化下，生成葡糖醛酸胆红素，称为结合胆红素。与葡糖醛酸结合的胆红素分子中间的亚甲桥不再深埋于分子内部,可以迅速、直接与重氮试剂发生反应,故结合胆红素也称直接胆红素。

77. 肝功能不全的患者血氨升高的原因是什么?

肝脏将氨基酸代谢产生的氨合成尿素,经肾脏排出体外,所以当肝病时血氨升高。

第二节　手术、麻醉对消化和吸收功能的影响

78. 麻醉期间哪些因素可使肝血流量减少?

① 继发于缺氧时的 α 受体肾上腺素能神经兴奋。② 继发应用于 β 受体阻断剂后使 α 受体占优势。③ $PaCO_2$ 降低可使肝血管阻力增加,肝血流流量减少。④ 某些麻醉药使肝血流量减少。⑤ 正压通气可使肝血流量减少。⑥ 右心衰竭时,肝血流量相应减少。⑦ 高位蛛网膜下隙阻滞平面达胸 4 时,血压容易急剧下降,肝血流量减少。

79. 麻醉和手术如何受肝脏血流影响?

主要是麻醉药物、围术期容量缺失及手术类型、范围、术中相关操作等产生的影响。具体见上一题。

80. 麻醉药物对肝功能的主要影响是什么?

大多数麻醉药、镇痛药和镇静药都需要在肝脏中降解。若肝病患者给予上述药物的正常剂量,其药效时间会延长,甚至引起深度昏迷的严重后果。

81. 麻醉和手术引起的胃肠道反射有哪些?

① 气管插管和拔管时,有些患者会因为气管导管刺激咽部而产生呛咳。② 硬膜外麻醉或腰麻的患者如果麻醉平面过高,引起血压下降、大脑供血不足而出现恶心、呕吐。③ 胃肠道的牵引反射也会引起恶心、呕吐。对于臂丛等神经阻滞麻醉,由于麻醉药物及患者的年龄、性别、手术时间等因素,也可以造成患者恶心、呕吐。④ 剖宫产术、子宫肌瘤切除术中使用的缩宫素,可能诱发恶心、呕吐。

82. 麻醉对肠道神经系统的功能会产生什么影响?

　　肠道神经系统(ENS)具有局部自主调节能力,当脊髓横断或腰麻后,尽管括约肌功能可能受损,但是消化功能和胃肠蠕动仍可进行。在腹部手术处理腹腔脏器时肾上腺素能神经的作用能够在很长时间内抑制小肠的活动,这种抑制作用被认为是术后肠梗阻发生的生理基础。

83. 对于肝功能异常的患者,麻醉时的注意事项有哪些?

　　肝是麻醉药物代谢的主要场所,而多数麻醉药都可使肝血流量减少。对于肝功能异常患者,麻醉药物选择与应用的主要原则是选用对肝功能影响小的麻醉药物(如顺式阿曲库铵、七氟烷、瑞芬太尼等)并使用其最小有效剂量,而且麻醉用药的选择和剂量宜个体化。同时,术中维持血压正常,且保持内环境稳态。

84. 对于肝功能受损但凝血功能正常的患者,应采取哪种麻醉方式?

　　对于肝功能受损但凝血功能正常的患者,全麻复合硬膜外麻醉是很好的选择,这样可以阻滞交感神经、扩张血管、增加肝血流量。同时,减少全身麻醉药用量,减轻肝代谢负担,而且有利于术后镇痛。

85. 预防反流、误吸的方法有哪些?

　　① 禁食,置入硬质粗胃管。② 药物提高胃液 pH,减少胃液分泌。③ 饱食患者应行清醒插管。④ 表面麻醉下清醒插管,头高足低位。⑤ 压迫环状软骨。⑥ 备好吸引设备,采用透明面罩。⑦ 恰当选用诱导用药。⑧ 采用低压高容量套囊的气管导管。

86. 如何预防和处理胆心反射?

　　① 术前给予足量抗胆碱药,如阿托品。② 立即停止对胆道系统的牵拉。③ 心率减慢者,予以适量阿托品;血压下降者,予以适量升压药。④ 若为全麻,立即加深麻醉。⑤ 若为硬膜外麻醉,辅以适量全麻药。⑥ 术中可给予腹腔神经丛阻滞。

87. 麻醉引起的术后呕吐应如何防范?

　　① 对术前饱腹的患者,应在胃排空后再进行麻醉。② 可根据患者和手术情况单独或者联合使用地塞米松、氟哌利多、司琼类等抗呕吐药物。

88. 全麻过程中造成反流误吸的原因有哪些？

① 麻醉诱导时发生气道梗阻,吸气时胸膜腔内压下降。② 术前进食、麻醉药削弱胃肠道蠕动造成的胃膨胀。③ 使用肌肉松弛药和面罩正压给氧造成的环咽括约肌开放。④ 药物对食管括约肌的影响。⑤ 部分患者的咳嗽和挣扎。

89. 麻醉和手术造成的误吸临床表现有哪些？

① 急性呼吸道梗阻。② Mendelson 综合征。③ 吸入性肺不张。④ 吸入性肺炎。

90. 椎管内麻醉发生恶心呕吐的原因有哪些？

① 血压下降造成脑供血减少,兴奋呕吐中枢。② 迷走神经亢奋造成的胃肠蠕动增加。③ 手术过程中牵拉内脏。

91. 麻醉前使用抗胆碱药的作用有哪些？

用于麻醉前用药的抗胆碱药为 M 胆碱受体阻滞剂,可抑制多种平滑肌,抑制多种腺体分泌,抑制迷走神经反射,减少麻醉药物和操作造成的内腺体和唾液腺分泌增加。

（张洋　马锐）

参考文献

［1］ 邓小明,黄宇光,李文志,等,米勒麻醉学(第 9 版)［M］.北京:北京大学医学出版社,2021.

［2］ 王天龙,刘进,熊利泽,等,摩根临床麻醉学(第 6 版)［M］.北京:北京大学医学出版社,2020.

［3］ 罗自强,闵苏,等.麻醉生理学(第 4 版)［M］.北京:人民卫生出版社,2016.

［4］ 王庭槐.生理学(第 9 版)［M］.北京:人民卫生出版社,2018.

［5］ Greenwood-Van Meerveld B, Johnson AC, Grundy D. Gastrointestinal Physiology and Function. *Handb Exp Pharmacol*. 2017, 239: 1 - 16. doi: 10.1007/164_2016_118.

［6］ Barrett KE. New frontiers in gastrointestinal physiology and pathophysiology. *J Physiol*. 2018, 596(17): 3859 - 3860. doi: 10.1113/JP276454.

［7］ 白波,王福青.生理学(第 8 版)［M］.北京:人民卫生出版社,2019.

［8］ 邓小明,姚尚龙,于布为,等.现代麻醉学(第 5 版)［M］.北京:人民卫生出版社,2020.

第六章

第七章

麻醉与出血、凝血生理

第一节 生理性止血功能概述与评价

1. 什么是生理性止血？分为哪两个阶段？

生理性止血是指血管受损后引起的出血在几分钟内自行停止的现象，分为一期止血和二期止血两个阶段。

2. 生理性止血主要包括几个环节？

生理性止血主要包括血管收缩、血小板血栓形成和血液凝固 3 个基本环节。

3. 什么是一期止血障碍？其常用的筛选指标是什么？

一期止血障碍是指血管壁和血小板异常所致的止血障碍。其常用的筛选指标是：① 毛细血管脆性试验（capillary fragility test，CFT）；② 出血时间（bleeding time，BT）；③ 血小板计数（platelet count，PLT）；④ 血块收缩试验（clot retraction test，CRT）。

4. 什么是二期止血？

凝血系统激活，血浆中可溶性纤维蛋白转变成不溶性纤维蛋白，并交织成网，使松软的血小板止血栓得到加固，称为二期止血。

5. 二期止血发生的主要生理过程？

二期止血主要是发生血液凝固。这是一系列复杂的酶促反应过程，需要多种凝血因子的参与,包括 12 种经典的凝血因子,即 F I - F XⅢ 和前激肽释放酶、高分子激肽原等。

6. 什么是二期止血障碍?其常用的筛选指标是什么?

二期止血障碍是指凝血和抗凝血异常所致的止血障碍,以深部组织和关节、肌肉或内脏出血难止为主。常用的筛选指标凝血酶原时间、活化部分凝血活酶时间、纤维蛋白原测定。

7. 什么是血液凝固?

血液凝固是由凝血因子按一定顺序相继激活而生产凝血酶,最终使纤维蛋白原变为纤维蛋白的过程。

8. 生理性凝血反应过程的启动物是什么?

生理性凝血反应过程的启动物是组织因子。

9. 血液凝固的生理过程是怎样的?

主要可以分为 3 个步骤:① F X 激活为 F X a,生产凝血酶原复合物;② 凝血酶原激活成凝血酶;③ 纤维蛋白原在凝血酶作用下转变为纤维蛋白。

10. 凝血因子均存在于血浆中,并且在肝脏合成吗?

除 F Ⅲ 因子外,均存在于血浆中。除 Ⅲ、Ⅳ、Ⅴ 因子外,均在肝脏中合成。

11. 哪些凝血因子的生成需要维生素 K 的参与?

凝血因子 Ⅱ、Ⅶ、Ⅸ、Ⅹ。

12. 参加血液凝固的凝血因子有哪些?各种凝血因子的特点有哪些?

① 因子 Ⅰ 肝脏合成,可转化为纤维蛋白;② 因子 Ⅱ 肝脏合成,转变为凝血酶,催化纤维蛋白原变为纤维蛋白;③ 因子 Ⅲ 启动外源性凝血途径;④ 因子 Ⅳ 参与凝血的大部分过程;⑤ 因子 Ⅴ 增强因子 Ⅻ 的作用;⑥ 因子 Ⅶ 与因子 Ⅲ 形成复合物激活因子 Ⅹ;⑦ 因子 Ⅷ 增强因子 Ⅸ,激活因子 Ⅹ;⑧ 因子 Ⅸ 激活因子 Ⅹ;⑨ 因子 Ⅹ 激活凝血酶原;⑩ 因子 Ⅺ 可激活因子 Ⅸ。

13. 凝血酶原复合物包括哪些?

包括许多凝血因子,如凝血因子Ⅱ、凝血因子Ⅶ、凝血因子Ⅸ、凝血因子Ⅹ,以及少量其他血浆蛋白。

14. 因子Ⅱ(凝血酶原)性质特点如何? 凝血过程中因子Ⅱ作用如何?

凝血酶原是凝血酶激活之前的状态,参与人体的内源性和外源性凝血途径,当凝血酶原激活后,就转变成具有强大凝血功能的凝血酶。凝血酶活性下降,人体就会发生凝血功能障碍,就会出现各种出血的症状,凝血酶能够激活纤维蛋白原,使纤维蛋白原转变为纤维蛋白,然后形成纤维蛋白多聚体,从而发挥凝血的功能。

15. 体内有哪些抗凝物质? 它们是如何使凝血与抗凝之间维持动态平衡?

① 抗凝血酶Ⅲ,抑制凝血酶和凝血因子Ⅸa、Ⅹa、Ⅺa等分子的活性;② 蛋白质C系统灭活凝血因子Ⅴa、Ⅷa,抑制凝血因子Ⅹ及凝血酶原的激活、促进纤维蛋白溶解;③ 组织因子途径抑制物,抑制凝血因子Ⅹa的催化活性,同时TFPI变构与凝血因子Ⅶa-组织因子复合物结合,负反馈的抑制外源性凝血途径;④ 肝素增强抗凝血酶Ⅲ的活性而发挥间接抗凝作用、刺激血管内皮细胞释放TFPI而抑制凝血过程。

16. 内源性凝血途径的过程其启动因子是什么?

FⅫ。

17. 外源性凝血途径的启动因子是什么?

FⅢ。

18. FⅩ的激活需要通过那两条途径?

外源性途径和内源性途径。

19. 内源性凝血途径与外源性凝血途径的共同途径?

从激活的FⅩa起到纤维蛋白多聚体的形成。

20. 血管损伤后多长时间暴露的内皮胶原有血小板黏附?

血管损伤后由于内皮下胶原的暴露,在1～2秒内即有少量血小板黏附于内皮下的胶原上。

21. 血小板黏附依赖于哪几种物质的参与?

血小板黏附依赖于血小板膜上的糖蛋白Ⅰb和血浆von Willebrand(vWF)的参与。

22. 血浆 vWF 因子的受体是什么?

糖蛋白Ⅰb。

23. 试述血小板止血栓的形成过程?

血小板在局部受损红细胞释放的二磷酸腺苷(adenosine diphosphate,ADP)及局部生成的凝血酶的激活下发生聚集,并释放 ADP 及血栓烷 A_2(thromboxane A2,TXA_2),进一步激活更多的血小板参与聚集,形成血小板止血栓。

24. 血栓烷 A_2(thromboxane A2,TXA_2)与前列环素 I_2(prostacyclin,PGI_2)的生理作用是什么?

TXA_2 具有强烈的促血小板聚集和缩血管作用。PGI_2 具有较强的抑制血小板聚集和舒张血管的作用。

25. 为什么正常情况下血小板不易聚集?

正常情况下,血管内皮产生的前列环素 I_2 和血小板生成的血栓烷 A_2 之间保持动态平衡,使血小板不致聚集。

26. 当血管受损血小板被激活后,机体会发生变化?

一方面磷脂酶 A_2 活性增高,血栓烷 A_2 生成增多,促进一期止血。另一方面血管内皮受损,局部前列环素 I_2 生成减少,有利于血小板聚集。

27. 血小板形态有哪些特点? 血小板功能包括哪些方面?

血小板呈无色,双面微凸圆盘状,体积小,无细胞核,有细胞器。血小板的功能:① 维持血管内皮的完整;② 参与生理止血全过程;③ 参与凝血;④ 促进和抑制纤维蛋白溶解;⑤ 血小板释放的 5-羟色胺刺激血管内皮释放血管激活物,激活纤溶酶原而使纤维蛋白降解;⑥ 血小板第 6 因子抑制纤维蛋白溶解。

28. 血小板聚集需要哪些条件?

血小板聚集需要纤维蛋白原、Ca^{2+} 和血小板膜上 GPⅡb-Ⅲa 的参与。GPⅡb-Ⅲa 是纤维蛋白原的受体,在 Ca^{2+} 的作用下与纤维蛋白原结合,充当连接相邻血小板的桥梁,使血小板聚集成团。此外,血小板释放的 TXA_2 可引起局部小血管收缩,使血流减慢,有利于血小板的黏附和聚集。

29. 血小板膜糖蛋白分别有哪些?

血小板膜糖蛋白分为质膜糖蛋白和颗粒膜糖蛋白,前者包括 GPⅠb-Ⅸ-Ⅴ、GPⅡb-Ⅲa、GPⅠa-Ⅱa 等,后者包括 CD62P 和 CD63。

30. 血栓形成的基本因素?

血栓形成的因素包括血管壁损伤,血流速度缓慢和血液高凝状态。

31. 血栓弹力图的临床意义? 其 R 值、K 值各代表什么?

血栓弹力图是临床监测凝血功能的重要检查方法之一,它通过指导成分输血,评估血小板治疗效果,判断肝素效果,诊断纤溶亢进,在临床疾病的诊断治疗中发挥重要的作用。R 值代表凝血因子的总体活性,K 值反应血凝块形成的速率。

32. 内源凝血系统较为灵敏和最为常用的筛选指标是什么?

内源凝血系统最常见的筛选试验是活化部分凝血活酶时间。活化部分凝血活酶时间正常值范围一般为 26~36 秒。

33. 外源凝血系统较为灵敏和最为常用的筛选指标是什么?

凝血酶原时间:主要反映外源性凝血系统状况,其中国际标准化比值常用于监测口服抗凝剂。正常值范围:时间:11.0~13.0 秒。

34. 在未受损的血管内皮,如何避免血小板聚集和血栓形成?

在未受损的正常血管内皮细胞,前列环素 I_2、一氧化氮的生成及二磷酸腺苷酶分解二磷酸腺苷,可以抑制血小板的聚集,避免正常内皮细胞表面发生血小板聚集和血栓形成。

35. 为什么正常内皮细胞表面发生血小板聚集和血栓形成的可能性非常小？

生理情况下血管内皮具有抗血栓作用。血管内皮可以防止凝血因子、血小板与内皮下成分接触，从而避免发生血小板聚集和血栓形成。

第二节　　出血生理功能概述及评价

36. 什么是出血时间？其正常值？

指将皮肤刺破后，让血液自然流出到自然停止所需要的时间。正常值（6.9±2.1）分钟。对于有出血史或出血性疾病的患者建议术前进行标准实验室检查，有条件的情况下，可以联合使用血栓黏弹性监检测。

37. 出血有哪些表现？

皮肤黏膜出血表现为血液淤积皮肤或黏膜下形成暗红色淤血斑，压之不褪色。按出血面积大小可分为淤点、紫癜和瘀斑。胃肠消化道出血临床表现主要取决于出血的部位和出血的速度，小量出血主要表现为柏油样便，出血量较大可表现为呕血和血便。中枢神经系统出血在不同的部位也会有不同的临床表现。脑干出血主要表现为头疼、呕吐、瘫痪，患者昏迷、瞳孔缩小；脑室出血，出血量小时仅表现为头痛、呕吐，多没有明显的意识障碍和偏瘫等临床表现。

38. 引起机体出血时间延长的因素有哪些？

引起机体出血时间延长的因素有：① 血小板数量异常，如血小板减少症和血小板增多症；② 血小板质量缺陷，如先天性和获得性血小板病等；③ 某些凝血因子缺乏，如血管性血友病、低（无）纤维蛋白原血症和弥散性血管内凝血等；④ 血管疾病，如遗传性毛细血管扩张症等；⑤ 药物影响，如服用潘生丁、乙酰水杨酸等；⑥ 出血时间缩短，见于某些严重的高凝状态和血栓形成。

39. 血小板的正常参考值？什么是血小板减少？常见于哪些原因？

血小板的正常范围是 $100 \times 10^9 \sim 300 \times 10^9 / L$。血小板减少是指周围血液内血小板数量减少，血小板计数小于 $100 \times 10^9 / L$。常见于：① 血小板生成不足；② 血小板破坏过多；③ 血小板分布异常。

40. 血小板高于多少,手术中不至于出现明显出血?

当血小板计数大于 50×10^9/L,且血小板功能正常,则手术过程中不至于出现明显出血。

41. 血小板低于多少,可有较严重的出血倾向?

当血小板计数小于 20×10^9/L,可有较严重的出血倾向。

42. 从原始巨核细胞到释放血小板入血需多长时间?

8～10 天。

43. 血小板形态和功能检查包括哪些?

血小板形态检查包括对血小板大小、形态、数量、聚集性和分布性情况检查,对于判断和分析血小板相关性疾病有重要意义。血小板功能性检查包括血小板收缩实验,血小板黏附实验,血小板聚集实验,血栓烷素 B_2 测定,血浆 β 血小板球蛋白和血小板第四因子测定,血块收缩实验。

44. 血小板因素致出血性疾病常用哪些治疗措施?

① 促进血小板生成药物治疗出血性疾病;② 脾切除;③ 肾上腺皮质激素治疗出血性疾病;④ 增强血小板功能药物治疗出血性疾病;⑤ 输注血小板治疗出血性疾病;⑥ 免疫抑制剂治疗出血性疾病。

45. 如何掌握输注血小板的指征?

输血小板的指征是:外周血中血小板数量严重减少,并且有明显出血症状时就需要输注血小板。在临床上很多种疾病需要输血小板。如重型再生障碍性贫血患者,由于血小板数量严重减少,往往出现严重的出血情况,就需要输注血小板。同时,急性白血病患者化疗以后,由于骨髓抑制期,血小板数量也会严重减少,也需要输注血小板治疗,以帮助患者度过骨髓抑制期。除了输血小板以外,还需要应用重组人促血小板生成素来升高血小板的数量。

46. 纤维蛋白原的合成部位及主要生理功能?

合成部位是肝细胞,主要生理功能是形成纤维蛋白,参与血小板聚集。

47. 纤溶系统主要包括哪些?

纤溶系统主要包括：纤溶酶原、纤溶酶、纤溶酶原激活物与纤溶抑制物。

48. 纤溶包括哪 2 个阶段?

纤溶包括：纤溶酶原的激活和纤维蛋白的降解 2 个阶段。

49. 血液中主要的纤溶酶原激活物是什么? 其主要合成部位?

血液中主要的纤溶酶原激活物有：① 组织型纤溶酶原激活物：由血管内皮细胞合成;② 尿激酶型纤溶酶原激活物(u-PA)：由肾小管上皮细胞和血管内皮细胞产生;③ 依赖因子 XII 的激活物：激肽释放酶。

50. 体内纤维蛋白溶解系统有什么特点? 纤溶抑制物有哪些?

① 组织型纤溶酶原激活物：组织型纤溶酶原激活物激活纤溶酶原,此过程主要在纤维蛋白上进行;② 尿激酶型纤溶酶原激活物：可以直接激活纤溶酶原而不需要纤维蛋白作为辅因子;③ 纤溶酶原：当血液凝固时,纤溶酶原大量吸附在纤维蛋白网上,在组织型纤溶酶原激活物或尿激酶型纤溶酶原激活物的作用下,被激活为纤溶酶,促使纤维蛋白溶解;④ 纤溶酶：降解纤维蛋白和纤维蛋白原、水解多种凝血因子、使纤溶酶原转变为纤溶酶、水解补体等。

51. 体内的纤溶抑制物有哪些?

纤溶抑制物：包括纤溶酶原激活抑制剂和 α_2 抗纤溶酶。

52. 体内的纤溶机制是什么?

纤溶机制：① 纤溶酶原激活途径：纤溶酶原可通过 3 条途径被激活为纤溶酶,分别为内激活途径、外激活途径和外源激活途径。② 纤维蛋白(原)降解机制：纤溶酶不仅降解纤维蛋白,而且可以降解纤维蛋白原。纤溶酶降解纤维蛋白原产生 X 片段、Y 片段及 D、E 片段。降解纤维蛋白则产生 X'、Y'、D-D、E' 片段。上述所有的片段统称为纤维蛋白降解产物。

53. 纤维蛋白多聚体形成的生理过程?

纤维蛋白原在凝血酶作用下变成纤维蛋白单体,在凝血因子 XIIIa 作用下形成牢固的纤维蛋白多聚体。

54. 1 单位(U)FⅧ是如何定义的?

　　1 单位相当于 1 mL 新鲜血浆中所含凝血因子 FⅧ的含量。

55. FⅧ活性的正常值是多少?

　　FⅧ活性是通过其纠正缺乏 FⅧ血浆所致的凝固时间延长的能力而测得的,正常值为 60%～150%。

56. 哪些因素可引起机体出血性疾病?

　　① 血管因素异常:包括血管本身异常和血管外因素异常引起出血性疾病;② 血小板异常:血小板数量改变和粘附、聚集、释放反应等功能障碍均可引起出血;③ 凝血因子异常:包括先天性凝血因子和后天获得性凝血因子异常两方面。

57. 哪些原因可以导致出血性疾病?

　　① 血管壁先天性或后天性异常导致的出血性疾病;② 血小板数量或质量异常,消耗或破坏过多表现为以出血位特征的疾病;③ 凝血因子数量或质量异常,由于遗传性或获得性因素导致的出血性疾病;④ 抗凝与纤溶异常发生的出血性疾病。

58. 出血性疾病常规实验室检查有哪些?

　　① 筛选试验:出血时间、血小板计数、束臂试验、血块退缩试验、凝血时间、活化的部分凝血活酶时间、凝血酶原时间、凝血酶时间等。② 特殊试验:血管壁功能异常:毛细血管镜和内镜检查、病理学检查、血管性血友病因子(von Willebrand Factor,vWF)检测等;血小板异常:血小板形态和功能、血小板膜糖蛋白、血小板相关抗体检测等;凝血异常:凝血活酶生成试验及纠正试验、凝血酶原时间纠正试验、凝血酶时间甲苯胺蓝纠正试验、凝血因子含量及活性测定。

59. 什么是纤维蛋白降解产物?

　　纤维蛋白降解产物是血浆中存在的纤维蛋白被降解之后的片段,正常情况下血浆中的纤维蛋白降解产物应该是阴性,定量试验检测应该小于 10 mg/L。如果血浆中的纤维蛋白降解产物明显增多,说明有纤维蛋白的降解增多也就是纤溶亢进的情况,可见于原发性的纤溶亢进或者继发性的纤溶亢进,包括高凝状态、弥散性血管内凝血或者抗凝治疗等。

60. 为什么机体在纤溶亢进时,会有出血倾向?

每个人的身体都是促凝、抗凝和纤溶系统同时在起作用,纤溶过程简单地说是溶血酶原溶解血块和抑制凝血的过程,正常状态时它们同时处于平衡状态,如果发生纤溶亢进那就是溶解血块的速度过快并且对凝血的抑制作用过强,在抗凝和纤溶的双重作用下血液凝血功能低下,会有较大概率引发出血,尤其是在有其他共同因素影响下,因此机体在纤溶亢进时,会有出血倾向。

61. 为什么机体在正常安静情况下,血液中的纤溶活性会很低?

因为只有在激活物的作用下,纤维酶原才能转变成具有催化活性的纤溶酶,因此正常情况下,血浆中纤溶酶原无活性。

62. 监测普通肝素治疗作用的常用指标? 其时间延长见于哪些情况?

① 活化部分凝血活酶时间:它是监测普通肝素的首选指标。活化部分凝血活酶时间延长主要见于血友病、弥散性血管内凝血、肝病、大量输入库存血等。② 血浆肝素浓度监测:它是肝素监测的又一较为理想的指标,在活化部分凝血活酶时间为正常对照值的 1.5~2.5 倍时,血浆肝素浓度为 0.2~0.5 U/mL。因此,该浓度范围的肝素是治疗的最佳选择。

63. 纤溶活性的筛选指标有哪些?

血浆鱼精蛋白副凝固试验(3P 试验),血浆 D-二聚体,血清纤维蛋白降解产物,凝血酶时间,血浆纤溶酶原活性和血浆 α_2 纤溶酶抑制物等。

64. 血清纤维蛋白降解产物增高见于哪些情况? 其正常参考值?

① 原发性纤维蛋白溶解功能亢进;② 继发性纤维蛋白溶解功能亢进:高凝状态弥散性血管内凝血、肾脏疾病、器官移植排斥反应溶栓治疗等;③ 血管栓塞性疾病(心肌梗死、闭塞性脑血管病、深部静脉血栓);④ 白血病化疗诱导期后出血性血小板增多症、尿毒症、肝脏疾患或各种肿瘤;⑤ 妊娠后期凝血因子Ⅷ减少。正常参考值<5 μg/mL。

65. 优球蛋白溶解时间延长的临床意义?

① 血栓前状态和血栓性疾病时,血液纤溶活性减弱,如弥漫性血管内凝血高凝期、心肌梗死、心绞痛、脑血管病变、糖尿病、妊娠期高血压疾病、深静脉血栓形

成、肾病综合征等。② 应用抗纤溶药物。

第三节　抗凝药物对围术期止血、凝血和纤溶的影响

66. 阿司匹林抗血小板聚集作用的机制是什么？

　　阿司匹林通过不可逆地抑制环加氧酶，减少血小板血栓素 A_2 的生成，从而发挥抗血小板聚集作用。

67. 为什么阿司匹林抑制环加氧酶的作用是不可逆的？

　　由于血小板缺乏细胞核，不能再产生环加氧酶，因此不可逆。

68. 对于使用阿司匹林的急症患者应如何应对？

　　应立即停用阿司匹林，并可输入新鲜血小板。

69. 氯吡格雷抑制血小板聚集的机制是什么？ 多数患者术前需停多长时间氯吡格雷？

　　氯吡格雷是二磷酸腺苷诱导的血小板聚集的抑制剂，能选择性抑制二磷酸腺苷与血小板受体的结合，随后抑制激活二磷酸腺苷与糖蛋白 GPⅡb/Ⅲa 复合物，不可逆地抑制血小板的聚集。一般术前 1 周停用氯吡格雷。

70. 华法林的抗凝机制是什么？

　　华法林可以抑制维生素 K 参与的凝血因子在肝脏的合成，从而发挥抗凝作用。

71. 华法林的药物作用为什么是起效慢、维持作用时间长？ 华法林抗凝血的最大效应时间？

　　华法林对已经合成的凝血因子无直接对抗作用，需等待耗竭后发挥作用，因此起效慢。而停药后需要等待维生素 K 依赖的凝血因子恢复到特定浓度后抗凝作用才会消失，因此维持时间长。华法林抗凝血的最大效应时间为 72～96 小时。

72. 肝素的抗凝作用为什么体内强于体外？

肝素主要通过与抗凝血酶Ⅲ（AT‐Ⅲ）结合，增强其对凝血因子Ⅱ、Ⅸ、Ⅹ、Ⅺ、Ⅻ的抑制作用，而加速凝血酶的失活，发挥间接抗凝作用；增强蛋白C的活性，刺激血管内皮细胞释放抗凝物质和纤溶物质。从上可以看出，肝素的作用主要在血管内，与增强体内抗凝血因子的作用有关。

73. 肝素抗凝的生理机制？

肝素最主要的抗凝作用依赖于抗凝血酶Ⅲ，肝素与抗凝血酶Ⅲ结合以后，使抗凝血酶Ⅲ的构型发生变化，并能够与多种凝血因子结合，抑制这些凝血因子，从而达到抗凝的目的。

74. 为什么低分子肝素更适宜于临床应用？

因为低分子肝素和普通肝素相比，其分子量要低，并且它具有选择性抑制活化型凝血因子Ⅹ的活性，而对凝血酶及其他凝血因子影响较小。因此，它与普通肝素相比，具有更精准的靶点抑制作用。与普通肝素相比，低分子肝素的临床应用具有抗凝计量容易掌握、个体差异性小、一般不需要监测抗凝活性、毒性较小、安全、作用时间长的优点。

75. 肝素诱发的血小板减少症有何特点？

肝素是预防及治疗血栓形成性疾病最常应用的药物之一，其少见但严重的并发症是血小板减少，即肝素诱发的血小板减少症，其以血小板减少合并或不合并动静脉血栓形成为主要特征，具有较高的致死率及致残率。

76. 正常情况下，组织损伤后形成的止血栓，在完成止血使命后会影响血流吗？

不会。因为：① 血管内皮正常情况下保持光滑完整；② 血管内血流湍急，异常的小凝块可即时稀释并被带走；③ 正常人血浆中存在着很强的抗凝物质；④ 体内存在纤维蛋白溶解系统，即血凝块中的纤维蛋白被分解液化的过程，这主要依赖纤溶系统的活动。正常情况下，组织损伤后所形成的止血栓在完成使命后将逐步溶解，保证血管的畅通。

77. 为什么在体外循环条件下，FⅫa、激肽释放酶会成为纤溶酶原的主要激活物？

因为在体外循环的情况下，由于循环血液大量接触带负电荷的异物表面，因此FⅫa、激肽释放酶可成为纤溶酶原的主要激活物。

78. 机体如何维持凝血与纤溶之间的动态平衡?

当血管壁上有纤维蛋白形成时,纤溶酶原激活物分泌增多,同时纤维蛋白对纤溶酶原激活物和纤溶酶原具有较高的亲和力,三者结合避免了纤溶酶原激活物抑制物-1 对纤溶酶原激活物的灭活,同时又有利于纤溶酶原激活物对纤溶酶原的激活。激活后的纤溶酶结合于纤维蛋白上还可以避免血液中 α_2-抗纤溶酶对它的灭活。这样就保证了血栓形成部位既有适度的纤溶过程,又不致引起全身性纤溶亢进,从而维持凝血和纤溶之间的动态平衡。

79. 机体止血、凝血功能异常主要表现为哪 2 种基本类型? 其原因是什么?

① 遗传性凝血功能障碍患者通常具有凝血功能障碍家族史。患者在婴幼儿时期就有出血的症状,此种类型的凝血功能障碍通常由单一种类凝血因子缺乏导致。最常见的为血友病。② 获得性凝血功能障碍主要由维生素 K 缺乏或严重肝病导致。其中维生素 K 缺乏时,可导致凝血酶原、凝血因子 Ⅶ、Ⅹ、Ⅺ 的缺乏,从而影响凝血功能。机体内的多种凝血因子,合成场所位于肝脏,当机体发生严重肝病时,此类凝血因子合成减少,从而影响凝血功能。

80. 低温对机体凝血和纤溶有何影响?

围术期低体温使血小板功能减弱,凝血物质活性降低,血小板滞留于肝脏使循环血液中的血小板数量减少,凝血功能受到抑制,手术出血量增多。低体温影响纤维蛋白原的合成,从而影响纤维蛋白原的可用度。

81. 体外心肺转流术对机体凝血和纤溶有何影响?

体外心肺转流术是一个非生理过程,血液稀释、转流后血小板黏附于人工制品表面,血流切应力、血气直接接触、低温、肝素及鱼精蛋白的应用等多种因素导致血小板功能损害,导致凝血机制障碍引起出血。

第四节　血友病的围术期准备

82. 血友病 A 和血友病 B 分别缺少哪个凝血因子?

凝血因子 FⅧ 或 FⅨ 缺乏的患者有明显的出血倾向,分别称之为血友病 A 和血友病 B。

83. 可使凝血功能的检查值在临床正常范围的 FⅧ活性是多少？

一般情况下，需将 FⅧ活性水平维持在 15%～20%以上。

84. 血友病 A 在临床上根据 FⅧ活性分为哪 3 型？

重型，FⅧ活性<1%；中间型，FⅧ活性 1%～5%；轻型，FⅧ活性 5%～25%。

85. 血友病 B 在临床上根据 FⅨ活性分为哪 3 型？

重型，FⅨ活性<1%；中间型，FⅨ活性 1%～5%；轻型，FⅨ活性 5%～25%。

86. 血友病 A 患者术前应如何准备？

除常规的术前准备外，术前凝血因子的补充足够；进行凝血功能的评估；围术期密切监测 FⅧ活性。

87. 血友病 B 患者术前应如何准备？

评估凝血功能状态，检测 FⅨ因子活性，必要时行预防性替代治疗。

88. 血友病患者如何进行替代治疗？ 主要制剂有哪些？

血友病的替代疗法是定期补充缺失的凝血因子。主要制剂有新鲜血、新鲜冰冻血浆、冷沉淀物、高纯度浓缩和重组基因凝血因子。

89. 血友病 A 患者术后替代治疗时间多长？

术后替代治疗应该用到 10～14 天或至伤口愈合。

90. 什么是血管性血友病？

血管性血友病是由于血浆血管性血友病因子基因突变，导致血浆血管性血友病因子生成减少或生成有缺陷引起的一种遗传性出血性疾病。

91. 对严重出血或手术的患者应多长时间输注一次血管性血友病因子？

对大手术或严重出血的患者需每日输注 50 IU/kg 的血管性血友病因子。

92. 在我国冷沉淀为什么常用于血管性血友病的治疗？

血管性血友病表现为血浆中血管性血友病因子质或量的异常，因冷沉淀富含血管性血友病因子、Ⅷ因子、纤维蛋白原、纤维结合蛋白和 XⅢ 因子，所以常作为血管性血友病替代治疗的理想制剂。

93. 调节血液凝固的因素有哪些？其主要作用是什么？

血液凝固是一系列复杂的动态过程，其调节主要包括凝血酶的反馈调节和体内生理性抗凝血物质。凝血酶在凝血过程中既可以激活凝血因子 V、Ⅷ、Ⅸ 和血小板，正反馈促进血液凝固；也可通过调节蛋白激活蛋白质 C 系统而抑制凝血过程。体内生理抗凝物质包括丝氨酸蛋白酶抑制、蛋白质 C 系统、组织因子途径抑制物。

第五节　麻醉、手术与血栓

94. 哪些因素可引起机体血栓的形成？

① 血栓性素质：抗凝物质缺乏和纤维蛋白溶解异常。② 静脉血栓形成：血流淤滞、凝血亢进、口服避孕药、溶血危象。③ 动脉血栓形成：血管壁异常、血黏度增高、血小板功能异常。④ 微循环血栓形成：栓塞、凝血活性增高。

95. 围术期血栓形成的机制？

血栓的形成要具备 3 个条件：第一、血管内皮的损伤；第二、血流状态改变；第三、血液凝固性的增加。血栓形成是指血液在流动状态中，由于血小板活化和凝血因子被激活而发生的异常凝固，血管内皮损伤，暴露在内皮下的胶原纤维激活血小板和凝血因子，从而启动内源性凝血系统。血流状态缓慢是由于手术制动等原因，血流状态缓慢可以使血小板聚集。血液凝固性增加，是指血液中血小板和凝血因子增多，或纤维蛋白溶解系统的活性降低，导致血液高凝状态。

96. 围术期弥散性血管内凝血发生的机制？

组织因子在血液中的释放，启动了凝血系统严重损伤所引起的一种弥漫性血管内凝血的机制。在促凝物质作用下，凝血因子被激活，血中凝血酶量增加，血液呈高凝状态。广泛的血管内凝血，消耗大量的凝血因子和血小板，且多易继发纤溶，使血液转入低凝状态。大量纤溶酶原转变成纤溶酶，同时因纤维蛋白（原）降解产物的形成，它们均有很强的纤溶和抗凝作用。所以此期血液凝固性更低，出血倾向更为明显，常表现为严重出血和渗血、休克。

97. 新型口服抗凝药分类及作用特点？

口服ⅩⅰⅠ因子和Ⅱa直接抑制剂,前者包括阿哌沙班、利伐沙班、依度沙班等,后者有达比加群。这两类药物都是针对单个有活性的凝血因子,不依赖于抗凝血酶抗凝,口服起效快,相对于华法林半衰期较短,具有良好的剂效关系,与食物和药物之间相互作用较少,口服使用无需监测常规凝血指标,可以减少或避免因用药不当造成的药物疗效下降或者出血不良事件,且剂量个体差异小,只需固定剂量服用,对医生及患者均极为方便。

98. Ⅶ因子和Ⅷ因子的半衰期各是多长时间？

凝血因子Ⅶ的半衰期$4\sim6$ h,凝血因子Ⅷ的半衰期$8\sim12$ h。

99. 重组人凝血因子Ⅶa可用于哪些情况的治疗？

注射用重组人凝血因子Ⅶa,适应证为下列患者群体的出血发作及预防在外科手术过程中或有创操作中的出血。① 凝血因子Ⅷ或Ⅸ的抑制物>5BU 的先天性血友者;② 预计对注射凝血因子Ⅷ或凝血因子Ⅸ,具有高记忆应答的先天性血友病患者;③ 获得性血友病患者;④ 先天性FⅦ缺乏症患者;⑤ 具有 GPⅡb-Ⅲa 和(或)HLA 抗体和既往或现在对血小板输注无效或不佳的血小板无力症患者。

100. 重组组织型纤溶酶原激活剂作用特点？ 适用于哪些紧急情况？

重组组织型纤溶酶原激活剂可以直接激活纤溶酶原转化为纤溶酶,适用于急性心肌梗死、急性大面积肺栓塞以及急性缺血性脑卒中发生后静脉溶栓。

101. 激活全血凝固时间(activatedclottingtimeof whole blood, ACT)监测的临床意义及影响因素？

ACT 为激活的全血凝固时间,正常值为$70\sim130$ 秒,ACT 监测是目前国内外在临床体外循环手术时,监测血凝时间的一种客观、有效的方法。通过 ACT 值的测定,可以确定血液所需肝素抗凝及鱼精蛋白拮抗的计量,是确保心脏等手术安全和成功的有效手段之一。

102. D-二聚体检测的临床意义？

D-二聚体来源于溶解的交联纤维蛋白凝块,主要反映纤维蛋白溶解功能,也可用于溶栓药物治疗的监测指标。D-二聚体的临床检测主要应用在静脉血栓栓塞、深静脉血栓形成和肺栓塞的辅助诊断。增高见于继发性纤维蛋白溶解功能亢进,如高凝状态、弥散性血管内凝血、肾脏疾病、器官移植排斥反应、溶栓治疗等。心肌梗死、脑梗死、肺栓塞、静脉血栓形成、手术、肿瘤、弥漫性血管内凝血、感染及组织坏死等也可导致 D-二聚体升高。

（张林忠　范俊柏）

参考文献

［1］ 罗自强,闵苏,等.麻醉生理学(第 4 版).北京：人民卫生出版社,2016.

［2］ 邓小明,姚尚龙,于布为,等.现代麻醉学(第 4 版).北京：人民卫生出版社,2014.

［3］ 王庭槐.生理学(第 9 版).北京：人民卫生出版社,2018.

［4］ 围术期出凝血管理麻醉专家共识协作组.围术期出凝血管理麻醉专家共识.中华麻醉学杂志,2020,40(09)：1042－1053.

第八章

麻醉与内分泌生理

第一节　内分泌生理概述

1. 什么是内分泌系统？什么是激素？

　　内分泌系统是由内分泌腺和分布于其他器官的内分泌组织和细胞构成。激素是由内分泌系统所合成和分泌的高效能生物活性物质，以体液为媒介，在细胞间递送调节信息。

2. 内分泌系统是如何调控机体稳态？

　　内分泌系统通过激素调节机体的物质代谢、基础代谢、水和电解质的平衡以及应激反应，以适应机体内外环境变化，维持内环境稳态。

3. 人体主要的内分泌腺有哪些？

　　人体主要的内分泌腺包括：垂体、甲状腺、甲状旁腺、胰岛、肾上腺、生殖腺、胸腺、松果体等。

4. 中枢神经系统对内分泌系统功能有哪些影响？

　　高级神经及自主神经活动均可影响内分泌系统的功能。高级神经活动如紧张、寒冷、饥饿、麻醉手术等可影响下丘脑内分泌功能，也能引起交感神经兴奋。同时，内分泌功能对中枢神经系统也有一定影响。例如，甲亢患者常出现亢奋、易怒的症状。

5. 神经递质对内分泌系统功能有哪些影响?

中枢神经系统递质多巴胺、乙酰胆碱、5-羟色胺等均参与调节下丘脑和腺垂体激素的释放或抑制。

6. 内分泌腺体与激素之间是如何相互影响的?

腺体内及腺体之间存在着相互影响,例如有机碘在甲状腺腺体内含量的改变可影响甲状腺素的合成与分泌。除此之外,相关激素之间也存在相互影响,例如生长抑素及多巴胺对促甲状腺激素释放激素的分泌有抑制作用。生长激素有抗胰岛素作用,肢端肥大患者可有血糖升高表现。

第二节　麻醉与应激

7. 什么是应激反应?

当机体受到伤害性刺激时,如创伤、失血、手术、饥饿、疼痛、缺氧、寒冷、过度的精神刺激等,机体发生一系列适应性和耐受性的反应,称为应激或应激反应。应激反应是以垂体—肾上腺皮质系统和交感—肾上腺素髓质系统参加为主,并有多种激素参与的使机体抵抗力增强的非特异性反应。

8. 应激反应时机体内激素有哪些变化?

应激反应时,血中促肾上腺皮质激素、糖皮质激素、肾上腺素和去甲肾上腺素水平迅速升高,可达到正常水平的数倍,甚至是数十倍,以增加机体对伤害性刺激的耐受性、抵抗力和应变力。此外,生长激素、催乳素、胰高血糖素、抗利尿激素、醛固酮等均升高。

9. 应激反应时糖皮质激素是如何受到调节的?

① 下丘脑—垂体—肾上腺皮质轴作用:当应激反应时,通过下丘脑—垂体—肾上腺皮质轴促进肾上腺皮质分泌大量糖皮质激素;② 反馈作用:血中糖皮质激素浓度升高可反馈抑制促肾上腺皮质激素释放激素、促肾上腺皮质激素分泌;③ 应激作用:在应激反应时,血中高浓度糖皮质激素对促肾上腺皮质激素分泌和促肾上腺皮质激素释放激素分泌的负反馈作用可暂时失效,大大增加的糖皮质激素通过其生理效应以满足机体的需要,待应激结束后再发挥其对促肾上腺皮质激

素释放激素、促肾上腺皮质激素分泌的调节作用。

10. 应激反应时肾上腺髓质激素是如何受到调节的？

① 交感神经作用：肾上腺髓质受交感神经节前纤维支配，交感神经兴奋时，可促进儿茶酚胺释放；② 促肾上腺皮质激素分泌和糖皮质激素作用：促肾上腺皮质激素分泌可引起糖皮质激素分泌增多，提高嗜铬细胞内髓质激素有关合成酶的活性，促进髓质激素的合成及分泌；③ 反馈作用：当肾上腺髓质激素分泌增多，可负反馈阻止髓质激素合成，从而保持激素水平的稳态。

11. 应激反应时有哪些代谢变化？

① 糖代谢：糖原的分解和糖异生明显增强，血糖明显升高，机体可出现应激性高血糖或应激性糖尿；② 脂肪代谢：脂肪的动员和分解加强，血中游离脂肪酸和酮体有不同程度的增加，组织对脂肪酸的利用增加；③ 蛋白质代谢：蛋白质分解加强，合成减弱，尿氮排出增加，出现负氮平衡。

12. 应激反应时对心血管系统功能有哪些影响？

应激时由于交感—肾上腺髓质系统兴奋，儿茶酚胺浓度升高，引起心率加快、心收缩力加强、心输出量增加、周围组织器官的血供增加。此外，应激时 α 受体占优势的皮肤、内脏血管收缩，β 受体占优势的冠状动脉、骨骼肌血管扩张，使血液重新分布，保证心、脑等重要脏器的血供。同时，糖皮质激素水平增高，通过允许作用维持循环系统对儿茶酚胺的反应性。应激也产生不利影响，如缺血缺氧引起酸中毒，心肌耗氧量增多易引发室颤等。

13. 应激反应时对免疫系统功能有哪些影响？

急性应激时，机体非特异性免疫反应常增强，如外周血中性粒细胞数目增多，吞噬活性增强，补体系统激活，细胞因子、趋化因子及淋巴因子等释放增多。但持续强烈的应激反应常导致免疫系统功能减弱，这与应激时儿茶酚胺、糖皮质激素大量分泌有关，因为两者对免疫系统具有强烈抑制作用。

14. 内分泌系统常见的危象有哪些？

内分泌系统常见的危象有腺垂体功能减退危象、甲状腺危象、甲状腺功能减退危象、甲状旁腺危象、肾上腺皮质危象、糖尿病酮症酸中毒、非酮症高渗性糖尿病昏迷等。

15. 手术麻醉影响内分泌系统功能的相关因素有哪些？

　　① 手术大小和部位：中、小手术和下腹部、盆腔手术较大手术和上腹部手术影响小；② 麻醉方式：全麻影响最明显；③ 全麻药中，吸入麻醉药影响最大，吸入麻醉药中乙醚影响最明显，异氟烷、七氟烷、地氟烷对麻醉影响轻微；④ 麻醉手术过程中缺氧 CO_2 蓄积、出血、低血压休克等对内分泌功能影响较大。

第三节　麻醉与下丘脑、垂体功能

16. 腺垂体可分泌哪些激素？有哪些生理学功能？

　　腺垂体可分泌：① 生长激素：促进生长，尤其是骨骼、肌肉和内脏器官；调节新陈代谢；② 催乳素：促进乳腺发育，发动并维持乳腺泌乳；③ 促甲状腺激素：作用于甲状腺，促进释放甲状腺激素；④ 促肾上腺皮质激素：作用于肾上腺皮质，促进释放糖皮质激素；⑤ 卵泡刺激素和黄体生成素：作用于卵巢和睾丸，促进释放性激素。

17. 神经垂体可分泌哪些激素？有哪些生理学功能？

　　神经垂体可分泌：① 抗利尿激素（血管加压素）：通过调节肾集合管对水的重吸收维持细胞外液量的平衡；② 催产素：促进子宫平滑肌收缩。

18. 手术对下丘脑、垂体功能有哪些影响？

　　患者术前紧张和手术刺激可引起下丘脑促肾上腺皮质激素释放激素和腺垂体促肾上腺皮质激素增加，从而刺激糖皮质激素分泌以适应应激反应的需要。缺氧和 CO_2 潴留可促进促肾上腺皮质激素释放，低氧前期可兴奋下丘脑—垂体功能，严重长期缺氧则对其产生抑制作用。手术创伤所致的疼痛、失血、低血压以及术前禁饮禁食所致血浆渗透压升高均可刺激神经垂体释放抗利尿激素。

19. 阿片类镇痛药对下丘脑、垂体功能有哪些影响？

　　阿片类镇痛药通过阻断外周刺激向中枢传导，可抑制下丘脑—垂体—肾上腺皮质轴的相关激素分泌。吗啡可抑制下丘脑分泌释放促肾上腺皮质激素释放激素，从而影响促肾上腺皮质激素和糖皮质激素的分泌。哌替啶可抑制腺垂体分泌释放促肾上腺皮质激素。芬太尼、瑞芬太尼、舒芬太尼均可在一定程度上抑制手术应激导致的促肾上腺皮质激素和糖皮质激素的升高。

20. 麻醉用药对下丘脑、垂体功能有哪些影响？

多数吸入麻醉药对下丘脑—垂体均有不同程度的兴奋作用。乙醚、七氟烷麻醉促肾上腺皮质激素水平明显增加，氟烷麻醉促肾上腺皮质激素增加程度不如乙醚麻醉，恩氟烷、异氟烷对内分泌影响较小，麻醉时促肾上腺皮质激素未见增加。静脉麻醉药中，丙泊酚对内分泌影响较小，氯胺酮可使促肾上腺皮质激素浓度增高。

21. 麻醉方式对下丘脑、垂体功能有哪些影响？

椎管内麻醉对下丘脑、垂体功能的影响小于全身麻醉，血浆促肾上腺皮质激素、GH、抗利尿激素等均无明显变化。而全身麻醉时促肾上腺皮质激素、GH、抗利尿激素等均明显升高。同时，应用大剂量芬太尼麻醉时，上述变化可明显减轻。

22. 垂体瘤对手术麻醉有哪些影响？

生长激素型垂体瘤患者常伴有舌体肥大、会厌宽垂，气管插管时可出现声门显露困难。催乳素型垂体瘤影响较小。皮质激素型垂体瘤可表现为 Cushing 综合征，麻醉诱导时循环不稳定，用药量需适当减少。无功能垂体瘤患者由于瘤体较大，压迫周围组织，可出现垂体功能低下、激素水平降低、术中需补充类固醇激素。

23. 垂体功能减退对手术麻醉有哪些影响？

严重的垂体功能减退患者，在手术、麻醉等应激情况下可出现垂体危象，表现为低血糖、休克、昏迷等。垂体功能减退患者对麻醉药非常敏感，机体代偿能力较差，麻醉诱导时循环不稳定、波动性较大，易出现顽固性低血压。术前应根据病情进行激素替代治疗，积极纠正水电解质紊乱，麻醉用药量需适当减少。术中加强监测，及时防治并发症。

24. 什么是腺垂体功能减退危象（垂体危象）？ 常见病因有哪些？

在全垂体功能减退的基础上，各种应激因素刺激诱发的危象，其病因可分为原发性和继发性。常见的原发性病因包括垂体缺血性坏死、垂体肿瘤、医源性垂体损伤等。常见的继发性包括外伤性垂体柄损伤、下丘脑及其他中枢神经系统病变等。

25. 腺垂体功能减退危象的临床表现有哪些?

　　腺垂体功能减退危象的临床分为:高热型(>40℃)、低温型(<30℃)、低血糖型、低血压休克型、水中毒性、混合型。各种类型伴有相应的症状,突出表现为消化系统、循环系统和神经精神方面的症状,如恶心呕吐、高热、休克、神志不清、谵妄甚至昏迷的严重垂危状态。

26. 腺垂体功能减退危象的处理方法是什么?

　　① 纠正低血糖:立即静脉注射 50% 的葡萄糖溶液,继以 5% 葡萄糖氯化钠溶液持续静脉滴注;② 大剂量肾上腺皮质激素应用:补液中加入氢化可的松或地塞米松,分次应用;③ 纠正休克;④ 对症治疗:纠正水电解质紊乱、体温管理;⑤ 积极治疗相关诱因。

第四节　麻醉与甲状腺、甲状旁腺功能

27. 甲状腺激素有哪些生理学功能?

　　甲状腺激素主要生理学功能包括:① 促进生长发育,尤其是幼儿脑发育的关键激素;② 调节新陈代谢:产热;升高血糖;对脂肪代谢具有双向调节作用,但促分解作用>促合成作用;对蛋白质代谢也具有双向调节作用,生理情况下表现为正氮平衡,甲亢情况下表现为负氮平衡;③ 神经系统:提高中枢神经系统的兴奋性;④ 循环系统:心率增快、心肌收缩力增强、心输出量和心肌耗氧量增加。

28. 甲状旁腺激素、降钙素有哪些生理学功能?

　　甲状旁腺激素主要是通过影响肾小管对钙、磷的重吸收以及促进骨钙入血,起到升血钙、降血磷的作用,从而维持血钙、血磷的稳态。降钙素则通过抑制破骨细胞活动和促进成骨细胞活动,以及增强肾脏对钙、磷的排泄而产生降低血钙和血磷的效应。

29. 下丘脑—垂体—甲状腺之间如何进行反馈性调节?

　　生理情况下,血液中甲状腺激素水平升高,会负反馈性地作用于腺垂体促甲状腺激素细胞和下丘脑促甲状腺激素释放激素前体原基因的转录,进而抑制促甲状腺激素和促甲状腺激素释放激素的合成与分泌。腺垂体促甲状腺激素分泌过多时也可反馈性抑制下丘脑促甲状腺激素释放激素的合成和分泌。

30. 钙磷代谢与甲状旁腺激素和降钙素之间是如何相互影响的？

血清钙离子浓度增高时，甲状旁腺激素的分泌受到抑制，降钙素分泌增多；而血清钙离子浓度降低时，兴奋甲状旁腺分泌甲状旁腺激素，同时抑制降钙素的分泌。甲状旁腺激素和降钙素通过调节血钙而相互影响。

31. 手术对甲状腺功能有哪些影响？

手术创伤应激通过下丘脑—垂体—甲状腺轴和交感神经系统使甲状腺激素适度增加。对于术前甲亢患者，手术创伤应激因素可诱发甲状腺危象，需注意。

32. 麻醉用药对甲状腺功能有哪些影响？

围术期多数麻醉用药对甲状腺功能影响不明显。镇静、镇痛药等对甲状腺功能影响不明显。吸入麻醉药中除乙醚可明显兴奋内分泌活动，其余常用的对甲状腺影响不大。静脉麻醉药对甲状腺也没有明显影响。

33. 麻醉方式对甲状腺功能有哪些影响？

手术低温情况下，甲状腺功能在降温初期亢进，随着温度降低而被抑制。椎管内麻醉对甲状腺功能影响不大。乙醚全麻可使 T_4 升高，但硫喷妥钠和氧化亚氮为主的全麻，T_4 反而下降。全麻患者术后可见 T_3 水平升高，可能全麻对 T_4 脱碘过程干扰有关。

34. 甲状腺功能亢进对手术麻醉有哪些影响？

甲亢患者吸入麻醉药最低肺泡有效浓度值不变，但由于心输出量增加可使吸入麻醉药摄取增加，可使吸入麻醉诱导速度减慢。由于甲亢患者常与重症肌无力的发生率增高相关，肌肉松弛药的使用需谨慎。甲亢患者麻醉诱导和维持时应保持足够深度，同时避免使用交感神经活性药物（氯胺酮、阿托品、哌替啶、氟烷），以防心率加快和血压急剧升高，必要时可静脉泵注艾司洛尔。同时注意体温监测。

35. 甲状腺功能减退对手术麻醉有哪些影响？

甲状腺功能减退，简称甲减，患者对手术和麻醉的耐受性较差，可诱发甲减危象。同时，甲减患者对血管活性药物不敏感，对麻醉药非常敏感，同时由于心输出量下降,压力感受器反应迟钝,易发生低血压,故麻醉时适当减少麻醉药量。甲减患者吸入麻醉药最低肺泡有效浓度值没有明显减低,但心输出量减少,可能加快吸入麻醉药诱导速度。甲减患者低体温,药物代谢慢,可导致术后麻醉恢复期延长。甲减患者常合并不同程度的肾上腺皮质功能不全,因此围术期应适当补充糖皮质激素。

36. 甲状旁腺功能异常对手术麻醉有哪些影响?

　　甲状旁腺功能亢进患者表现为高血钙、低血磷,常有骨质疏松和肾功能不全。术前应纠正高钙血症,纠正血容量和其他电解质异常。同时,应注意患者的心、肾功能状态。术中输注生理盐水可起到稀释高血钙的作用,也可使用肾上腺皮质激素、静脉注射降钙素等降血钙。术中、术后应密切关注血游离钙的浓度。

37. 什么是甲状腺危象? 常见诱因有哪些?

　　甲状腺危象是指由于应激反应使甲状腺功能亢进病情突然加重,出现危及生命的状态。感染是常见的诱发因素,精神极度紧张、过度劳累等应激情况,甲状腺功能亢进患者未用抗甲亢药准备,或药物准备不充分、症状未被控制时进行手术可以诱发危象。

38. 甲状腺危象的临床表现有哪些?

　　甲状腺危象的临床表现:体温升高、心动过速(心率>160次/分)、大汗、烦躁、呕吐、腹泻,严重患者可有心衰、休克、谵妄或昏迷等。

39. 甲状腺危象的处理方法是什么?

　　① 降低循环中甲状腺激素水平:使用硫脲类抗甲状腺药,抑制甲状腺激素的合成和抑制外周组织 T_4 向 T_3 转化;② 降低周围组织对甲状腺激素的反应:静注 β 受体阻滞剂普萘洛尔;③ 糖皮质激素:防止和纠正肾上腺皮质功能减退;④ 对症治疗:吸氧、物理降温、扩容、纠正水电解质紊乱等;⑤ 积极治疗相关诱因。

40. 什么是甲状腺功能减退危象? 常见诱因有哪些?

　　甲状腺功能减退危象,又称黏液性水肿昏迷,多见于重症甲减患者在应激情况下发生。常见的诱因包括感染、创伤、麻醉、手术、过度劳累、饥饿等。

41. 甲状腺功能减退危象的临床表现有哪些？

① 甲状腺功能减退的症状：毛发稀疏、颜面和眼睑水肿等；② 神经精神系统症状：谵妄、昏睡、昏迷；③ 患者可有低血压、低体温、心率缓慢症状。

42. 甲状腺功能减退危象的处理方法是什么？

① 补充甲状腺激素；② 糖皮质激素：氢化可的松持续静滴；③ 对症治疗：保温、吸氧、保持呼吸道通畅、纠正水电解质紊乱等；④ 积极治疗相关诱因。

第五节　麻醉与肾上腺功能

43. 肾上腺皮质按组织学由内向外可分为哪几层？分别释放哪些激素？

肾上腺皮质按组织学由内向外可分为网状带、束状带、球状带三层。网状带主要释放雄激素，也可分泌少量雌激素和糖皮质激素。束状带释放糖皮质激素，主要是皮质醇。网状带释放盐皮质激素，主要是醛固酮。

44. 糖皮质激素有哪些生理学功能？

① 减少组织对糖的利用和加速肝脏糖异生升高血糖；② 提高四肢部分的脂肪酶活性，促进脂肪分解；③ 抑制肝外组织中蛋白质的合成并促进其分解，促进肝内蛋白质合成；④ 水盐代谢：有一定的促进肾远曲小管和集合管的保 Na^+ 排 K^+ 作用；⑤ 循环系统：上调心肌、心血管平滑肌上儿茶酚胺受体的表达，增强受体亲和力，提高对儿茶酚胺的敏感性，达到正性肌力作用；⑥ 抑制炎症和免疫反应，具有抗炎、抗过敏、抗休克等。

45. 盐皮质激素有哪些生理学功能？

盐皮质激素(醛固酮)能够促进肾远曲小管和集合管上皮细胞重吸收 Na^+ 和分泌 K^+，即保 Na^+ 排 K^+ 作用。由于 Na^+ 重吸收增加，因而水重吸收也增加。

46. 雄激素有哪些生理学功能？

雄激素能够促进生长发育，促使外生殖器发育和第二性征出现。

47. 肾上腺髓质可释放哪些激素？有哪些生理学功能？

　　肾上腺髓质分泌肾上腺素和去甲肾上腺素。肾上腺素主要激动 α、β 受体，对心脏为正性肌力作用，故临床用作强心药，对以 α 受体为主皮肤黏膜和胃肠道的血管平滑肌表现为收缩，以 β 受体为主的骨骼肌和肝脏血管平滑肌表现为舒张。去甲肾上腺素主要激动 α 受体，对 β 受体几乎无影响，激动血管 α 受体，使小动脉和小静脉收缩，可升高血压。

48. 水及电解质与抗利尿激素和醛固酮之间是如何相互影响的？

　　当有效血容量减少，血压下降时，抗利尿激素分泌增加。同时，肾素-血管紧张素系统兴奋，刺激醛固酮分泌。高血钾也刺激醛固酮的分泌，而低血钾抑制醛固酮的分泌。

49. 手术对肾上腺功能有哪些影响？

　　手术刺激会通过下丘脑—垂体—肾上腺皮质轴引起糖皮质激素和醛固酮升高，尤其是糖皮质激素，可持续至术后数日。低血容量、低血压可使醛固酮水平升高，术中缺氧和 CO_2 蓄积可使糖皮质激素水平升高，但严重缺氧糖皮质激素反而被抑制。低温情况下，糖皮质激素分泌降低。

50. 麻醉用药对肾上腺皮质功能有哪些影响？

　　静脉麻醉药丙泊酚不影响肾上腺皮质功能，依托咪酯减少糖皮质激素和醛固酮的合成，氯胺酮可使糖皮质激素浓度增高。麻醉镇痛药可降低糖皮质激素的分泌，苯二氮䓬类药物对肾上腺皮质功能影响不大。吸入麻醉药氟烷、恩氟烷、异氟烷对肾上腺皮质功能均有一定程度抑制，氟烷最强。

51. 麻醉方式对肾上腺皮质功能有哪些影响？

　　椎管内麻醉时，肾上腺皮质功能变化不大，血浆糖皮质激素和醛固酮无明显变化。全身麻醉时不同麻醉用药配方对糖皮质激素的影响不同。静脉持续注射瑞芬太尼较间断注射更有效抑制促肾上腺皮质激素和糖皮质激素。静吸复合麻醉对肾素血管紧张素 Ⅱ 及醛固酮抑制作用强于单纯硬膜外麻醉。

52. 肾上腺皮质功能亢进对手术麻醉有哪些影响？

　　皮质醇增多症和原发性醛固酮增多症患者均可出现高血压、低血钾、代谢性碱中毒。手术麻醉前应积极控制血压,纠正电解质及代谢紊乱。

53. 肾上腺皮质功能减退对手术麻醉有哪些影响?

　　肾上腺皮质功能减退以及长期应用超生理剂量的糖皮质激素出现肾上腺皮质萎缩的患者对手术麻醉耐受性较差,机体应激反应减弱,在创伤和手术应激时机体不能做出适当反应,严重者可威胁生命。因此,此类患者麻醉处理的关键是围术期给予足够的糖皮质激素替代治疗。

54. 手术对肾上腺髓质功能有哪些影响?

　　手术刺激可使交感—肾上腺髓质系统兴奋,儿茶酚胺(主要为肾上腺素和去甲肾上腺素)分泌增多。术中出血、血容量不足、低氧血症、CO_2 蓄积、可诱发儿茶酚胺增加。酸中毒可增强交感神经活动,肾上腺素分泌增加。相反,碱中毒可抑制交感神经活动,肾上腺素分泌减少。

55. 麻醉用药对肾上腺髓质功能有哪些影响?

　　静脉注射吗啡 0.2 mg/kg,血浆肾上腺素浓度升高,去甲肾上腺素浓度下降。术前使用哌替啶 2 mg/kg,血浆儿茶酚胺略有升高或不变。瑞芬太尼、舒芬太尼、芬太尼可抑制交感神经系统,从而抑制儿茶酚胺的释放。阿托品可使血浆儿茶酚胺增高。氯胺酮可使血浆儿茶酚胺明显升高。吸入麻醉药中,乙醚可使去甲肾上腺素明显增加,氟烷、氧化亚氮对儿茶酚胺影响不大。

56. 麻醉方式对肾上腺髓质功能有哪些影响?

　　椎管内麻醉对儿茶酚胺影响较小。全麻对肾上腺髓质的影响较椎管内麻醉显著,气管插管等刺激使交感神经兴奋,血浆儿茶酚胺水平明显上升。许多全麻的麻醉用药对肾上腺髓质有影响,详见第 14 问。

57. 嗜铬细胞瘤对手术麻醉有哪些影响?

　　嗜铬细胞瘤的手术麻醉风险较大,该类患者血管过度收缩,循环血量减少。因此,该类患者手术麻醉前在降血压治疗的同时积极进行扩容准备。围术期需避免使用使儿茶酚胺分泌增高和促组胺释放的药物,如麻黄碱、氯胺酮等。围术期刺激交感神经兴奋的事件也应注意,如术中分离、浅麻醉等。术中出现血压急剧升高,甚至高血压危象,可用 α 受体阻滞剂或硝普钠扩张血管降血压。该类患者手术麻醉中循环波动较大,应尽量维持血流动力学稳定。

58. 什么是肾上腺皮质危象? 常见诱因有哪些?

肾上腺皮质危象是指肾上腺皮质功能减退急骤加重的表现。常发生于感染、创伤、手术、麻醉、过度劳累、呕吐腹泻、突然中断糖皮质激素治疗等应激情况下。

59. 肾上腺皮质危象的临床表现有哪些?

肾上腺皮质危象的临床表现为恶心、呕吐、腹痛或腹泻、严重脱水、血压降低、心率快、脉细弱、精神失常、常有高热、低血糖症、低钠血症、血钾可低可高。

60. 肾上腺皮质危象的处理方法是什么?

① 补充液体:典型危象患者液体损失量约为细胞外液的 20%,故第 1/2 日内应迅速补充生理盐水 2 000～3 000 mL/d,同时补充葡萄糖液以避免低血糖;② 糖皮质激素:立即静脉注射氢化可的松,使血皮质醇浓度达到正常人在发生严重应激时的水平;③ 积极治疗相关诱因。

第六节　麻醉与胰腺内分泌功能

61. 胰腺的胰岛细胞有哪几种? 分别释放哪些激素?

人胰岛主要有 A、B、D、PP 4 种细胞。A 细胞主要释放胰高血糖素,B 细胞主要释放胰岛素,D 细胞主要释放生长抑素,PP 细胞主要释放胰多肽。

62. 胰岛素有哪些生理学功能?

胰岛素生理学功能主要包括: ① 降血糖,胰岛素是体内唯一降血糖的激素,主要通过抑制肝糖原分解和糖异生作用,以及促进糖原合成和外周组织对葡萄糖的转运和氧化利用来达到降血糖的作用;② 促进脂肪的合成与储存,抑制脂肪的分解与利用;③ 促进蛋白质合成,抑制蛋白质分解。

63. 胰高血糖素有哪些生理学功能?

与胰岛素作用相反,胰高血糖素是一种促进物质代谢的激素,动员体内能源物质的分解功能。胰高血糖素主要是通过促进肝糖原分解,减少肝糖原合成以及增强糖异生作用升高血糖;同时减少脂肪合成,促进脂肪酸分解,以及抑制蛋白质合成,促进其分解。

64. 血糖与胰岛素和胰高血糖素之间是如何相互影响的?

当血糖升高时,刺激胰岛 B 细胞分泌胰岛素,同时抑制胰岛 A 细胞分泌胰高血糖素;血糖降低时,刺激胰岛 A 细胞及肾上腺髓质,胰高血糖素和肾上腺素分泌增加,胰岛素的分泌受到抑制。

65. 手术对胰腺内分泌功能有哪些影响?

手术、创伤等应激可通过激活交感—肾上腺髓质系统和下丘脑—垂体—肾上腺皮质轴,分泌大量升糖激素,同时交感神经兴奋抑制胰岛素分泌,使得胰岛素相对分泌不足和胰岛素抵抗,出现应激性高血糖,并非胰岛素分泌功能障碍。下腹部手术可诱发胰腺内分泌功能紊乱有关。术中低温也可抑制胰腺内分泌功能。

66. 麻醉用药对胰腺内分泌功能有哪些影响?

β受体激动剂可刺激胰高血糖素分泌诱发高血糖,β受体拮抗剂可抑制胰高血糖素增加低血糖发生风险。苯二氮䓬类药物单次镇静剂量对血糖影响轻微,但长期使用需注意高血糖。阿片类镇痛药可通过抑制交感—肾上腺髓质和下丘脑—垂体—肾上腺皮质轴,抑制升糖激素。丙泊酚对胰腺内分泌功能影响目前尚未可知。吸入麻醉药除乙醚可明显增高血糖外,其余吸入麻醉药对血糖影响不明显。

67. 麻醉方式对胰腺内分泌功能有哪些影响?

椎管内麻醉和神经阻滞麻醉较全麻可更有效地阻断应激反应,可减少儿茶酚胺和糖皮质激素的升高,减少血糖波动,故对胰腺内分泌功能影响轻微。腰麻下行下腹部手术以及低位硬膜外麻醉下行盆腔手术,对血糖和胰岛素影响不大。高位硬膜外麻醉,可使胰岛功能降低。

68. 糖尿病对手术麻醉有哪些影响?

长期糖尿病患者由于蛋白质糖基化导致关节活动受限,可能存在气管插管困难。糖尿病患者常合并心脑血管疾病,对麻醉手术耐受能力较差,在麻醉诱导时出现低血压、心脏骤停。椎管内麻醉和外周神经阻滞时,由于局麻药神经毒性和麻醉穿刺导致的神经损伤发生率增加。血糖控制不良的患者,在麻醉手术应激刺激下,可出现糖尿病酮症酸中毒和高渗性非酮症昏迷。降糖药物使用不当又容易出现低血糖。

69. 什么是糖尿病酮症酸中毒？常见诱因有哪些？

糖尿病酮症酸中毒(diabetic ketoacidosis,DKA)是最常见的糖尿病急症。以高血糖(血糖一般为 16.7～33.3 mmol/L)、酮症和酸中毒为主要表现,是胰岛素不足和拮抗胰岛素激素过多共同作用所致的严重代谢紊乱综合征。1 型糖尿病患者有自发 DKA 倾向,2 型糖尿病患者在一定诱因作用下也可发生 DKA。DKA 最常见的诱因是感染。其他诱因包括胰岛素治疗中断或不适当减量、各种应激、酗酒等。

70. 糖尿病酮症酸中毒的临床表现有哪些？

酸中毒失代偿后,患者出现疲乏、食欲减退、恶心呕吐、头痛、嗜睡、呼吸深快、呼气中有烂苹果味;后期严重失水,尿量减少、眼眶下陷、皮肤黏膜干燥、血压下降、心率加快,四肢厥冷;晚期不同程度意识障碍,昏迷。

71. 糖尿病酮症酸中毒的处理方法是什么？

糖尿病酮症酸中毒治疗原则:尽快补液以恢复血容量、纠正失水状态,降低血糖,纠正电解质及酸碱平衡失调,同时积极寻找和消除诱因,防治并发症。① 补液是治疗的关键环节,基本原则为"先快后慢,先盐后糖";② 胰岛素治疗:一般采用小剂量(短效)胰岛素治疗;③ 纠正电解质及酸碱平衡失调:酮症酸中毒主要由酮体中酸性代谢产物引起,经输液和胰岛素治疗后,酮体水平下降,酸中毒可自行纠正,一般不必补碱;④ 处理诱因和防治并发症。

72. 什么是高渗高血糖综合征？常见诱因有哪些？

高渗高血糖综合征是糖尿病急性代谢紊乱的另一临床类型,以严重高血糖(血糖一般为 33.3～66.8 mmol/L)、高血浆渗透压、脱水为特点,无明显酮症,患者可有不同程度的意识障碍或昏迷。诱因为引起血糖增高和脱水的因素:急性感染、外伤、手术等应激状态,使用糖皮质激素、利尿剂、甘露醇等药物,水摄入不足或失水,静脉高营养疗法等。

73. 非酮症高渗性糖尿病昏迷的临床表现有哪些？

起病缓慢，最初表现为多尿、多饮，食欲减退。渐出现严重脱水和神经精神症状，患者反应迟钝、烦躁或淡漠、嗜睡，逐渐陷入昏迷，晚期尿少甚至无尿。与糖尿病酮症酸中毒相比，失水更为严重、神经精神症状更为突出。

74. 非酮症高渗性糖尿病昏迷的处理方法是什么？

治疗原则同糖尿病酮症酸中毒。本症失水比糖尿病酮症酸中毒更为严重，目前多主张治疗开始时用等渗溶液如 0.9% 氯化钠溶液，有利于恢复血容量、纠正休克、改善肾血流量、恢复肾脏调节功能。高血糖是维护患者血容量的重要因素，如果血糖迅速降低而补液不足，将导致血容量和血压进一步下降。故当血糖下降至 16.7 mmol/L 时，开始输入 5% 葡萄糖溶液并按每 2～4 g 葡萄糖溶液加入 1 U 胰岛素。

第七节　麻醉与多发性内分泌腺瘤病

75. 什么是多发性内分泌腺瘤病？分哪几类？

多发性内分泌腺瘤病（multiple endocrine neoplasia，MEN）是由 2 个或多个内分泌腺体发生肿瘤或增生而产生的临床综合征，是一种常染色体显性遗传性疾病，常呈家族性发病。

76. 多发性内分泌腺瘤病的分类？

根据受累腺体可分为 3 型，MEN - Ⅰ、MEN - Ⅱ、MEN - Ⅲ 型或 MEN - Ⅰ、MEN - Ⅱa、MEN - Ⅱb 型。MEN - Ⅰ 型常见于甲状旁腺、胰岛细胞和腺垂体肿瘤，MEN - Ⅱa 或 MEN - Ⅱ 型主要是甲状腺髓样癌、嗜铬细胞瘤和甲状旁腺肿瘤，MEN - Ⅱb 或 MEN - Ⅲ 型主要是甲状腺髓样癌、嗜铬细胞瘤合并马方综合征体型、黏膜神经瘤、肠道神经自主功能障碍所致的巨结肠。

77. 什么是类癌综合征？

类癌综合征是多发性内分泌腺瘤病的特殊临床表现形式，由分泌血管活性物质（5-羟色胺、组胺等）的肠肾上腺素肿瘤引起的。临床表现为皮肤潮红、支气管痉挛、严重腹泻、低血压、室上性心律失常。

78. 类癌综合征的麻醉处理方法是什么?

此类患者围术期管理较为困难。此类患者麻醉管理的重点是避免可以促使肿瘤释放血管活性物质的麻醉和外科操作。区域性麻醉和避免大量单次注射组胺释放药物都可避免激素大量释放。在麻醉前可使用生长激素抑制因子衍生物善得定,术中可酌情追加。如果围术期发生类癌危象,其表现为顽固型低血压和支气管痉挛,抢救措施包括静脉注射善得定、输液和使用血管活性药物等。

(崔德荣   夏艺洋)

参考文献

[1] 罗自强,闵苏,等.麻醉生理学(第4版)[M].北京:人民卫生出版社,2016.
[2] 邓小明,姚尚龙,于布为,等.现代麻醉学(第4版)[M].北京:人民卫生出版社,2014.
[3] 王庭槐,罗自强,沈霖霖,等.生理学(第9版)[M].北京:人民卫生出版社,2018.
[4] Ronald D. Miller, Lars I. Eriksson, Lee A. Fleisher, et al. Miller Anesthesia. 8th Ed [M]. Canada:Elsevier Inc,2014.

第九章

麻醉与体温生理

1. 机体是如何进行温度调节的?

机体温度调节与其他许多生理控制系统相似,通过大脑的正反馈与负反馈来减少"正常值"的波动。生理学研究发现,温度调节几乎是所有组织参与的、以大量信号为基础的过程。温度调节信号处理过程分 3 个阶段:传入信号、中枢调节以及传出反应。

2. 什么是表层体温和深部体温?

表层体温是指皮肤、皮下组织和肌肉等部位的温度,特点是数值不稳定,各部位间差异较大。深部体温是心、肺、脑、腹腔内脏等处的温度,特点是比表层体温高、较稳定、各部位差异相对较小。

3. 什么是变温动物和恒温动物?

体温调节是动物在长期进化过程中获得较高级的调节功能。较低等的脊椎动物(如爬行动物、两栖动物和鱼类)以及无脊椎动物,其体温随环境温度而改变,不能保持相对恒定,这些动物叫作变温动物。较高等的脊椎动物(如鸟类和哺乳动物),逐渐发展了体温调节功能,能够在不同温度的环境中保持体温的相对恒定,这些动物叫作恒温动物。

4. 人体体温极限是多少?

人体体温异常增高或降低时,当超过某一极限会危及生命。当体温高约 42℃,可引起细胞功能减弱;超过 45℃,细胞迅速坏死。体温低于 34℃可出现意识障碍,低于 30℃可出现神经反射消失,心脏兴奋传导障碍,心室纤颤,甚至心搏骤停。

5. 体温的差异和什么有关？

　　体温的差异和多种因素有关：① 性别：女性体温一般比男性体温高 0.3℃；② 年龄：新生儿体温易受环境影响，保温不好时体温可出现 2～4℃的波动，6 个月龄后趋于稳定；儿童青少年体温较高，老年人体温较低；③ 精神和运动：紧张和运动都能升高体温；④ 其他因素：环境、进食、睡眠等与体温波动有关。

6. 体温的调节方式是什么？ 如何调节？

　　体温调节主要是自主性调节，即对产热和散热的调控，由温度感受器-下丘脑视前区-下丘脑前部自主体温调节中心调控。此外还有行为性体温调节，即增减衣物、躲避等行为。

7. 体温的调节分几个阶段？

　　体温调节分为 3 个阶段，即传入信号、中枢调节以及传出反应。传入信号中寒冷信号由 Aδ 神经纤维传导，温觉由无髓鞘的 C 纤维传导；调节中枢主要是下丘脑；传出反应主要靠增加代谢产热或改变环境散热而实现。

8. 体温阈值受哪些因素影响？

　　体温阈值受多种因素影响，如运动、进食、感染、甲状腺功能低下或亢进、麻醉药物和其他药物（酒精、尼古丁）等，以及对寒冷和温暖的适应性变化都会改变体温的阈值。

9. 体温热效应器的工作顺序是什么？

　　一般来说，优先通过血管收缩作用，之后启动代谢性消耗反应如寒战。除此之外，行为学的效应（适当着衣、调节环境温度、随意活动等）也是重要的效应器工作机制。

10. 影响皮肤温度的因素是什么？

　　皮肤温度取决于皮肤的血流量和血液温度，皮肤血流量主要受交感—肾上腺系统的调节。交感神经兴奋使皮肤血管收缩、血流量减少，皮肤温度因而降低；反之，则皮肤血管舒张，皮肤温度即升高。所以皮肤血管的舒张/收缩是重要的体温调节形式。

11. 机体的主要产热源是什么?

安静时,机体的产热主要来源为内脏器官,脑和其他内脏分别占 16％和 56％。运动时,主要来源为骨骼肌,约占 73％。寒冷时,寒战产热是由丘脑后部中心调控骨骼肌寒战产生;非寒战产热主要是肩胛间区、颈胸腹的褐色脂肪组织代谢增加产生,是维持新生儿体温的重要因素。

12. 机体散热的主要途径是什么? 热量是如何散失的?

机体散热的主要途径包括皮肤(约占 97％)和呼吸道(约占 2％)等。热量主要是通过皮肤的辐射、传导、对流和蒸发等方式散失。

13. 人体内大、小汗腺是如何分布的?

人体内大汗腺开口于毛囊的根部,分布于腋窝、外阴部等处,它受肾上腺素能纤维支配。小汗腺分布于人体全身皮肤,以手掌、足跖和前额最密,它受交感神经的胆碱能纤维支配。

14. 皮肤血管分为哪 2 类,其中负责体温调节的主要是哪类?

人体皮肤血管分为营养性血管(主要为毛细血管)和温度调节性血管(主要为动静脉分流)两部分,负责体温调节的主要是动静脉分流血管。

15. 机体散热的主要方式是什么?

主要通过血管扩张和出汗的方式进行散热。血管扩张可使皮肤表层 1 mm 内血流达到 7.5 L/min,相当于安静时的全部心排量。出汗时,每蒸发 1 g 汗液可散热 0.58 kcal,普通热出汗可达到 1 L/h。

16. 全身麻醉体温调节阈值有何变化?

全身麻醉期间患者无意识并常处于瘫痪状态,因此其温度调节与行为调节无关。所有的全麻药均可明显地损害自主神经系统的温度调控能力,即引起温觉反应阈值的轻度升高,冷觉反应阈值的显著降低。结果,阈值范围就由正常的近 0.3℃增加到 2~4℃。

17. 全身麻醉对体温调节有何影响?

全身麻醉时下丘脑调节机制、血管运动、寒战及其他反射均被抑制,同时代谢率降低,从而影响体温调节。

18. 临床上测量的体温是指什么?

临床上测量的体温是指机体深部平均温度,常用直肠、口腔和腋窝等部位的温度来表示。

19. 常用核心体温监测部位有哪些?

临床上常用的核心体温监测部位包括肺动脉、食管下段、鼻咽部、鼓膜等,其中因鼻咽部和鼓膜温度较易获取而更常用。

20. 体温监测方法有哪些?

临床上快速、精确、舒适的体温监测方法有:① 电子体温计:目前在体温监测中较为常见,其中最为常见的是热敏电阻体温计和温差电偶体温计,可实现体温连续监测;② 红外线体温计:红外线体温计最常用于鼓膜温度测定,其反应迅速,测量时患者无不适感;③ 无创体温监测系统:新型无创体温传感器可贴于患者体表,实时记录体温。

21. 如何测得体温? 正常值是多少?

① 腋窝温度:将上臂紧贴胸廓,使腋窝形成密闭的人工体腔,接近机体核心温度,正常值为 $36.0 \sim 37.4℃$。② 口腔温度:将温度计含于舌下并闭口,正常值为 $36.7 \sim 37.7℃$。③ 直肠温度:将温度计插入直肠 6 cm 以上,比较接近于机体核心温度,正常值为 $36.9 \sim 37.9℃$。

22. 影响体温测量的因素有哪些?

体温测量易受环境温度、出汗、测量姿势、测量时间等因素的影响。

23. 什么时候需要术中体温监测?

术中体温监测适用于大多数全身麻醉患者,利于发现恶性高热以及体温过高或过低,还有利于及时发现保暖过度、感染发热、第四脑室出血、输血血型不匹配等导致的发热。

24. 麻醉期间哪些情况下需要体温监测？

全身麻醉超过 30 分钟的患者应常规监测体温；区域麻醉期间可能、预期或怀疑体温变化时也应监测体温；除非有特异性低体温指征（如缺血保护），应维持中心体温在 36℃ 以上。

25. 何为围术期低体温？

正常人核心体温为 36.5～37.5℃，体表温度为 33℃ 左右。核心体温是指机体深部重要脏器的温度，与体表温度相对应，两者之间温度梯度为 2～4℃。围术期由于各种原因导致机体核心体温低于 36℃ 的现象称为围术期低体温，又称围术期意外低体温，应与以医疗为目的的人工低温相区别。

26. 何为人工低温？ 常用方法有哪些？

临床工作中常用人工方法使体温降低达正常温度以下的这种措施称人工低温。常用方法有全身体表降温、体外循环降温、血管内降温和局部降温。低温可分为轻度低温（中心温度为 32～35℃）、中度低温（中心温度为 26～31℃）、深度低温（中心温度为 20～25℃）和超深度低温（中心温度为 14～19℃）。临床上可根据情况实施不同程度的低温治疗。

27. 围术期低温影响因素有哪些？

围术期低温影响因素有：① 麻醉及用药；② 手术室室温及相对湿度；③ 年龄和个体差异；④ 手术操作、输血、输液的影响等其他因素。

28. 造成术中低体温的最主要原因是什么？ 应该如何应对？

手术室温度是造成热丢失的最主要原因，热量主要由代谢热通过辐射和对流以及手术切口蒸发散失。提高手术室温度是最大程度减少热丢失的方法，一般维持在 23℃ 以上，婴儿需要超过 26℃。但是这样的温度会导致手术室工作人员工作效率下降，通常采取阻止患者体温丢失或者给患者体表加温的方法来避免术中低体温。

29. 低体温对手术麻醉的影响有哪些？

① 低温在麻醉中会导致凝血功能降低，增加出血；② 导致寒颤，增加耗氧量；③ 导致血压升高，心率加快，增加心脏负担；④ 药物代谢减慢，影响复苏，对老年患

者尤其明显;⑤ 增加术后感染的风险等。

30. 术前用药对体温有何影响?

　　一般术前使用抗胆碱能药物。尤其小儿腺体分泌旺盛,使用的剂量相对较大,而抗胆碱能药物可兴奋高位中枢神经,引起基础代谢率增高,同时抑制下丘脑功能,抑制皮肤黏膜腺体分泌,呼吸道黏膜干燥,使机体产热增高而散热减少,导致体温增高。

31. 全身麻醉期间低体温有何特征?

　　全身麻醉期间低体温具有以下特征: 首先中心温度快速下降,随后缓慢线性降低,然后逐渐稳定,最后基本保持不变。在麻醉的最初 1 小时内中心温度可降低 0.5～1.5℃。

32. 全身麻醉对患者体温调节有何影响?

　　全身麻醉后患者会出现较为明显的低体温,主要原因是: ① 全麻引起外周血管扩张,抑制中枢体温调节反射,核心热量被带至外周,导致外周体温略增,降低了核心体温与体表温度的差值,产生热量再分布;② 全麻后机体通过辐射、对流、传导和蒸发等方式向周围环境丢失热量超过机体产热,从而导致患者体温下降。

33. 椎管内麻醉对患者体温调节有何影响?

　　椎管内麻醉可以使阻滞区域血管扩张、热量丢失增加、加重寒战、产热减少。同时,阻滞区域的冷感觉信号传入受到阻滞,机体发生低体温调节的反应温度降低。

34. 区域麻醉对患者体温调节有何影响?

　　区域麻醉可使自主温度调节功能减弱,导致低中心体温,患者出现寒战发抖但不感觉冷的矛盾现象。同时,区域麻醉降低血管收缩和寒战的阈值,阻滞温度感受器特别是冷的感受器信号向中枢的传送。

35. 静脉输液对体温有何影响?

　　静脉输液特别是大量输注冷液体能够造成热量的明显丢失,输入 1 L 冰冻血浆或者晶体液可使体温降低 0.25℃。一般不能通过输注超过体温的液体给患者加温,但可以使用输液加热器增加输液温度、减少热量丧失,保持体温恒定。

36. 气道热量散失对体温有何影响?

在全麻过程中,气道散失热量主要与吸入气体的湿化有关,占代谢产热的10%,但气道热量损失对中心体温影响很小。但在婴儿和儿童应主动采取气道加温与保湿,或使用人工鼻也可保留大量呼吸系统热量。

37. 低温麻醉的适应证有哪些?

低温麻醉的适应证包括:心血管手术;神经外科手术;创伤大、出血多的手术;肝和肾的手术;控制高温;脑复苏等。

38. 低温麻醉有哪些优点?

低温麻醉可使耗氧量、代谢率下降;心脏做功减少;麻醉药用量减少;抑制酶的活性和细菌的活力;有抗凝作用。

39. 低温麻醉的注意事项有哪些?

低温麻醉期间要注意避免御寒反应;肌肉要完全松弛;末梢血管扩张要良好;降温期间应防止和避免血管收缩和降温过快而导致的室颤和脑损害。

40. 低温麻醉的降温方法有哪些?

① 体表降温;② 体腔降温;③ 体外循环血液降温;④ 体外循环和体表降温相结合;⑤ 静脉输注冷液体(4~6℃)。

41. 低温麻醉后常用的复温方法有哪些?

① 体表复温;② 胸腔或腹腔用40~45℃盐水复温;③ 体外循环下血液复温。

42. 低温麻醉的并发症有哪些?

低温麻醉的并发症包括:① 御寒反应;② 心律失常;③ 组织损伤;④ 胃肠出血;⑤ 酸中毒等。

43. 什么是术中浅低温? 有何优点?

术中浅低温是指围术期体温降低至30~34℃。术中浅低温有助于组织功能的保护,降低器官的氧需和氧耗,稳定细胞膜,减少毒性产物的产生。

44. 什么是治疗性浅低温? 主要应用于哪些情况?

治疗性浅低温是通过主动降温来达到临床治疗的效果。应用指征缺乏证据支持,主要应用于院外心搏骤停、新生儿窒息、神经外科手术和急性心肌梗死等情况。

45. 如何快速实施治疗性浅低温?

治疗性浅低温是控制性地将机体温度降低从而达到治疗目的的方法。被动性降温用于治疗性浅低温速度较慢,冷水浴是最迅速的方法,其次是静脉输注冰冷液体。快速实施的最佳方法是股动脉植入下腔静脉的热交换导管和一个反馈控制器,速率约为每小时 $4℃$ 。

46. 术中低体温对患者的不良影响有哪些?

术中浅低温对患者的不良影响有:① 凝血功能损害。主要原因是血小板功能损害(主要与局部温度有关);② 药物代谢速度显著降低。维库溴铵可在中心温度减少 $2℃$ 时延长 2 倍多,吸入麻醉药物肺泡最低有效浓度减少可达 50%;③ 伤口感染发生率增加,愈合延迟;④ 给患者精神上带来不适。

47. 低体温对代谢的影响有哪些?

在无御寒反应的前提下,机体代谢率随体温降低而降低。体温每降低 $1℃$,氧耗量约下降 5%。各器官氧耗量下降的程度与功能的降低程度也不完全一致,如脑的氧摄取量在 $31℃$ 以上时较少改变,肝的氧耗量在体温中度降低时其代谢明显下降。低温使器官血流灌注明显减少,氧供不足期间无氧代谢得以继续,代谢产物成比例下降。

48. 低体温对中枢神经系统有哪些影响?

低体温可降低中枢神经系统的需氧量和氧量,因为脑血流阻力自动调节增强,脑血流量随着脑代谢率的下降成比例减少,因此动静脉分压差保持不变。如体温每下降 $1℃$,脑血流量减少约 6.7%,颅内和静脉压约降低 5.5%。所以低温在一定范围内有利于降低颅内压与脑保护。脑功能在核心温度 $33℃$ 以上时维持良好,在低于 $28℃$ 时意识丧失。

49. 低体温对呼吸系统有哪些影响？

低体温使呼吸频率减慢、幅度加深，并可降低呼吸中枢对低氧和高二氧化碳的通气反应。体温在 32℃时，呼吸减慢至 10～12 次/分，此时自主呼吸的通气量和气体交换尚能满足机体所需；体温低于 30℃，则潮气量减少；在 25℃以下时，呼吸变弱甚至停止。另外，低体温可使支气管扩张，增加解剖无效腔；低体温使氧离曲线左移，血红蛋白与氧的亲和力增高，不利于氧的释放，易引起组织缺氧。

50. 低体温对循环系统有哪些影响？

低体温对循环系统的影响是多方面的：① 心率和心输出量降低，窦房结功能受到抑制，心肌耗氧量降低；② 低体温时血压下降。体温每降低 1℃，平均动脉压约 4.8 mmHg；③ 低体温时，由于传导减慢，出现 PR 间期延长，QRS 波群增宽，QT 间期延长；④ 诱发心肌缺血和心肌梗死。低温过程中机体发生寒战，导致耗氧量显著增加；低温可刺激儿茶酚胺分泌增多，外周循环阻力增加，心肌做功和耗氧量增加，诱发或加重心肌缺血。

51. 低体温对肝脏有哪些影响？

低体温时，肝血流量、肝代谢率及肝功能均降低，胆汁分泌减少。因此，低温能增加肝脏对缺氧的耐受力，能抑制某些药物、葡萄糖、乳酸等物质的代谢，易致麻醉过深，患者苏醒延迟。

52. 低体温对肾脏有哪些影响？

低体温可通过增加肾血管阻力而降低肾血流量，还可抑制肾小管重吸收。早期由于交感神经兴奋，血压增高，尿量未见减少。随着温度下降，钠、钾重吸收被抑制则出现利尿现象，但当深低温体外循环时可因肾素—血管紧张素系统被激活使肾血管持续收缩，可出现少尿或无尿。低体温可延长肾循环阻断时间，对肾缺血有一定的保护作用。

53. 低体温对血液系统有哪些影响？

低体温可使血小板、各种凝血因子及纤维蛋白原减少，抑制血小板功能，导致出凝血时间延长。但关于低温对失血量的影响研究结论不一，有研究发现，髋关节手术中体温下降 1.6℃可增加失血 30%。

54. 低体温对电解质和酸碱平衡的影响有哪些？

低温对电解质和酸碱平衡的影响受低温程度、寒战程度以及通气情况等多种因素影响。低温时，血液缓冲系统的缓冲能力下降，肺泡通气和肾调节酸碱失衡的能力也下降。体温每下降 $1℃$，pH 升高 0.017。低温对血清 Na^+、Mg^{2+} 以及 Cl^- 的影响不大，但低温时心肌细胞对 Ca^{2+} 的敏感性增加，易出现心室颤动。

55. 非寒战产热主要来源是什么？

非寒战产热在成人主要是骨骼肌和棕色脂肪组织，在小儿主要是棕色脂肪组织。

56. 寒战产热与运动产热的代谢效率有多少？

一般来说，成人运动产热比寒战产热效率更高：寒战产热可使代谢产热增加 $50\% \sim 100\%$，而运动产热可增加 500%。

57. 术后寒战的不良影响是什么？

术后寒战的不良影响主要有：① 增加耗氧量（约增加 100%）；② 虽然心肌缺血与寒战并无良好相关性，但心肌缺血可能与代谢率增加有关；③ 增加颅内压和眼内压；④ 引发牵拉伤口疼痛。

58. 术后寒战的发生率和发生原因是什么？

术后寒战发生率约为 40%。原因与正常体温的维持机制以及阿片类药物使用剂量有关。术后寒战发生的最主要风险因素是年龄和中心低体温。

59. 椎管内麻醉寒战发生的机制是什么？

主要是由于外周低温导致热量再分布，进而引起中心低体温，机体将通过调节血管收缩改善体温，如无改善，则将引起寒战反应。

60. 如何减轻或抑制寒战反应？

在术前、术中和术后注意患者体温保护，一旦患者出现寒战反应，可给予药物以减轻或抑制寒战反应。目前抑制寒战反应常用的药物包括哌替啶、曲马多、右美托咪啶、氯胺酮等，但这些药物抑制寒战反应机制尚不明确，可能与降低机体寒战阈值有关。

61. 术前体温保护原则有哪些?

术前体温保护原则包括:① 若患者术前体温<36℃,应尽快实施主动加温措施;② 若患者术前体温≥36℃,也应于麻醉诱导前实施至少 20 分钟主动保温措施;③ 维持环境温度不低于 23℃;④ 积极采取体温保护措施并贯穿整个围术期。

62. 术中体温保护原则有哪些?

术中体温保护原则包括:① 全麻诱导前测量和记录患者体温,围术期每 15～30 分钟测量并记录一次;② 维持环境温度不低于 21℃,建立主动加温措施后方可下调环境温度;③ 对于手术时间≥30 分钟的患者,建议在麻醉诱导前使用压力暖风机等加温设备进行体温保护;④ 对于输入超过 500 mL 的液体以及冷藏血制品,需使用输液加温仪加温至 37℃再输注;⑤ 所有胸、腹腔冲洗液加热至 38～40℃后再使用。

63. 术后体温保护原则有哪些?

术后体温保护原则包括:① 每隔 15～30 分钟测量一次患者体温;② 如患者体温正常,可采用被动温度保护措施,维持麻醉恢复室室温不低于 23℃;③ 如患者体温<36℃,应启用主动保温措施,建议采用压力暖风机,直到患者体温恢复正常;④ 动态评估患者的热舒适度;⑤ 在患者离开麻醉恢复室时,告知患者及其病源科室医护人员术后体温保护的注意事项及处理措施。

64. 如何预防再分布性低体温?

最初中心体温下降 0.5～1.5℃时很难预防,因为患者血管扩张后经皮肤加热传递到中心需约 1 小时,所以体表加温也很难预防。但是麻醉诱导前体表预加温,能够增加体热容量,可以显著预防再分布性低体温。

65. 如何预防体外循环停机后低体温?

体外循环停机后低体温比较常见,主要原因与中心到外周温度梯度显著再分布有关,停机后中心温度越低越明显。预防措施主要为转流中和转流后皮肤持续加温,加强体温监测。

66. 围术期体温升高的常见原因有哪些?

围术期体温升高的常见原因有:① 环境温度过高。手术室室温过高,患儿覆盖物过厚,手术灯光照射以及其他加温设施均可使体温升高;② 呼吸道阻塞;③ 术前有脱水、发热、感染菌血症等均易引起体温升高;④ 输血反应;⑤ 恶性高热。

67. 围术期体温升高对机体有哪些影响?

围术期体温升高的对机体的影响包括:① 体温每升高 1℃,基础代谢率增加 10%,氧需也随之增加;② 高温室常伴有代谢性酸中毒、高钾血及高血糖;③ 体温升高至 40℃ 以上时,易导致惊厥;④ 体温每升高 1℃,心率平均约增加 10 次/分,易发生心律失常和心肌缺血。

68. 围术期体温升高如何防治和处理?

围术期体温升高的防治措施包括连续体温监测,正确选择抗胆碱药物,手术室合适的湿度和温度,避免缺氧和二氧化碳蓄积,冲洗液、输血、输液以及吸入的气体加温应适度等措施。一旦发生体温升高可采取头部冰帽、乙醇擦拭、大血管处放置冰袋等措施。

69. 什么是恶性高热?

恶性高热是一种在易感体质的患者中主要由药物触发的、以肌张力增高、突发性高热(体温几乎每 5 分钟上升 1℃,常高于 40℃)、骨骼肌代谢亢进、横纹肌溶解为特征的常染色体显性遗传疾病。患者一旦发病,病情进展极其迅速,最终因器官功能衰竭、高钾血症、凝血功能异常而死亡。恶性高热是目前所知的唯一可由常规麻醉用药引起的肌病。

70. 恶性高热的流行病学有何特点?

恶性高热的流行病学资料有限,主要原因包括:难以实施大规模的恶性高热诊断试验;恶性高热易感者接触诱发因素有时并无典型的临床表现;单纯依靠临床表现诊断恶性高热仍有争议;流行病学统计时未能纳入所有恶性高热病例等。据国外文献报道,全身麻醉下儿童恶性高热的发病率高于成人,男性多于女性;恶性高热多发生于合并先天性疾病如特发性脊柱侧弯、斜视、上睑下垂等患者。随着对恶性高热研究不断深入和针对性治疗药物的普及,目前发达国家已将恶性高热病死率控制在 5%～10% 以下。

71. 恶性高热的发病机制是什么?

恶性高热是骨骼肌细胞的钙离子调节障碍,导致的细胞内钙离子水平异常升高,引起骨骼肌强直收缩、产热增加等高代谢表现,进而发展为多脏器功能障碍甚至衰竭。恶性高热易感者的骨骼肌神经肌肉接头功能正常,未发作时肌浆中钙离子浓度也正常。但因其骨骼肌细胞内肌浆网膜上的罗纳丹受体1存在异常,在触发因素的作用下,发生钙离子释放异常增加而不能有效再摄取,导致肌浆内钙离子浓度持续增高,导致骨骼肌细胞发生强直收缩。

72. 恶性高热有哪些临床分型?

恶性高热有以下4种类型:① 爆发型:突然发生的高碳酸血症、高钾血症、体温急剧升高、骨骼肌僵直等;② 咬肌痉挛型:咬肌痉挛是唯一的症状;③ 晚发作型:在全身麻醉结束不久才出现,通常在术后1小时之内开始;④ 单一横纹肌溶解型:术后24小时内出现,肌肉的坏死程度超过预期伴随疾病的严重程度。

73. 爆发型恶性高热有哪些临床特点?

爆发型恶性高热多以高碳酸血症为首发症状,临床特点是在通气量正常或者高于正常的情况下呼气末CO_2仍然持续升高,核心体温急剧升高,最高可达40℃以上,可同时合并呼吸性和代谢性酸中毒、高钾血症、心动过速、肌肉僵硬。如治疗措施不及时,多数患者在数小时内死于严重酸中毒、高钾血症、顽固性心律失常和循环衰竭。爆发型MH至少包括以下症状体征中的3种:心脏相关症状、酸中毒、高碳酸血症、体温升高、肌肉强直。

74. 如何确诊恶性高热?

目前,咖啡因-氟烷骨骼肌收缩试验仍为确诊恶性高热的标准诊断方法。该试验一般在年龄超过8岁、体重20 kg以上患者中实施。具体操作程序:取患者股四头肌或其他长肌近肌腱部位的肌纤维2~3 cm,固定于37℃恒温Krebs液内并持续通入含5% CO_2的氧气,连接张力传感器和电刺激仪,给予一定电刺激,测定不同浓度氟烷和(或)咖啡因作用下肌肉张力的改变。根据欧洲恶性高热研究组和北美恶性高热研究组不同的实验条件和相应结果做出诊断。

75. 有哪些患者需要作恶性高热的诊断性检查?

建议有恶性高热家族史、先天性脊柱侧弯、上睑下垂、斜视,脐疝、腹股沟疝、运动性肌痛、易发热、肌红蛋白尿、肌肉疾病、不耐受咖啡因的患者做诊断性检查。

76. 哪些麻醉药可能诱发恶性高热？

诱发恶性高热的麻醉药最常见的为吸入麻醉药，如氟烷、七氟烷、地氟烷等，以及去极化肌松剂琥珀酰胆碱。此外，甲氧氟烷、异氟烷、恩氟烷、氧化亚氮、乙醚、环丙烷、三氯乙烯、脉替啶、右旋筒箭毒碱、酚噻嗪类药（如氯丙嗪）、氯胺酮、酰胺类局麻药（如利多卡因、甲哌卡因）也可以诱发恶性高热。

77. 如何对恶性高热易感患者实施麻醉？

目前安全的麻醉药包括氧化亚氮、巴比妥类、依托咪酯、丙泊酚、阿片类药物、镇静剂和非去极化肌松剂。即使在有丹曲林的情况下，也应避免使用强效挥发性麻醉药和琥珀酰胆碱。区域阻滞麻醉是安全的，如果可能应首选。

78. 目前恶性高热是否有特效治疗药物？

丹曲林是目前唯一已被证明能逆转恶性高热的有效药物。该药物能抑制罗纳丹受体 1，阻断肌质网上失控的 Ca^{2+} 释放。如果早期即得到应用，丹曲林可使骨骼肌细胞上钙泵的功能复活。

79. 诊断恶性高热的患者如何紧急处理？

临床上一经诊断恶性高热，需立即采取以下紧急处理措施：① 停止手术操作，去除诱发因素，脱离所有吸入麻醉药和琥珀酰胆碱；② 纯氧通气：由于肌肉组织处于高代谢状态，对 O_2 需求量高，所以应给予 100% O_2 过度通气；③ 使用特效药物丹曲林；④ 酌情补碱；⑤ 物理降温：肌肉的高代谢状态使体温升高，应给予降温处理；⑥ 保护肾脏功能；⑦ 纠正高钾血症。

80. 如何预防恶性高热？

对于恶性高热易感者，关键是预防为主，避免发作，应做到以下几点：① 麻醉前仔细询问家族史，应高度关注有麻醉中和麻醉后出现不明原因死亡家族史的患者；② 评估患者对恶性高热的易感性；③ 避免使用诱发恶性高热的麻醉药物；④ 备用和（或）快速采购注射用丹曲林；⑤ 全身麻醉常规监测呼气末 CO_2、体温、心电图、血压和脉搏氧饱和度等；⑥ 成立以麻醉科为核心的多学科抢救小组，定期培训,随时准备应对和治疗恶性高热。

（王贤裕　吕靖）

参考文献

［1］　郭曲练,姚尚龙.临床麻醉学(第 4 版)［M］.北京:人民卫生出版社,2016.

［2］　罗自强,闵苏.麻醉生理学(第 4 版)［M］.北京:人民卫生出版社,2016.

［3］　邓小明,姚尚龙,于布为,等.现代麻醉学(第 4 版)［M］.北京:人民卫生出版社,2019.

［4］　邓小明,黄宇光,李文志,等.米勒麻醉学(第 9 版)［M］.北京:北京大学医学出版社有限公司,2021.

［5］　国家麻醉专业质量控制中心,中华医学会麻醉学分会.围术期患者低体温防治专家共识,协和医学杂志,2017.

［6］　中国防治恶性高热专家共识工作组.中国防治恶性高热专家共识(2020 版),中华麻醉学杂志,2021.

第十章

麻醉与体液、酸碱平衡和
电解质平衡

第一节　麻醉与体液

1. 人体含水量是多少?

水约占一般成人总体重的 60％,该比例随着年龄、性别和身体组成而不同。与其他组织相比,脂肪组织的含水量很低。成年女性因脂肪较多体液含量相对较低,约占体重的 50％;而成年男性体液量约占体重的 60％。

2. 体液中电解质的主要成分和功能是什么?

细胞外液阳离子主要是 Na^+,其次是 K^+、Ca^{2+}、Mg^{2+} 等,阴离子主要是 Cl^-、其次是 HCO_3^-、HPO_4^{2-}、SO_4^{2-} 及有机酸和蛋白质。细胞内液中,K^+ 是重要的阳离子,其次是 Na^+、Ca^{2+}、Mg^{2+}。主要阴离子是 HPO_4^{2-} 和蛋白质,其次是 HCO_3^-、Cl^-、SO_4^{2-} 等。各部分体液所含阴、阳离子数的总和是相等的,并保持电中性。

3. 什么是渗透压?

溶液的渗透压取决于溶质的分子或离子的数目,体液内起渗透作用的溶质主要是电解质。血浆和组织间液的渗透压 90％～95％来源于单价离子 Na^+、Cl^- 和 HCO_3^-,剩余的 5％～10％由其他离子、葡萄糖、氨基酸、尿素以及蛋白质等构成。通常血浆渗透压为 290～310 mmol/L,在此范围里称等渗,低于此范围称低渗,高于此范围称为高渗。

4. 我们常用液体的渗透压是怎么样的？

等渗液：0.9%氯化钠注射液、5%葡萄糖溶液、乳酸钠林格溶液、羟乙基淀粉130/0.4氯化钠注射液；高渗：5%碳酸氢钠溶液、甘露醇注射液。

5. 什么是脱水？脱水有哪些类型？

脱水指人体由于饮水不足或病变消耗大量水分，不能及时补充，导致细胞外液减少而引起新陈代谢障碍的一组临床综合征。严重时会造成虚脱，甚至有生命危险。需要依靠补充液体及相关电解质来纠正和治疗。脱水常伴有血钠和渗透压的变化，根据其变化，脱水可分为低渗性脱水、高渗性脱水及等渗性脱水。

6. 为什么术前不能长时间禁食禁水？

① 会使患者产生强烈的饥饿感，导致胰岛素敏感性下降，患者在术后容易出现高血糖状态，影响了组织修复和切口愈合；② 引起交感神经兴奋，产生烦躁、焦虑等不良情绪及恶心、干呕等不适症状；③ 引起血液浓缩、血容量不足，在应激状态下进行手术容易出现血流动力学的剧烈波动；④ 可能造成严重的电解质紊乱，严重时出现酮症酸中毒的情况。

7. 外科患者常见的脱水类型有哪些？

外科常见的脱水原因有：麻痹性肠梗阻、大量抽放胸腹水、大面积烧伤、呕吐、腹泻等，造成血容量的减少短期内均属于等渗性脱水。若不及时处理可因水分的不断丢失转变为高渗性脱水；如果补给过多的低渗液则可转变为低渗性脱水。

8. 脱水患者麻醉时需要注意什么？

脱水患者根据水钠丢失程度的不同可以大致分轻、中、重三度，对于中、重度脱水患者应在手术前适当纠正，仔细评估患者容量情况。低血容量患者对吸入性麻醉药、丙泊酚和药物诱导的组胺释放的血管扩张和负性肌力作用敏感。其他药物的分布容积减少，使用剂量也可能降低。低血容量患者对于脊椎麻醉和硬膜外麻醉的交感阻滞作用异常敏感。若必须在低血容量彻底纠正前进行全身麻醉，可选择依托咪酯或氯胺酮诱导。

9. 低钠血症的分类有哪些？

低钠血症是指血清钠浓度低于 135 mmol/L。根据其血浆渗透浓度的改变和细胞外液容量的多少将低钠血症作如下分类：低渗性低钠血症、等渗性低钠血症和高渗性低钠血症；低渗性低钠血症又可分为：低容量性低钠血症、正常容量性低钠血症和高容量性低钠血症。

10. 节食患者低钠血症的最可能的原因是什么？

节食患者的饮食特点为摄入大量液体，进食低溶质饮食，导致的低钠血症临床上称为"嗜啤酒综合征"。低钠血症的原因是重置渗透压调定点，患者在饮水后出现尿液稀释，而在限制饮水后则出现尿液浓缩，血钠水平将稳步提升。

11. 低钠血症的临床表现是什么？

低钠血症的临床症状主要是细胞内水增多所导致的精神系统症状，严重程度与细胞外低渗透压进展的速度有关。轻至中度（$Na^+ > 125$ mmol/L）低钠血症患者通常无明显症状。早期的症状常为非特异性的，可包括厌食、恶心和乏力。但是进行性脑水肿可诱发嗜睡、精神错乱、惊厥、昏迷，最终导致死亡。血钠浓度 < 120 mmol/L 时，可发生严重的低钠血症表现。进展缓慢或慢性低钠血症的患者较少出现症状。

12. 低钠血症为什么不能快速补钠？

纠正低钠血症过快可导致脑桥脱髓鞘改变（中央脑桥髓鞘溶解症），以及更广泛的脑桥和脑桥外中枢神经系统脱髓鞘改变（渗透脱髓鞘综合征），导致暂时性和永久性神经后遗症。纠正低钠血症的速度应根据症状的严重程度个体化。建议采取以下速度：症状较轻者，0.5 mmol/(L·h)或更低；症状中等者，1 mmol/(L·h)或更低；症状严重者，1.5 mmol/(L·h)或更低。

13. 低钠血症患者麻醉时需要注意什么？

全麻手术患者的血钠浓度高于 130 mmol/L 时通常是安全的。即使没有症状，所有择期手术患者的血钠浓度也应升到高于 130 mmol/L。低于此浓度会导致明显脑水肿，术中可表现为最低肺泡有效浓度降低或术后躁动、意识模糊或嗜睡。

14. 抗利尿激素分泌失调综合征是什么？常见病因有哪些？

抗利尿激素分泌失调综合征（syndrome of inappropriate antidiuretic hormone secretion，SIADH）是由于内源性抗利尿激素过量分泌或抗利尿激素受体基因活化性突变活性作用超常导致体内水分潴留、稀释性低血钠、尿钠和尿渗透压升高的临床综合征。多种因素可导致 SIADH,包括恶性肿瘤、呼吸系统疾病、药物、中枢神经系统疾病等。

15. 脑耗盐综合征是什么?与抗利尿激素分泌失调综合征有什么区别?

脑耗盐综合征是指在中枢神经系统病变(脑损伤或肿瘤)基础上出现的肾脏排钠排水过度,出现低钠血症、细胞外液和循环容量减少的一类临床综合征。正脑性耗盐综合征为低血容量性低钠血症,患者除了有低钠血症的表现外,还会出现体重下降,血容量不足,血细胞比容、血肌酐、血浆蛋白及尿酸升高。治疗原则是纠正低容量和低钠血症。而抗利尿激素分泌失调综合征是等容量性低钠血症,血细胞比容、血肌酐、血浆蛋白及尿酸通常会降低,治疗原则应限制液体量。

16. 高钠血症的主要机制及常见病因是什么?

高钠血症的主要机制是大量的细胞外液丢失且没有足够的代偿性摄入并缺少抗利尿激素,或输入外源性的钠盐,引起细胞外液渗透压升高。病因:高钠血症可分为低容量性、正常容量性及高容量性高钠血症。低容量性高钠血症常见于体液丢失(如烧伤、出汗)、使用利尿剂、胃肠道丢失等;正常容量性常见于中枢性利尿、肾源性尿崩、发热、过度通气/机械通气、渴感减退、药物等;高容量性常见于库欣综合征、血液透析、醛固酮增多症、医源性等。

17. 高钠血症的临床表现是什么?

有症状的高钠血症患者临床症状主要表现在神经系统,早期为恶心、呕吐、躁动、嗜睡、反射亢进、呼吸困难,进而发展为癫痫发作、昏迷,最终死亡。癫痫样发作和严重的神经损伤很常见,尤其是在血钠浓度迅速超过 158 mmol/L 的患儿。慢性高钠血症一般比急性高钠血症容易耐受。

18. 高钠血症如何治疗?

① 低容量性高钠血症,首先可输入等张生理盐水补充血容量,严重时可给予血浆或其他容量扩张剂。循环衰竭纠正、组织灌注充足后,再给予低张盐水。② 容量正常性高钠血症,可用 0.45% 氯化钠溶液或 5% 葡萄糖溶液补充低渗液和水分。随着血清钠下降,当尿比重降低时可适当补充电解质。③ 高容量性高钠血症,可用呋塞米等利尿,但这种利尿药排水作用强于排钠,因此应及时补水或低渗

液以免加重高渗状态,必要时可进行血液透析。

19. 高钠血症患者麻醉时需要注意什么?

　　低血容量可加重麻醉药物的血管扩张和心脏抑制作用,并降低组织的血压和灌注。大部分静脉麻醉药物的分布容积降低后,药物的需求量也下降,但心输出量虽降低,吸入麻醉药物的需要量却增加了。即使轻微的血钠升高也与围术期的发病率、死亡率、住院时间延长有关。因此,高钠血症不容忽视。严重的高钠血症(>150 mmol/L)患者应推迟择期手术,直至病因明确并纠正。

20. 什么是尿崩症?

　　尿崩症(diabetes insipidus,DI)是由缺乏抗利尿激素的作用导致的,可能是由于抗利尿激素生成或释放受损(中枢性尿崩症)或肾对抗利尿激素的敏感减低(肾源性尿崩症),使得尿液的浓缩失败,排出大量不当稀释的尿液。中枢性尿崩症见于垂体手术、蛛网膜下隙出血、脑外伤(特别是颅底骨折)和脑死亡。肾源性尿崩症可能由于肾疾病、电解质紊乱或药物(锂、膦甲酸钠、两性霉素 B、地美环素)引起。

第二节　麻醉与酸碱平衡

21. 影响手术患者血气变化及酸碱失衡的因素有哪些?

　　除了与患者本身的疾病基础、手术部位、手术时间长短、术中意外等有关外,还与麻醉对器官功能的影响,尤其是肾和呼吸功能的影响有关。一方面肾和肺是机体代偿代谢性或呼吸性酸碱失衡的场所;另一方面麻醉药物和麻醉、手术中的诸多环节对肾和呼吸器官都有影响。

22. 体液中的酸碱物质从何而来?

　　酸性物质主要通过体内代谢产生,包括挥发酸和非挥发性酸,挥发酸是机体在代谢过程中产生最多的酸性物质,碳酸是体内唯一的挥发酸。非挥发性酸主要通过蛋白质、糖类、脂肪分解代谢产生。碱性物质主要来自食物或致碱性药物,特别是蔬菜、瓜果中所含的有机酸盐,如柠檬酸盐、苹果酸盐和草酸盐。

23. 酸碱平衡紊乱有哪些类型及常用指标?

　　单纯型酸碱平衡紊乱可分为四类,即代谢性酸中毒、代谢性碱中毒、呼吸性酸中毒和呼吸性碱中毒。混合型酸碱失衡:呼酸合并代酸,呼酸合并代碱,呼碱合并代酸,呼碱合并代碱,呼吸性酸中毒合并阴离子间隙(anion gap, AG)增高性代谢性酸中毒和代谢性碱中毒,呼吸性碱中毒合并 AG 增高性代谢性酸中毒和代谢性碱中毒。常用指标:pH 和 H^+ 浓度、动脉血 CO_2 分压、标准碳酸氢盐和实际碳酸氢盐、缓冲碱、碱剩余、阴离子间隙。

24. 三重酸碱失衡的概念及基本分型?

　　三重酸碱失衡(triad acid-base disarrange, TABD)是指代谢性酸中毒(代酸)、代谢性碱中毒(代碱)与呼吸性酸中毒(呼酸)或呼吸性碱中毒(呼碱)合并的一种酸碱失衡。分为呼酸型 TABD(呼酸＋代碱＋代酸)、呼碱型 TABD(呼碱＋代碱＋代酸)两大基本类型。

25. 肺在酸碱平衡中的调节作用?

　　血液 H^+ 浓度增加可通过刺激颈动脉体和主动脉体化学感受器,反射性引起呼吸中枢兴奋,增加呼吸的深度和频率,明显地改变肺的通气量。代谢性酸中毒当 pH 由 7.4 降到 7.0 时,肺泡通气量由正常 4 L/min 增加到 30 L/min 以上,呼吸加深加快是代谢性酸中毒的主要临床表现,其代偿意义是使血液中 H_2CO_3 浓度(或 $PaCO_2$)继发性降低,维持 $[HCO_3^-]/[H_2CO_3]$ 的比值接近正常,使血液 pH 趋向正常。

26. 肾脏在酸碱平衡中的调节作用?

　　在代谢性酸中毒时,肾通过加强泌 H^+、泌 NH_4^+ 及回收 HCO_3^- 使 HCO_3^- 在细胞外液的浓度有所恢复,肾小管上皮细胞中的碳酸酐酶和谷氨酰胺酶活性增强,使尿中可滴定酸和 NH_4^+ 排出增加,并重新生成 HCO_3^-,肾小管泌 NH_4^+ 增加是最主要的代偿机制,因为 $H^+ - Na^+$ 交换增加,肾小管腔内 H^+ 浓度增加,降低了肾小管细胞与管腔液 H^+ 的浓度差,使肾小管上皮细胞继续排 H^+ 受限,但管腔内 H^+ 浓度越高,NH_4^+ 的生成与排出越快,产生的 HCO_3^- 越多。

27. 哪些原因可以导致代谢性酸中毒?

　　① 肾脏排酸保碱功能障碍:肾衰竭、肾小管功能障碍、应用碳酸酐酶抑制剂。

② HCO_3^- 直接丢失过多：胰液、肠液和胆液中碳酸氢盐含量均高于血浆，严重腹泻、肠道瘘管或肠道引流等均可引起 $NaHCO_3$ 大量丢失；大面积烧伤时大量血浆渗出，也伴有 HCO_3^- 丢失。③ 代谢功能障碍：乳酸酸中毒、酮症酸中毒。④ 其他原因：外源性固定酸摄入过多，CO_3^{2-} 缓冲消耗；水杨酸中毒，含氯的酸性药物摄入过多；高 K^+ 血症；血液稀释，使 CO_3^{2-} 浓度下降。

28. 代谢性酸中毒会对机体产生什么影响？

代谢性酸中毒主要引起心血管系统和中枢神经系统的功能障碍，慢性代谢性酸中毒还可引起骨骼系统改变。严重的代谢性酸中毒能产生致死性室性心律失常，心肌收缩力降低以及血管对儿茶酚胺的反应性降低。代谢性酸中毒时引起中枢神经系统的代谢障碍，主要表现为意识障碍、乏力、知觉迟钝，甚至嗜睡或昏迷，最后可因呼吸中枢和血管运动中枢麻痹而死亡。

29. 呼吸性酸中毒时人体是如何进行代偿调节的？

当体内 CO_2 排出受阻产生大量 H_2CO_3 时，由于碳酸氢盐缓冲系统不能缓冲挥发酸，血浆其他缓冲碱含量较低，缓冲 H_2CO_3 的能力极为有限。而且呼吸性酸中毒发生的最主要的环节是肺通气功能障碍，所以呼吸系统往往不能发挥代偿作用，主要靠血液非碳酸氢盐缓冲系统、细胞内外离子交换（急性呼吸性酸中毒）和肾代偿（慢性呼吸性酸中毒）。

30. 什么是二氧化碳麻醉？

$PaCO_2$ 的正常值为 40 mmHg，$PaCO_2$ 只需升高 2 mmHg，就可刺激中枢化学感受器，出现肺通气增强的反应，从而降低血中 H_2CO_3 浓度，实现反馈调节。但如果 $PaCO_2$ 进一步增加超过 80 mmHg 以上时，呼吸中枢反而受到抑制，产生"CO_2麻醉"，患者可出现精神错乱、神志淡漠、震颤、谵妄或嗜睡，甚至昏迷，腱反射消失等临床表现，也被称为肺性脑病。

31. 呼吸衰竭时会发生何种酸碱失衡？

呼吸衰竭时常因缺氧和（或）CO_2 潴留并发酸碱失衡。常见的异常动脉血气及酸碱失衡类型是：① 严重缺氧伴有呼酸；② 严重缺氧伴有呼酸并代碱；③ 严重缺氧伴有呼酸并代酸；④ 缺氧伴有呼碱；⑤ 缺氧伴有呼碱并代碱；⑥ 缺氧伴有三重酸碱失衡。

32. 生理盐水治疗盐水反应性代谢性碱中毒的机制是什么？

生理盐水治疗盐水反应性代谢性碱中毒的机制是：① 由于扩充了细胞外液容量，则消除了"浓缩性碱中毒"成分的作用；② 生理盐水含 Cl^- 高于血浆，通过补充血容量和补充 Cl^- 使过多的 HCO_3^- 从尿中排出；③ 由于远曲小管液中 Cl^- 含量增加，则使皮质集合管分泌 HCO_3^- 增强。

33. 急性呼吸性碱中毒时组织细胞如何进行代偿调节的？

急性呼吸性碱中毒时，由于血浆 H_2CO_3 浓度迅速降低，故血浆 HCO_3^- 相对增高，约在 10 分钟内，H^+ 从细胞内移出至细胞外并与 HCO_3^- 结合，因而血浆 HCO_3^- 浓度下降，H_2CO_3 浓度有所回升。一方面细胞内的 H^+ 即与细胞外的 Na^+ 和 K^+ 交换；另一方面 HCO_3^- 进入红细胞，Cl^- 和 CO_2 逸出红细胞，促使血浆 H_2CO_3 回升，HCO_3^- 降低。

34. 术后剧烈呕吐易引起何种酸碱平衡紊乱？

剧烈呕吐时胃液大量丢失导致代谢性碱中毒，其机制是：① 胃液中 H^+ 丢失，使来自肠液和胰腺的 HCO_3^- 得不到 H^+ 中和而被吸收入血，造成血浆浓度升高；② 胃液中 Cl^- 丢失，可引起低氯性碱中毒；③ 胃液中 K^+ 丢失，可引起低钾性碱中毒；④ 胃液大量丢失引起有效循环血量减少，也可通过继发性醛固酮增多引起代谢性碱中毒。

35. 使用碳酸氢钠纠正酸中毒时应注意什么？

不恰当使用 $NaHCO_3$ 造成细胞内酸中毒、游离钙浓度降低等不良后果，造成心肌收缩力下降；过度碱化血液，导致氧离曲线左移，不利于氧气在外周组织的释放，不利于乳酸的氧化代谢，反而加重组织缺氧和乳酸浓度升高。此外，给予 50 mEq $NaHCO_3$（＝5％$NaHCO_3$ 100 mL）后，1 分钟可产生 1 000 mL CO_2，大大加重患者的通气负担，产生呼吸肌疲劳。

36. 乳酸酸中毒常见于哪些原因？

任何原因引起的缺氧或组织低灌流时，都可以使细胞内糖的无氧酵解增强而引起乳酸增加,产生乳酸性酸中毒。常见于休克、心搏骤停、低氧血症、严重贫血、肺水肿、氧化碳中毒和心力衰竭等。此外,严重的肝疾患使乳酸利用障碍均可引起血浆乳酸过高。

37. 酸中毒时心肌收缩力减弱的机制?

酸中毒时引起心肌收缩力减弱的机制可能是由于: ① H^+ 增多可竞争性抑制 Ca^{2+} 与心肌肌钙蛋白亚单位结合,从而抑制心肌的兴奋—收缩耦联,降低心肌收缩性,使心输出量减少;② H^+ 影响 Ca^{2+} 内流;③ H^+ 影响心肌细胞肌浆网释放 Ca^{2+}。

第三节　麻醉与电解质平衡

38. 发生低钾血症时为什么会造成全身无力?

由于细胞内液钾外流增加,静息电位负值增大,与阈电位之间的电位差增加,细胞的兴奋性降低。轻症可表现为无症状或肌无力和肌肉酸痛。重症可表现为进行性乏力、呼吸困难,最终发生迟缓性麻痹。

39. 为什么发生低钾血症时会造成心律失常?

低钾血症对心脏的影响主要为心肌生理特性的改变,表现为兴奋性增高、由于心肌的兴奋性增高出现各种类型心律失常,严重时可出现室颤或心脏骤停。

40. 为什么建议围术期老年患者的血钾浓度保持在 4.0～4.5 mmol/L?

血清钾离子及钙离子水平明显降低,可使肌肉松弛剂的起效时间缩短、作用增强,引起全身麻醉患者苏醒延迟、拔管时间延迟。由于低血钾对心肌细胞的电生理活动会产生影响,术中出现心律失常且无法用其他原因解释时,要考虑低血钾的可能;血清钾水平非常高时会出现四肢麻木软瘫,呼吸肌会发生窒息继而引起呼吸衰竭,且高钾血症患者易在围术期导致心脏过度兴奋和心脏抑制,尤其是老年患者上述情况的发生可能致命。

41. 为什么术前患者常常容易出现低钾血症?

由于术前患者禁食禁水,同时静脉补液中未补钾或补钾不够,钾离子摄入减少,常常容易出现低钾血症。

42. 哪些药物在围术期使用易出现高钾血症?

ACEI/ARB 类药物抑制醛固酮释放,使肾脏钾离子排出减少,增加了高钾血症的发生风险;盐皮质激素受体拮抗剂(如螺内酯),可影响肾小管的钾离子分泌,导致高钾血症;琥珀胆碱使细胞膜去极化引起细胞内负电荷减少,钾外流减少,使钾离子由细胞内转移至细胞外。严重烧伤、软组织损伤、腹腔内感染、破伤风、截瘫及偏瘫等患者,在琥珀胆碱作用下可引起异常的大量钾离子外流,导致血钾升高,产生严重室性心律失常甚至心搏停止。

43. 麻醉药物与钾离子是如何互相影响的?

吸入性麻醉药可激活钾离子通道调节静息电位水平、动作电位时程及神经递质等途径影响中枢神经系统的兴奋性,可能是产生临床麻醉效应的机制之一。肌肉松弛剂琥珀胆碱使细胞膜去极化引起细胞内负电荷减少,使钾离子由细胞内转移至细胞外,易出现血钾升高。血清钾离子水平明显降低,可使肌肉松弛剂的起效时间缩短、作用增强,引起全身麻醉患者苏醒延迟、拔管时间延迟,造成拔管后呼吸再抑制的风险增加。

44. 补充钾离子的途径有哪些? 为什么要"见尿补钾"?

补钾的方式有:口服补钾、静脉补钾、雾化吸入补钾、保留灌肠补钾。监测尿量可以对肾功能的状态进行监测,同时还可为补钾提供指导。肾功能不全者,不应进行高浓度补钾。

45. 服用洋地黄类药物的患者为什么要监测血钾?

洋地黄类药物能够抑制 Na^+, K^+-ATP 酶,使细胞内 Na^+ 大量增加、K^+ 减少,引起快速性心律失常,因此要监测血钾,避免低钾血症加重洋地黄类毒性。

46. 为什么高浓度的氯化钾不能静脉推注?

高浓度的氯化钾使体内钾离子浓度瞬间增加,导致心肌细胞的兴奋性降低,发生室颤或心跳骤停。

47. 发生高钾血症时为什么会造成心律失常?

轻度高钾血症时,心肌细胞的兴奋性增高;重度高钾血症时,心肌细胞的兴奋性降低。因此高钾血症可引起各种心律失常,包括窦性心动过缓、传导阻滞和异位心律失常、室颤及心搏骤停。

48. 发生高钾血症时为什么会造成肌肉无力?

细胞外液钾离子浓度急剧增高后,静息期细胞内钾离子外流减少,使细胞膜静息电位的绝对值减少,几乎接近阈电位间水平,使肌肉细胞膜上的快钠通道失活,细胞处于去极化阻滞状态而不能兴奋。

49. 哪些疾病会导致高钾血症?

各种原因引起的急性肾损伤、慢性肾衰竭可导致肾脏排钾减少,从而引发高钾血症。心血管疾病,特别是心力衰竭导致肾脏灌注减少也可诱发高钾血症发生。酸中毒、胰岛素缺乏、严重挤压伤和烧伤患者由于细胞内钾离子逸出,也会导致高钾血症。

50. 为什么使用胰岛素可以降低血钾浓度?

因为胰岛素一方面可直接激活细胞膜上 Na^+ , K^+ - ATP 酶的活性,使细胞外钾转入细胞内,另一方面可促进细胞糖原合成,使细胞外钾随葡萄糖转入细胞内。

51. 血钾过高时为什么要立即静注钙剂?

Ca^{2+} 一方面能促进细胞膜阈电位上移,使阈电位-静息电位间间距增加甚至恢复正常,恢复心肌兴奋性;另一方面使复极化 2 期 Ca^{2+} 竞争性内流增加,提高心肌的收缩性。

52. 血气分析结果提示低钾血症时为什么常合并代谢性碱中毒?

① 碱中毒时 H^+ 从细胞内转入细胞外,而细胞外 K^+ 转到细胞内以维持体液的离子平衡;② 肾小管上皮细胞内外也发生了此种离子转移,致使 H^+ - Na^+ 交换减弱,Na^+ - K^+ 交换增强,尿钾排出增多。

53. 血气分析结果提示高钾血症时为什么常合并代谢性酸中毒?

① 酸中毒时细胞外液 H^+ 浓度升高,H^+ 进入细胞内被缓冲,而细胞内 K^+ 转

到细胞外以维持电荷平衡；② 肾小管上皮细胞内外也发生了此种离子转移，致使 $H^+ - Na^+$ 交换加强，$Na^+ - K^+$ 交换减弱，尿钾排出减少。

54. 大量输血后为什么会使血清钾离子浓度发生改变？

血液在库存期间，其电解质与酸碱度均有所改变，主要特点为钾离子浓度升高，酸性代谢产物增加。少量输用时，因被受体血液稀释，对患者影响不大，如大量输用，则可致患者产生高血钾症或代谢性酸中毒。

55. 高钾血症的特征性心电图表现有哪些？

心电图可表现为 P 波低平或消失、QRS 波增宽、Q-T 间期延长和 T 波高尖。

56. 术中患者出现低钾血症时，如何进行补钾？

① 静脉补钾计算公式：应补 KCl 的 mg 数＝（预计补钾量－实测钾值）× 0.3×体重×75。② 补钾注意事项：补钾最高浓度最高可达 30%，高于 3% 时需深静脉输入；最大补钾量不能超过 0.3 mmol/(kg·h)；见尿补钾；补钾时应密切监测，当血钾＞4.0 mmol/L 时，停止补钾。

57. 如何治疗高钾血症？

① 停止一切含钾的药物和食物，去除引起高钾血症的原因。② 稳定心肌，应用钙剂对抗钾离子对心肌的毒性作用。③ 促进钾离子进入细胞内。使用 50% 葡萄糖溶液按每千克 1 mL 计算，其中 3～4 g 葡萄糖加 1 U 胰岛素静脉滴注，必要时每 3～4 小时可重复一次。在滴注过程中密切监测血钾及血糖变化，避免低血糖发生。④ 促进钾离子排出体外。应用呋塞米等排钾利尿剂；透析治疗，可使用血液透析或腹膜透析。

58. 钙离子在身体内扮演怎样的角色？

血钙指血清中所含的总钙量，正常成人为 2.25～2.75 mmol/L，其中约 50% 为离子型，40% 与蛋白结合（主要为白蛋白），10% 与阴离子形成复合物，如枸橼酸盐等。钙几乎参与所有的生理学功能，包括肌肉收缩、神经递质及激素的释放、凝血、骨骼代谢及调节酶的活性等。因此体内钙平衡失调将导致严重的生理机能紊乱。

59. 日常生活中可以通过哪些食物补充钙剂？哪些人群需要额外补充钙剂？

体内钙均由食物供给。正常成人每日摄取钙约 1 g。儿童、孕妇需要量增加。钙主要含于牛奶、乳制品、豆制品及蔬菜、水果中。食物中的钙必须转变为游离钙（Ca^{2+}）才能被肠道吸收，吸收率约为 30%。肠管 pH 偏碱时，Ca^{2+} 吸收减少；偏酸时 Ca^{2+} 吸收增多。食物缺乏或生理需要增加时，吸收率增高。

60. 体内钙平衡主要靠那些器官调节？

体内钙平衡主要由甲状旁腺激素、$1,25-(OH)_2$ 维生素 D_3 和降钙素共同作用于肾脏、骨骼和小肠 3 个靶器官调节。甲状旁腺素具有升血钙、降血磷和酸化血液等作用，是调节血钙最重要的激素；$1,25-(OH)_2$ 维生素 D_3 是维生素 D_3 的代谢转化物，可以促进小肠及肾小管对钙磷重吸收，具有促进成骨和溶骨的双重作用；降钙素具有抑制骨骼重吸收钙，增加尿钙排出的生理作用。

61. 什么是低钙血症，常见病因有哪些？

当血清蛋白浓度正常时，血钙低于 2.25 mmol/L，或血清离子钙 $[Ca^{2+}]$ 低于 1.0 mmol/L，称为低钙血症。常见病因包括：甲状旁腺功能减退症、维生素 D 缺乏、慢性肾功能衰竭、钙沉积作用、低镁血症、钙的螯合作用等。

62. 哪些检查方法有助于确诊低钙血症？

实验室检查：血钙、血磷、甲状旁腺素、肝功、肾功、白蛋白、尿钙、$1,25-(OH)_2$ 维生素 D_3、血镁等。心电图：低钙血症患者的心电图常出现 QT 间期延长，有时可出现心动过速。影像学检查：可发现 20% 特发性甲状旁腺功能减退患者有颅内钙化（以基底核为主）。

63. 不同成长时期缺钙的有哪些表现？

婴幼儿缺钙时，会影响骨骼发育，表现为囟门闭合迟缓、方头、鸡胸、念珠胸、手镯、O 形或 X 形腿等；同时免疫力低下，易发生感染。成人缺钙时表现为骨质软化、骨质疏松和纤维性骨炎等。慢性缺钙可致皮肤干燥、脱屑、指甲易脆和毛发稀疏等。

64. 急性低钙血症应该怎样治疗？

有症状的低钙血症是临床急症，应及时处理。方法是 10% 氯化钙溶液或 10%

葡萄糖溶液酸钙稀释后缓慢静脉注射。为避免钙沉积,静脉应用钙剂时应避免同时应用含碳酸盐及磷酸盐成分的溶液。必须持续监测血 Ca^{2+} 浓度,必要时可重复使用以控制症状,注射过程中应严密监测心率。同时监测血镁浓度,以排除低镁血症。

65. 慢性低钙血症应该怎样治疗?

首先要治疗低钙血症病因,如甲状旁腺功能减退症、维生素 D 缺乏、低镁血症、营养不良等。另外,可以给予口服钙剂和维生素 D 制剂。

66. 大量输血时为什么要及时补充钙剂?

制备红细胞时加入了抗凝剂枸橼酸钠,它可以和血清中的钙结合形成络合物,但在正常输血速度下,枸橼酸钠在三羧酸循环中完全氧化代谢,并不会导致血钙降低。当输血速度太快(超过 1 U/10 分钟)或输血量过大(1 000 mL 以上)时,因枸橼酸盐不能及时被肝脏氧化,继而与离子钙结合导致血钙过低,可出现枸橼酸中毒反应,引起抽搐和心肌收缩抑制。

67. 什么是高钙血症? 常见病因有哪些?

当血清蛋白浓度正常时,血钙大于 2.75 mmol/L 或血清 Ca^{2+} 大于 1.25 mmol/L 称为高钙血症。常见病因包括:溶骨增加引起的高钙血症,多见于甲状旁腺功能亢进、甲状腺功能亢进、恶性肿瘤、维生素 D 缺乏、慢性肾衰等症;胃肠道吸收钙增加引起的高钙血症,多见于肉芽肿性疾病(对维生素 D 敏感性增加)、维生素 D 中毒;药物导致的高钙血症,多见于维生素 A 摄入过量、应用噻嗪类药物(促进肾对钙的重吸收等)。

68. 高血钙会影响肾功能吗?

肾脏对血钙升高较敏感, Ca^{2+} 主损伤肾小管,表现为肾小管水肿、坏死、基底膜钙化。早期表现为浓缩功能障碍;晚期可见肾小管纤维化、肾钙化、肾结石可发展为肾衰竭。

69. 什么是高钙危象? 高钙危象应该怎样治疗?

当血清钙大于 3.75 mmol/L,可发生高钙血症危象,如严重脱水、高热、心律失常、意识不清等,患者易死于心搏骤停、坏死性胰腺炎和肾衰竭等。高钙危象的治疗：① 扩充血容量,可使血钙稀释,增加尿钙排泄;② 增加尿钙排泄,使用利尿剂可增加尿钙排泄;③ 减少骨的重吸收,用双磷酸盐以减少骨的重吸收,使血钙不被动员进入血液;④ 治疗原发性疾病。

70. 轻、中度高钙血症应该怎样治疗?

轻度高钙血症是指血钙在 2.75~3.0 mmol/L 以下,中度高钙血症指血钙浓度为 3.0~3.5 mmol/L。高钙血症治疗的目的在于将血钙降低。主要措施包括：静脉滴注生理盐水扩容,使患者轻度"水化";静脉滴注生理盐水加用袢利尿剂,可使血钙在 1~2 天内下降 0.25~0.75 mmol/L。如果血钙下降不理想,可再加用双磷酸盐口服。

71. 钙离子失衡时,患者神经肌肉系统有什么临床表现?

低钙血症时神经肌肉的兴奋性增加,可出现肌痉挛、腕足痉挛(Trousseau 征)、咬肌痉挛(Chvostek 征),低钙危象时能可导致喉痉挛、惊厥或癫痫样抽搐。高钙血症可使神经肌肉兴奋性降低,表现为乏力、表情淡漠、腱反射减弱,严重患者可出现精神障碍、木僵和昏迷。

72. 钙离子失衡时,心电图是怎样变化的?

高钙血症患者心电图表现为：ST 段缩短或消失;QT 间期缩短;T 波低平或倒置;严重高钙血症患者,PR 间期延长,QRS 波群轻度增宽;心律失常：各种早搏,窦性心动过速、房室传导阻滞、室性心动过速、心室颤动等。低钙血症患者心电图表现为：ST 段平坦延长;QT 间期延长,T 波时间不延长;严重低钙血症可出现 T 波低平或倒置;低钙血症可引起各种早搏,传导阻滞等心律失常;低血钙可使迷走神经兴奋性提高,发生心脏停搏。

73. 钙离子失衡时,如何影响肌肉松弛药?

临床麻醉中肌肉松弛药作用的逆转及延迟,常与钙离子在体内的消长相关。神经递质的释放需要钙离子的参与,低钙血症可以加重神经肌肉接头阻滞。

74. 钙离子失衡时,如何影响洋地黄类药物?

洋地黄类药物增强心肌收缩,与心肌细胞中钙离子含量直接相关。钙离子和洋地黄类药物具有协同作用,高钙血症会加重洋地黄类药物对心肌的毒性作用。

75. 降高钾,钙剂首选氯化钙还是葡萄糖酸钙?

使用钙剂拮抗高钾血症的心脏毒性是防治高钾血症的第一道防线。氯化钙分子中钙含量相对较高,似乎更适合用于拮抗高钾血症的心脏毒性,但是氯化钙溶液在静脉输入过程中,如果外渗到组织中会导致组织坏死,通常建议使用中心静脉作为输液的通路,很大程度上限制了氯化钙的应用。葡萄糖酸钙溶液对血管和外周组织的损伤就小得多,可以通过外周血管进行输液治疗。

76. 钙失衡患者实施麻醉前应注意哪些问题?

术前应及时纠正有症状的高钙血症或低钙血症。对于有低钙血症病史的患者,围术期必须持续监测血 Ca^{2+},避免碱中毒以免加剧血 Ca^{2+} 降低。快速输注含枸橼酸的血制品或大量白蛋白时需静脉补钙。同时,警惕低钙血症可能加强巴比妥类及吸入麻醉药的负性肌力作用。高钙血症是一种临床急症,因此在应用麻醉药前应先进行处理,并严密监测血 Ca^{2+} 水平。若要进行外科手术,围术期必须持续用生理盐水、利尿剂,同时警惕低血容量。

77. 镁离子在人体内的吸收途径有哪些? 又是如何分布的?

正常人体镁的摄入和排出处于动态平衡,且保持血清镁浓度在 $0.75\sim1.25\ mmol/L$ 的范围内。成人每天从饮食摄取镁 $10\sim20\ mmol$,其中约 1/3 在小肠吸收,其余随粪便排出。体内镁总量为 $21\sim28\ g$,其中 60% 在骨骼中,其余大部分在骨骼肌和其他组织器官的细胞内,只有 1%~2% 在细胞外液中。

78. 为什么镁对机体生理代谢如此重要? 人体内镁离子平衡是如何调节的?

镁是机体内具有重要生理、生化作用的阳离子之一,仅次于钠、钙、钾。在细胞内镁是钾之后的第二位阳离子。体内镁平衡主要靠肾调节。血清中 70% 的 Mg^{2+} 在肾小球滤过,绝大部分再被肾小管重吸收,仅有 3%~6% 被肾排出。此外,机体参与镁平衡调节的体液因素也有多种,包括 $1,25-(OH)_2$ 维生素 D_3、甲状腺激素、甲状旁腺激素、醛固酮、降钙素、儿茶酚胺、高血钙以及抗利尿物质等。

79. 什么是低镁血症? 低镁血症的常见原因有哪些?

血清镁浓度低于 $0.75\ mmol/L$ 时称为低镁血症。低镁血症的病因主要为镁摄入不足及镁排出过多两个方面,临床上常见于饥饿、吸收障碍综合征、长期禁食、厌食或长期静脉营养又未及时补镁等,以及小肠手术切除、严重腹泻或长期胃肠减压引流、高钙血症、糖尿病酮症酸中毒、严重甲状旁腺功能减退及酒精中毒等。

80. 低镁血症对心血管系统的影响有哪些?

低镁血症时易发生心律失常,以室性心律失常为主,严重者可引起室颤导致猝死;低镁血症时还容易伴发高血压,主要原因是:血管平滑肌细胞内钙含量增高,使血管收缩,外周血管阻力增大;此外,低镁血症在冠心病的发生发展中也起到了一定的作用。

81. 低镁血症对神经系统的影响有哪些?

镁对中枢神经系统具有抑制作用,血镁降低时抑制作用减弱,故可出现焦虑、易激动等症状,严重时可引起癫痫发作、精神错乱、惊厥、昏迷等。

82. 镁被用于治疗心律失常的机制有哪些?

镁抗心律失常作用的主导机制是:患者在疾病期心肌细胞内血镁浓度偏低,镁离子影响 Na^+ ,$K^+ -$ ATP 酶、$Ca^{2+} -$ ATP 酶等功能,静脉运用镁剂后恢复 Na^+ ,$K^+ -$ ATP 酶的功能,起到钙拮抗剂样作用,减轻心肌钙超载损伤,稳定心肌电活动。

83. 为什么低镁血症患者常常合并有低钾血症?

造成镁丢失的途径同样可造成钾丢失。镁是激活细胞内酶所必需的离子,当镁缺乏时,其活性减退,细胞外钾内流,造成细胞外缺钾而致低钾血症。缺镁时,肾保钾能力减低,故使血钾降低。

84. 什么样的患者需警惕围术期低镁血症的发生? 应如何纠正?

低镁血症的主要原因:① 术前禁食、呕吐,从围术期胃管、腹腔引流管丢失大量水、电解质(包括镁)而未及时补充;② 危重患者因感染、高胆红素血症、多种有害物质损伤肾小管引起尿镁的再吸收减少,排出增加。对于外科危重患者应尽量消除或减少各种镁缺乏的诱因,当各种高危因素不可避免地存在时,应定期做心电图及血镁的监测。根据镁的丢失量,从术前常规每天补充硫酸镁 2.5～5 g 不等。原则上是补充量应大于估计的缺失量。

85. 低镁血症患者实施麻醉时应注意哪些问题？

低镁血症常伴有低钠、低钾、低钙等，术前需完善必要检查，监测 24 小时尿镁含量（包括镁剂治疗前后）；心电图、胸片、肝、肾功能检查及电解质浓度监测；严重者则延迟手术，积极进行补镁治疗。麻醉前准备抗心律失常药物、硫酸镁针剂及除颤仪等。麻醉管理期间应预防低氧血症、过度通气及呼吸性碱中毒，积极预防低温和酸中毒的发生；重视风险较大的手术麻醉后恢复情况，尤其是喉痉挛或喘鸣感觉异常、手足抽搐、震颤、昏迷等发生率相对较高。

86. 镁离子如何产生镇痛作用？

镁离子的镇痛机制可能是通过作用于中枢神经系统的 N-甲基-D-天冬氨酸受体（N-methyl-D-aspartic acid receptor，NMDAR），降低对中枢神经系统对疼痛的敏感性，并可抑制脊髓对疼痛刺激的易化作用；同时镁离子可作用于外周的 NMDAR 和钙离子通道，甚至可能还有镁离子通道，从而产生直接的镇痛作用和降低外周神经系统对伤害性刺激的敏感性，影响交感神经系统，减少儿茶酚胺及神经递质的释放。

87. 镁剂在临床麻醉中的应用有哪些？

镁离子具有钙通道阻滞作用，在临床麻醉中可用于控制性降压、抗惊厥、预防局麻药中毒、延长非去极化肌肉松弛药的作用、治疗术后寒战及扩张支气管；镁离子具有 N-甲基-D-天冬氨酸受体拮抗作用，在临床麻醉中可用于预防气管插管时的心血管不良反应及围术期镇痛；镁离子的膜稳定作用还可用于围术期抗心律失常。

88. 镁离子如何影响吸入麻醉药？

吸入性麻醉药的作用机制已较明确，与中枢神经系统谷氨酸释放有密切联系，其中以 N-甲基-D-天冬氨酸受体为主。吸入性麻醉药通过对 N-甲基-D-天冬氨酸受体的作用，实现对钙离子内流的调节，促使谷氨酸释放，出现突触前抑制，发挥麻醉作用。从其作用机理来看，镁离子与之相似，具有协同作用。

89. 镁离子如何影响静脉麻醉药？

丙泊酚通过增强抑制性神经递质 γ-氨基丁酸（γ-aminobutyric acid，GABA）与 GABAA 受体复合体的结合或直接作用于 GABAA 受体复合体，引起抑制性激发电位,开放 Cl^- 通道增强了 GABA 的神经;另一方面通过抑制谷氨酸在中枢的释放,减少谷氨酸对 N-甲基-D-天冬氨酸受体的激动降低兴奋性神经元的活性,从而抑制了大脑皮质、皮质下区、丘脑和中脑,产生麻醉作用。氯胺酮和镁都是 N-甲基-D-天冬氨酸受体拮抗剂,理论上镁和氯胺酮、丙泊酚都具有协同作用。同时镁还是钙离子通道阻滞剂,抑制平滑肌钙离子内流,并有直接的 α 受体阻滞作用,对减少氯胺酮血压升高有积极的意义。

90. 镁离子如何影响肌肉松弛剂?

硫酸镁能阻滞钙通道,抑制基质网钙的释放,减少钙进入突触末端,从而抑制了神经肌肉终板的乙酰胆碱释放,表现为轴突兴奋阈值的升高,延长并增强了非去极化肌肉松弛药的神经肌肉阻滞作用。镁可减少泮库溴铵、美维松、维库溴铵、罗库溴铵的用量,同时除罗库溴铵外镁离子还可缩短泮库溴铵、美维松、维库溴铵的起效时间。

91. 镁离子如何影响局麻药物?

镁离子作为中枢性钙拮抗剂可以扩张痉挛的脑血管和降低大脑灌注压(cerebral perfusion pressure,CPP);同时拮抗 N-甲基-D-天冬氨酸受体,增加血管舒张剂前列腺素的生成,扩张脑动脉;还可能因为镁剂的膜稳定作用而产生抗惊厥作用。这种抗惊厥和镇静作用对预防局麻药不良反应,尤其是降低惊厥发生有明显作用。

92. 什么是高镁血症? 高镁血症的常见原因有哪些?

血清镁浓度高于 1.25 mmol/L 时称为高镁血症。高镁血症的病因主要为镁摄入过多及镁排出过少两个方面。肾排镁减少是高镁血症最常见的原因。临床上主要见于肾功能衰竭、严重脱水伴有少尿、甲状腺功能减退及肾上腺皮质功能减退。

93. 输注镁剂的不良反应有哪些?

输注镁剂的轻微不良反应包括:潮热、恶心、头痛、困倦等,不良反应是与血清镁离子浓度成正相关,在镁离子浓度超过 2 mmol/L 时即可出现临床症状,但在慢性肾功能衰竭的患者中当血镁浓度超过 3 mmol/L 时也可无明显的临床症状。

94. 高镁血症患者实施麻醉时应注意哪些问题?

麻醉状态下的患者血镁浓度较高时可能会出现低血压、非去极化肌松剂作用增强、术后呼吸衰竭及心跳停止。高镁血症患者常同时伴有肾功能异常及同时伴有镁摄入过多,其症状及体征常是剂量依赖性的,在房室传导阻滞及心肌功能受抑制的患者中避免使用镁剂,重症肌无力及神经肌肉疾患的患者中应慎用镁剂。镁剂会加重低血压的发生率。

95. 如何预防围术期镁离子代谢紊乱对麻醉的影响?

围术期镁离子代谢紊乱不仅会增加麻醉的危险性,而且也会影响患者术后的恢复质量。故麻醉科医生必须了解有关镁离子的代谢和生理学作用、药理学作用、药物间的相互作用及镁离子代谢紊乱的麻醉注意事项。术前积极纠正镁离子代谢紊乱将有助于提高麻醉的安全性和麻醉质量。

（徐桂萍　张宇轩）

参考文献

[1] 王建枝,殷莲华.病理生理学(第8版)[M].北京:人民卫生出版社,2013.
[2] 薛张纲.围术期液体治疗[M].上海世界图书出版公司,2017.
[3] 熊利泽,刘克玄,王英伟,等.围术期液体管理核心问题解析[M].北京:人民卫生出版社,2018.
[4] 中华医学会肾脏病学分会专家组.中国慢性肾脏病患者血钾管理实践专家共识[J].中华肾脏病杂志,2020,36(10).
[5] 王建枝,钱睿哲,等.病理生理学[M].北京:人民卫生出版社,2018.
[6] 阿鲁鲁·S.雷迪.水、电解质和酸碱平衡紊乱:临床评估与管理(第2版).张向阳,译[M].北京:中国科学技术出版社,2020.
[7] 邓小明,李文志.危重病医学(第3版)[M].北京:人民卫生出版社,2011.
[8] 吴萍.镁在麻醉中的应用进展[J].中国实用医刊,2011,8(4).
[9] 国家心血管病专家委员会心力衰竭专业委员会.中国心力衰竭患者离子管理专家共识[J].中华心力衰竭和心肌病杂志,2020,4(1).

第十章

第十一章

麻醉与妊娠生理

1. 什么是妊娠？

　　妊娠期从末次月经第一日开始计算，平均 280 天，即 40 周。临床上分为 3 个时期：13 周末之前称为早期妊娠，第 14～27 周末称为中期妊娠，第 28～40 周末称为晚期妊娠。

2. 什么是分娩全过程？

　　分娩全过程是从开始出现规律宫缩至胎儿、胎盘娩出的全过程，简称总产程。第一产程又称宫颈扩张期，是指从开始出现间歇性 5～6 分钟的规律宫缩，到宫口开全的一段时间。第二产程又称胎儿娩出期，是指从宫口开全到胎儿娩出的这段时间。第三产程又称胎盘娩出期，是指从胎儿娩出到胎盘娩出的时间。

3. 妊娠引起母体生理学哪些改变？改变的原因是什么？

　　妊娠可引起母体心血管系统、呼吸系统、消化系统、肝胆系统、血液系统及神经系统的变化。母体生理学的改变继发于：① 激素活性的变化；② 增大的子宫导致的机械性压迫；③ 胎儿胎盘系统导致的母体新陈代谢需求的增加和生化的改变。

4. 妊娠对母体心血管的改变包括哪些？

　　妊娠对母体心血管系统的改变贯穿整个妊娠期，主要包括：① 解剖位置变化；② 血容量增加；③ 心输出量增加；④ 血管阻力下降；⑤ 仰卧位低血压。

5. 孕妇心血管系统体格检查的生理性变化有哪些？出现哪些应该进行相应的诊断或是转诊治疗？

　　正常孕妇心脏听诊可闻及第一心音(S_1)增强以及三尖瓣、二尖瓣先后关闭产生第一心音的分裂。在孕晚期,可闻及第三心音(S_3)。由于血容量增加和血流湍流,在少数妊娠者甚至可闻及第四心音(S_4),但 S_3 和 S_4 都没有明显的临床意义。如果孕妇出现胸痛、晕厥、更强的心脏杂音、心律失常或心衰症状(如缺氧或明显的呼吸短促)应该进行相应的诊断和转诊治疗。

6. 孕妇血容量增加的原因是什么? 血容量增加,血浆渗透压有什么改变?

由于肾素-血管紧张素-醛固酮系统亢进引起的水钠潴留,使母体血容量从孕早期就开始增加,足月孕妇的血容量比孕前增加了 50%～55%,其原因可能是孕囊分泌的孕酮不断增加。与非孕期相比,足月产妇血浆蛋白的浓度降低,其中白蛋白减少 25%,总蛋白减少 10%。因此在整个孕期中,孕妇的血浆胶体渗透压从 27 mmHg 逐渐下降到 22 mmHg。

7. 孕妇不同孕期心输出量有什么变化?

与孕前相比,孕妇心输出量在孕早期的后段增加 35%～40%,在孕中期后段继续增加 40%～50%,孕晚期则维持不变。此时,心输出量的增加是由于每搏量(25%～30%)和心率(15%～25%)的增加所致。

8. 孕妇分娩期心输出量有什么变化?

在分娩时,心输出量进一步增加,并随每次宫缩而波动。与分娩前相比,心输出量在第一产程增加 10%～25%,在第二产程增加约 40%。分娩结束时,心输出量增至最大值,与产前相比,此时的心输出量增加了 80%～100%。

9. 孕妇妊娠期间外周血管阻力有什么变化?

尽管妊娠期间心输出量和血容量增加,但是外周血管阻力降低还是可以导致体循环血压下降。外周血管阻力减小是由于孕酮和前列腺素舒张血管,以及子宫胎盘血管床阻力的减小引起。动脉舒张压下降的幅度大于收缩压,故脉压力增大。尽管孕妇血浆容量增加,但是由于同时伴随着静脉储存容积的增加,所以中心静脉压和肺毛细血管楔压在正常范围内。

10. 什么是仰卧位低血压综合征? 发生的机制是什么?

妊娠晚期孕产妇在仰卧位时,妊娠子宫压迫下腔静脉及腹主动脉导致回心血量减少,血压下降。几乎所有足月分娩孕妇,下腔静脉都受到压迫,但只有 8%～

10％的孕产妇出现了仰卧位低血压综合征（也称为主动脉-腔静脉压迫综合征）。定义为：平均动脉压下降大于 15 mmHg，且心率升高大于 24 次/分。临床表现为出汗、恶心呕吐和神志改变，当转为侧卧位后上述症状减轻或消失。

11. 椎管内麻醉时，怎样避免仰卧位低血压综合征？

椎管内麻醉降低了产妇交感神经张力，损害了机体的血压代偿反射，从而增加了仰卧低血压的风险。因此，进行椎管内阻滞下分娩镇痛或剖宫产的孕妇应避免仰卧体位。体位左侧倾斜可以减轻产妇腹主动脉和下腔静脉的压迫，减小血压的降低幅度，从而维持子宫和胎儿血流的稳定。左侧卧位的摆放可以通过旋转手术台保持患者左侧倾斜，或者在患者右侧臀部下垫一个高 10～15 cm 的毯子，目标为向左倾斜 15°。

12. 妊娠对孕妇呼吸系统有哪些改变？

妊娠期孕妇呼吸系统的显著变化包括：① 上呼吸道黏膜增厚，轻度充血、水肿，易发生上呼吸道感染；② 胸腔周径加大，膈肌上抬使胸腔纵径缩短，总体积不变，肺通气量增加；③ 氧耗及代谢速率增加。

13. 妊娠对孕妇上呼吸道结构有什么改变？ 上呼吸道结构改变对全麻有什么影响？

妊娠期孕妇毛细血管充盈，口咽、喉以及气管组织脆性增加，黏膜表层水肿，不仅增加了上呼吸道操作时出血的风险，也增加了面罩通气困难和气管插管的风险。所以，上呼吸道进行任何操作，如吸痰、气管插管、喉镜暴露等，都要求动作尽可能轻柔，以预防上呼吸道损伤出血；同时应避免经鼻操作。

14. 妊娠对孕妇通气和氧合有什么影响？

胎盘和胎儿的生长使氧耗和 CO_2 生成量增加。妊娠期间分钟通气量比妊娠前增加 45％～50％，$PaCO_2$ 从 40 mmHg 下降到 30 mmHg 左右，主要是潮气量增大和呼吸频率的轻微增快。由于过度通气和肺泡内 CO_2 降低，妊娠早期母体吸入空气时，PaO_2 超过 100 mmHg。仰卧位时，母体 PaO_2 值逐渐恢复到正常甚至稍降低，可能是小气道关闭和肺内分流。

15. 如何处理妊娠期间通气的改变，减少全麻期间低氧血症的发生？

由于氧储备降低和氧耗的增加，孕妇在全身麻醉诱导期间比非妊娠妇女更容易出现氧饱和度下降和低氧血症。孕妇全麻诱导前，吸入100％氧气2～3分钟进行预充氧，以呼气末氧浓度大于90％为目标。在非妊娠患者中，鼻导管吸入高流量湿化的氧气已被证明与常规预充氧有一样的效果，但在足月妊娠的妇女还未被证实。

16. 妊娠对孕妇消化系统有哪些改变？

　　妊娠子宫将胃及幽门向头侧推移，导致膈肌下食管向胸腔移位，降低了食管下段括约肌的张力。妊娠期间，孕酮和雌激素水平升高，进一步降低了食管下段括约肌的张力。胎盘分泌的胃泌素促进胃壁分泌氢离子，使孕妇胃内的pH降低。消化系统的改变及增大的子宫对胃的挤压，进一步增加了孕妇出现胃酸反流误吸的风险。分娩疼痛、焦虑、阿片类药物的使用会降低胃排空能力，胃内容物的增加进一步增大了反流误吸的风险。

17. 胃肠动力改变对孕妇有什么影响？

　　整个妊娠期间，胃内液体和固体排空并无改变，食管蠕动和小肠运输减慢。这些胃肠动力的改变与胎盘分泌大量孕酮引起全身平滑肌松弛有关。这种抑制效应也可能是妊娠期间孕酮使血浆胃动素浓度下降而产生的间接作用。此外，分娩时的疼痛、焦虑也会明显影响胃的排空能力。

18. 全麻诱导期间如何减少孕妇误吸风险？

　　所有孕妇应视为饱胃患者，在麻醉诱导期间发生胃内容物反流误吸的风险增大。超过孕中期的孕妇进行全麻时，必须采取规范的措施，包括使用非颗粒型抑酸药、实施快速顺序诱导技术，环状软骨压迫和气道插管等以降低误吸风险。

19. 妊娠对孕妇肝胆系统有哪些改变？

　　孕妇肝血流没有明显的变化，肝功能指标天冬氨酸转氨酶、丙氨酸转氨酶和胆汁酸都处于正常水平上限。由于胎盘分泌增加，碱性磷酸酶浓度翻倍。孕妇血浆蛋白和白蛋白浓度降低，使高蛋白结合率的药物在血中的游离浓度上升。妊娠期胆囊排空不完全且胆汁成分发生改变，使孕妇患胆囊疾病风险增加。急性胆囊炎是妊娠急腹症的第二大常见病因，发病率为$1/10\,000$～$1/1\,600$。

20. 妊娠对孕妇肾脏有哪些改变？

孕妇的肾血流量和肾小球滤过率增高。肾血流量在孕中期增加了 60%～80%，孕晚期增加了 50%；肾小球滤过率在妊娠第 3 个月时比基线高 50%，并持续增加至产后 3 个月。由于妊娠期肌酐、尿素氮和尿酸清除率上升，正常孕妇血浆尿素氮和肌酐的实验室正常值下限下降了大约 50%。由于孕妇的肾小管重吸收能力下降，尿蛋白和尿糖水平通常升高，孕妇 24 小时尿蛋白定量正常值的上限为 300 mg。

21. 妊娠足月时，孕妇凝血功能发生哪些改变？

孕妇血液系统处于高凝状态，凝血因子 I 和凝血因子 Ⅷ 显著增加，其他凝血因子轻度增加。凝血因子 ⅪI 和 ⅩⅢ 则降低，凝血因子 Ⅱ 和 Ⅴ 通常保持不变，抗凝血酶Ⅲ和 s 蛋白在妊娠期间降低，C 蛋白水平保持不变。这些变化使凝血酶原时间和活化部分凝血活酶时间缩短约 20%。

22. 妊娠期血小板的减少需要考虑什么？

妊娠期血小板的减少与血液稀释、血小板破坏增加和血小板寿命缩短等有关，是一种排除性诊断。必须排除其他诊断，例如，特发性血小板减少性紫癜，以及溶血肝酶升高和血小板计数减少为特征的 HELLP 综合征。

23. 妊娠引起孕妇神经系统的变化，使得孕妇对吸入麻醉药和局麻药敏感性有什么改变？

孕妇对吸入麻醉药和局麻药的敏感性增加。孕妇吸入麻醉药的最低肺泡有效浓度降低，机制仍然不明确，可能存在多种因素参与，孕激素在其中可能发挥了一定作用。孕妇对局麻药更加敏感，椎管内局麻药需要量在足月时减少了 40%，可能与足月产妇硬膜外静脉扩张及硬膜外脂肪组织增多，使硬膜外腔容积和蛛网膜下隙脑脊液的容量均减少促进了局麻药的扩散相关。另外，从孕早期开始，孕妇对局麻药需求量下降，可能是妊娠本身引起。

24. 妊娠期糖代谢有什么变化？

妊娠期糖代谢变化显著，在皮质激素及胎盘生乳素抑制胰岛功能的影响下，外周葡萄糖利用率降低，肌肉糖原储备量减少，血糖升高，餐后高血糖持续时间长。由于肾小球滤出的糖量超过肾小管回吸收量，20%～30%的孕产妇可有间断性尿糖现象。禁食 48 小时后,孕妇的血糖浓度下降更剧,可低于 2.2 mmol/L(40 mg/dL),最后可出现酮尿。高位椎管内麻醉和全麻可能掩盖低血糖症状。

25. 产妇妊娠期垂体有什么改变?

产妇妊娠期垂体体积比妊娠前增加 20%～40%,重量几乎增 1 倍。垂体前叶增大 1～2 倍,分泌垂体泌乳素的嗜酸细胞增多、增大,形成所谓的"妊娠细胞"。这种生理性增大可能导致头痛,也可压迫视神经交叉而致双颞侧偏盲,产后 10 天左右随着垂体的缩小而恢复。

26. 垂体的改变对产妇有什么影响?

垂体的改变增加了垂体前叶对缺血的敏感性。因此,产后出血性休克常使垂体前叶供血不足或形成血栓,造成增生、肥大的垂体前叶发生坏死,而出现席汉综合征(Sheehan's syndrome)。临床麻醉时应避免较长时间的低血压。

27. 妊娠对甲亢有什么影响?

受胎盘激素的影响,妊娠期甲状腺处于相对活跃状态,甲状腺体积增大,给甲亢的诊断带来一定困难。妊娠期免疫抑制加强,病情可能有所缓解,但产后免疫抑制解除,甲亢可能会加重。甲亢控制不当的孕妇,分娩或手术时的应激、疼痛刺激、精神心理压力、劳累、饥饿、感染以及不适当的停药,均可能诱发甲状腺危象的发生。

28. 甲亢对妊娠有什么影响?

重症或经治疗不能控制的甲亢,由于甲状腺素分泌过多,抑制腺垂体分泌促性腺激素的作用,容易引起流产、早产。甲亢患者代谢亢进,不能为胎儿提供足够的营养,胎儿生长受限,低体重儿出生率高。妊娠期停药或服药不足,甲亢症状会加重。甲亢治疗药物可通过胎盘进入胎儿,可能导致胎儿甲低,新生儿甲状腺功能异常。另外,有些药物对胎儿可能有致畸作用。

29. 如何调节子宫血流量,避免胎儿低氧血症和酸中毒?

妊娠期间,子宫血流的自我调节能力很低,血管床基本上处于完全扩张状态。子宫和胎盘血流量取决于母体的心输出量,与子宫的灌注压成正相关,与子宫血管阻力呈负相关。子宫静脉压的升高,也降低了子宫灌注压,常见于主动脉-腔静脉受压、子宫收缩时间过长过频繁以及第二产程腹肌用力时间过长。另外,产妇分娩时,由于疼痛剧烈,过度通气会导致严重的低碳酸血症,可能减少子宫血流。

30. 影响母体和胎儿之间氧气交换的因素有哪些?

影响母体和胎儿间氧气交换的因素包括:母体-胎儿的胎盘血流比值、母体-胎儿循环氧分压梯度、胎盘的扩散交换能力,以及母体、胎儿各自的血红蛋白浓度、氧亲和力和血液酸碱度。

31. 常见麻醉用药是否会通过胎盘进入到胎儿体内?

药物分子量小于1 000道尔顿,且为非解离状态,可以通过单纯扩散透过胎盘。非去极化肌肉松弛药为高分子量和低脂溶性,不易通过胎盘;琥珀胆碱分子量小,但解离程度较高,临床剂量的琥珀胆碱难以通过胎盘屏障。挥发性麻醉药、苯二氮䓬类药物、局麻药和阿片类药物由于分子量小,易透过胎盘。右美托咪定可能透过胎盘屏障,但多数储存在胎盘里,很少进入胎儿体内。一般认为,容易透过血脑屏障的药物,也易透过胎盘。因此,大多数作用于中枢的全身麻醉药会透过胎盘影响胎儿。

32. 妊娠期间,胎儿的血液循环及生理有什么变化?

妊娠期间,胎儿-胎盘血液循环中大约有1/3血液在胎盘中运行,孕中期和孕晚期的胎儿血容量为120～160 mL/kg。胎儿约75%的血液先通过脐静脉进入肝进行代谢,明显降低了进入大脑和心脏血液中的药物浓度。胎儿和新生儿的肝酶系统代谢活性低于成人,但是依然可以代谢大多数药物。胎儿循环的独特解剖特点,增加了母体胎儿间药物代谢动力学的复杂性。

33. 什么是异常分娩? 常见原因有哪些?

异常分娩又称为难产,常见原因是异常子宫收缩、头盆不称或胎位不正。异常分娩包括分娩潜伏期异常缓慢、活跃期停滞以及胎头下降停滞。难产的诊断,主要根据产程分娩指标偏离人群的正常值。然而,正常分娩的产程指标个体间也存在显著的差异,受到人群因素和基因因素的影响。通常而言,经产妇分娩的速度更快,大体重产妇、高龄产妇和巨大胎儿与产程延长相关。

34. 分娩中胎儿监测的方法及临床意义是什么?

分娩中胎儿监测是为了尽可能准确评估胎儿状态和尽早发现胎儿窘迫,以便于采取相应的干预措施来避免发生胎儿永久性的损伤。

35. 影响产妇分娩疼痛的因素有哪些?

不同的产妇对分娩疼痛的感受存在差异,其根本原因不明,但可能与基因相关。一项研究指出,亚洲产妇分娩时,报告的疼痛等级大于其他人种的产妇,这种结果可能和 β_2 受体的基因单核苷酸多态性相关。其他因素可能包括:产次、产妇骨盆的大小和形状、胎儿的大小和胎位,产妇的焦虑,疼痛耐受性和其他心理因素,分娩期间产妇是否获得来自家庭和心理上的支持,是否引产,以及宫缩程度。

36. 非药物分娩镇痛技术有哪些?

非药物分娩镇痛包括:针灸、按摩、催眠术、Lamaze 呼吸法、LeBoyer 分娩法、经皮电神经刺激、水浴分娩法、家人陪伴分娩,皮内注射水法及生理反馈法。尽管椎管神经阻滞是最有效的分娩镇痛方法,但水浴分娩和按摩都具有良好的镇痛效果。虽然许多研究认为非药物分娩镇痛方法似乎可以降低分娩时疼痛,但是大多数相关性研究缺乏科学严谨的设计,无法有效地与药物分娩镇痛相比较。

37. 药物分娩镇痛需要有哪些准备策略?

所有产妇都应进行临床评估,不仅要在剧烈疼痛前讨论分娩镇痛方案,还要评估患者是否存在可能使分娩、产科手术或麻醉复杂化的合并症。产科麻醉团队应做好准备,有效应对产科急诊患者出现的所有情况。尽管产妇在分娩过程中随时可能行紧急剖宫产,但分娩过程常持续数小时,也需要适当进食和饮水。美国麻醉医师协会建议进行椎管内镇痛的产妇在整个分娩过程中都可以适量饮水,最好避免食用固体食物。

38. 氧化亚氮吸入性镇痛药对产妇分娩疼痛的影响怎么样?

氧化亚氮具有溶解度低和气/血分配系数低的特性,可迅速达到肺与脑中浓度的平衡,可作为吸入性分娩镇痛的首选吸入气体。在临床实践中,吸入 10 次或吸入 45 秒一定浓度的氧化亚氮,即可达到最大镇痛的效果,而且排除快,在体内无蓄积。

39. 椎管内镇痛选择什么时机,对产妇和胎儿最佳?

如果临产产妇同意选择椎管内镇痛,在第一产程中任何时间点进行椎管内镇痛都可。产妇分娩镇痛时机不取决于宫口的扩张程度。椎管内镇痛不会导致剖宫产率增加和第一产程延长。

40. 哪些产妇不能实施椎管内镇痛? 为什么?

椎管内镇痛的禁忌证包括患者拒绝、凝血功能障碍、穿刺部位感染、未纠正的低血容量休克、颅内占位导致的颅内压升高,以及医疗资源和专业知识不足。相对禁忌证可能包括全身感染、患有神经系统疾病、严重的心脏瓣膜狭窄和已使用药物抗凝。椎管内镇痛应针对患者实行个体化方案,要考虑风险和收益比。

41. 临床常用的不同血管活性药物对产妇及胎儿的影响?

去氧肾上腺素公认为首选血管药,其更有效地升高血压,且不转移到胎儿体内,减少了胎儿酸中毒的发生;预防性给药治疗脊髓性低血压的效果更好,可显著降低低血压和恶心呕吐的风险。去甲肾上腺素在剖宫产椎管内麻醉期间维持动脉血压效果与去氧肾上腺素相似,且心率和心输出量增加更多;去甲肾上腺素可预防和治疗脊髓性低血压,但是否作为首选血管活性药物,其安全性和有效性需要进一步评估。

42. 根据剖宫产患者生理改变,术前准备有哪些要点?

首先要充分认识产科麻醉具有相对较高的风险,妊娠期间呼吸、循环都发生了一系列的改变,特别是心血管系统改变最大。产妇入院后,对有手术可能者尽早开始禁食禁水,并以葡萄糖溶液静脉滴注维持热量供给。临产前给予胃酸中和药。对饱胃者,应设法排空胃内容物。如有困难,应避免采用全麻。对先兆子痫、子痫及引产期产妇或有大出血可能的产妇,麻醉前应了解术前用药情况。

43. 哪些产妇需要全麻下剖宫产? 与椎管内麻醉相比,全麻的优点?

虽然椎管内麻醉常作为首选,在某些紧急情况下(例如,胎儿心动过缓,产妇出血或凝血功能障碍,产妇创伤或子宫破裂),全麻下剖宫产,由于其快速、可靠的特点而被麻醉科医师所采用。此外,与椎管内麻醉相比,全身麻醉的优点包括控制产妇气道、增加血流动力学稳定,还可降低产妇的心理应激。

44. 常用静脉全麻药物(利多卡因及阿片类药物)对产妇及胎儿的影响?

剖宫产应避免使用利多卡因或芬太尼,减少对胎儿的影响。在合并先兆子痫或心脏病等产妇,必须优先考虑血流动力学稳定,可使用瑞芬太尼 $1\sim2$ μg/kg 或快速降压药(艾司洛尔、拉贝洛尔)。

45. 常用静脉全麻药物(丙泊酚)对产妇及胎儿影响?

剖宫产最常用的全麻诱导药是丙泊酚,患者意识消失时间大约 45 秒,但可导致明显的低血压;常规静脉诱导剂量($2\sim2.5$ mg/kg)丙泊酚不影响新生儿的 Apgar 评分,但反复大剂量(9 mg/kg)给药可产生明显的新生儿抑制。

46. 常用静脉全麻药物(依托咪酯)对产妇及胎儿的影响?

依托咪酯对产妇血流动力学影响较小,但无辅助用药下使用依托咪酯可导致明显的高血压。同时,产妇恶心呕吐的发生率较高,增加癫痫发作。诱导剂量 0.3 mg/kg 的依托咪酯导致新生儿皮质醇降低不超过 6 小时,并且没有发现明显的临床意义。

47. 常用静脉全麻药物(氯胺酮)对产妇及胎儿影响?

氯胺酮具有镇痛、遗忘和催眠作用,呼吸抑制作用较小。静脉注射小剂量的氯胺酮(<0.25 mg/kg)可镇痛,联合使用苯二氮䓬类药物可以减少幻觉,但需要密切监测呼吸道,避免误吸。常规诱导剂量 $1\sim1.5$ mg/kg 的氯胺酮刺激交感神经系统,并且抑制去甲肾上腺素的再摄取,有助于维持产妇的动脉血压、心率和心输出量。但是可能引发先兆子痫产妇出现高血压,不会导致新生儿抑制。

48. 吸入麻醉药物对产妇及胎儿的影响有哪些?

吸入麻醉有助于减少产妇的术中知晓发生率,但单独采用高浓度挥发性吸入麻醉时,麻醉药容易降低子宫张力,进而加重出血。挥发性麻醉药脂溶性高,并且分子量低,容易进入胎儿体内,胎儿血药浓度取决于母体血药浓度和胎儿娩出前麻醉持续的时间,胎儿娩出后可辅用阿片类药物、丙泊酚和苯二氮䓬类,一氧化氮或联合用药,麻醉剂通常减少到 0.5 倍最低肺泡有效浓度,辅助药物建议在断脐带后再添加,减少进入胎儿体内抑制胎儿的呼吸。

49. 肌肉松弛药是否影响子宫收缩？是否对胎儿有影响？

骨骼肌松弛剂不影响子宫平滑肌的张力,并且常规剂量的肌肉松弛药都难转移到胎儿体内。琥珀胆碱静脉注射 1～1.5 mg/kg 后 30～45 秒起效;其离子化高和脂溶性低,只有少量进入胎儿体内;琥珀胆碱静脉注射 2～3 mg/kg 脐带血样中可检测出,10 mg/kg 才能导致新生儿神经肌肉组织受影响。罗库溴铵可替代琥珀胆碱;肌松作用可快速被舒更葡糖(12～16 mg/kg)逆转,甚至短于琥珀胆碱的作用时间。

（王晓斌　白毅平）

参考文献

［1］ Gropper, L. Eriksson, L. Fleisher, J. Wiener-Kronish, N. Cohen, K. Leslie (Eds.). Miller's Anesthesia. 9th Ed [M]. Elsevier Press, USA, 2019.

［2］ 郭曲练,姚尚龙. 临床麻醉学(第 4 版)[M].北京：人民卫生出版社,2016.

［3］ 邓小明,曾因明,黄宇光,等. 米勒麻醉学(第 8 版)[M].北京：北京大学医学出版社,2016.

第十二章

麻醉与老年生理

第一节　老年生理概述

1. 多大年龄属于"老年人"？

　　结合我国情况，采用以下划分法：60 岁以上为老年患者，其中小于 80 岁为老年期；80 岁或 80 岁以上，小于 90 岁为高龄期；90 岁或 90 岁以上为长寿期。由于人生理功能衰退的程度与年龄并非总是相符，故生理年龄更为重要。而生理年龄的判断目前尚无统一标准，需根据临床情况判断。

2. 衰老的本质是什么？

　　衰老是指人体的组织结构和生理功能出现自然衰退的现象。衰老不是疾病，但与许多慢性病的发生密切相关。其本质是器官功能储备降低、机体活力降低及易损性增加。

3. 什么是生理性衰老？什么是病理性衰老？

　　生理性衰老是指与疾病无关，只与年龄相关的衰老特征变化，如头发变白、老年斑等。病理性衰老是指在疾病状态下出现的衰老变化。

4. 衰老的内在机制是什么？

　　衰老的基本细胞和分子特征有 9 种，分别为：基因组不稳定、端粒损耗、表观遗传改变、丧失蛋白稳定性、对营养感受紊乱、线粒体功能紊乱、细胞衰老、肝细胞耗竭和改变细胞间通信等。

5. 什么是"老年综合征"？老年综合征有哪些表现？

老年综合征是由多种病理过程或多种诱发因素导致的具有同一临床表现特点的老年病症,这种病症会严重损害老年人的生活能力,明显降低老年人的生活质量,显著缩短老年人的预期寿命。可概括为"多因一果"。

6. 老年人的体重和身体成分有什么变化？

与青年人相比,59 岁时男性体重约增加 25%,女性约增加 18%。59 岁之后,体重急速减轻,降至接近年轻时或更低水平。年龄增大使脂肪与体内水分的比例稳定增加。老年妇女一方面全身脂肪明显增长,另一方面骨质丢失、细胞内水分减少,使得全身体重变化轻微。老年男性则多处组织丢失、脂肪及骨质中度减少、细胞内水分减少,体重减轻明显。

第二节　围术期老年生理特点

7. 老年患者围术期有什么特殊性？

老年人由于各种脏器生理功能减退,机体代谢和适应机制改变,对手术创伤的反应明显不同于一般人群,老年患者具有多种因素导致的老年综合征和许多潜在问题,包括合并认知功能障碍,伴有营养不良。高龄老年患者处于衰弱状态,多病共存和多药共用、储备代偿能力减弱等,均能增加围术期不良反应发生的概率,需得到重视。

8. 老年人的神经系统改变有哪些？

老年人的神经系统改变包括:① 中枢神经抑制机制转为主导,大脑活动兴奋性减弱;② 感觉功能退化;③ 运动功能减退;④ 反射功能减退;⑤ 自主神经系统功能减退。

9. 老年人神经系统改变的解剖学基础是什么？

解剖学基础包括:① 神经系统呈退行性改变,储备功能降低,脑重量减轻,体积缩小,出现不同程度的脑萎缩。主要表现为大脑皮质变薄、脑回变窄、脑沟加宽加深,皮质下灰质和小脑也发生萎缩。② 脑细胞对葡萄糖的利用能力下降,脑细胞胞浆蛋白的合成能力降低,脑内的蛋白质、脂质、各类神经递质的合成等都相应减少。③ 周围神经系统功能和神经肌肉接头功能减退，神经传导速度减慢。

10. 什么是术后谵妄？

术后谵妄（postoperative delirium，POD），指术后数小时至数日内发生的由意识状态不稳定所造成的紊乱，注意力不集中是其表现之一，认知和感知功能发生改变，但与阿尔茨海默病无关，病情起伏大而病程相对较短。

11. 老年人心血管系统的生理学改变有哪些？

生理学改变包括：① 心脏储备能力下降，自律性、兴奋性和传导性降低，表现为心肌收缩力降低，心排血量降低，冠状动脉血流量减少、流速减慢；② 容易出现心律失常，以室上性和室性期前收缩多见；③ 由于血管弹性减退、顺应性下降，容易出现较大的血压波动；④ 血黏度增加、红细胞变形能力下降、血小板质量和功能改变、血浆纤维蛋白原和凝血因子增高、抗凝血酶降低、纤溶活性降低。

12. 老年人心脏自主神经系统的改变有哪些？

自主神经系统改变包括：① 交感神经系统活性增强；② 对 β 受体刺激反应性降低，导致在运动或应激状态下产生的最大心率和峰值射血分数降低，这种反应导致满足外周血流量需求的增加主要依赖于心房收缩及心脏前负荷储备，使心脏容易发生心力衰竭。

13. 老年人心血管系统改变的解剖学基础是什么？

解剖学基础包括：① 主动脉和周围动脉管壁增厚，硬化程度增加，对血流的阻抗增加，使收缩压、脉压增加。在 40～80 岁，男性收缩压约增加 25 mmHg，女性约增加 35 mmHg，舒张压则在 59 岁以后轻微下降；② 心脏后负荷进行性增加导致心室壁肥厚，年龄的增长导致心肌纤维化加重以及瓣膜纤维钙化。

14. 老年人的呼吸系统改变有哪些？

呼吸系统改变包括：① 肺通气功能：潮气量和肺总量无显著变化，肺活量、用力肺活量下降，残气量、功能残气量增加。② 肺换气功能：呼吸膜厚度增加，呼吸膜交换面积减少；肺泡通气/血流比值失调。③ 呼吸中枢的调控能力下降：对二氧化碳和低氧血症的通气反应降低，表现为潮气量增加不足。④ 肺功能储备下降：与肺通气-弥散功能、心脏功能、血液携氧功能和组织摄取功能的减退相关。⑤ 肺部防御功能减退；T 细胞功能减退。

15. 老年人呼吸系统改变的解剖学基础是什么？

解剖学基础包括：① 大、小气道顺应性增加，变得较为松软，用力呼气时气道容易受压，导致最大呼气流速下降，残气量增加；② 肺的弹性回缩力下降，静态顺应性增加，影响吸入气体正确分布，气体交换受损；③ 肋骨及其关节的纤维化、钙化，胸壁僵硬程度增加，限制了肺的机械活动；④ 呼吸肌萎缩，胸腔内压力变化幅度下降。

16. 老年人的肾脏功能改变有哪些？

肾脏功能改变包括：① 肾脏体积及功能均逐渐下降：80 岁时较青年人肾脏总体积约减少 30%，肾血流量降低 50%，约一半肾功能单位已丧失或无功能。肾小球滤过率降低 50%，肌酐清除率降低 40%；② 肾脏保钠能力下降：肾素-血管紧张素-醛固酮系统反应迟钝、肾单位减少、肾单位溶质负荷加重；③ 肾浓缩功能降低，储水能力下降：对抗利尿激素的反应及口渴敏感性降低，导致高钠血症，应激时也可能出现抗利尿激素过度分泌，导致水中毒。

17. 老年人的胃肠道功能改变有哪些？

胃肠道功能改变包括：① 食管收缩的波幅降低，异常收缩波轻度增加。② 胃血流量降低，胃黏膜一定程度萎缩，唾液及胃液分泌减少，胃酸低，主细胞分泌胃蛋白酶能力减退，胃排空时间延长。③ 肠道血流量降低，肠蠕动减弱，结肠平滑肌收缩力降低。

18. 老年人的肝脏功能改变有哪些？

肝脏功能改变包括：① 肝细胞数量减少，肝脏体积减少 20%～40%，肝血流量每 10 年约减少 10%；② 肝脏合成蛋白质的能力降低，血浆蛋白减少，白蛋白和球蛋白的比值降低；③ 血浆胆碱酯酶活性降低，生物转化能力降低，血浆清除率降低；④ 肝实质代谢药物的能力降低。

19. 老年人的内分泌系统改变有哪些？

内分泌系统改变包括：① 生长激素分泌的昼夜节律、幅度改变，抗利尿激素的调节作用下降；② 肾上腺皮质醇基础水平不变，但生产和清除下降；肾素活性下降,醛固酮水平下降;③ 甲状腺素生成和降解率下降,促甲状腺素分泌增加但活性降低;④ 甲状旁腺水平升高;⑤ 性激素水平下降;⑥ 胰岛功能降低,胰岛素抵抗。

20. 老年人对应激的神经内分泌反应是什么样的?

健康的老年人对应激的神经内分泌反应得到了很好的保留,在中等程度的应激状态下仍能正常地增加促肾上腺皮质激素和皮质醇的分泌,可以耐受中等程度的应激。偶尔有肾上腺皮质功能低下,机体免疫和应激能力减弱,易出现低血压、心动过缓或心肌收缩乏力。

21. 老年人容易合并糖尿病的主要原因是什么?

老年人合并糖尿病主要是 2 型,病因有以下 3 点:① 由于胰岛素受体数目减少、亲和力下降以及受体缺陷,使靶组织对胰岛素敏感性下降,导致胰岛素抵抗;② 胰岛 β 细胞数量中年后每年约减少 0.5%,且胰岛素分泌模式异常,临床上首先出现糖耐量减低和空腹血糖调节受损,最终进展为糖尿病;③ 自身的免疫性胰岛炎使胰岛 β 细胞破坏。

22. 老年人的血液系统改变有哪些?

血液系统改变包括:① 由于骨髓总量和脾脏体积随年龄增长而逐渐缩小,造血功能减退,对贫血时的红细胞生成反应减弱,红细胞脆性增加;② 免疫反应的选择性和有效性收到抑制,可能与胸腺的退化和 T 细胞的功能改变有关,使老年人容易感染;③ 老年人血液中丙种球蛋白、血小板黏附性和聚集性增加导致容易发生血栓。

23. 为什么老年患者出现栓塞的可能性更高?

① 高龄是最大危险因素,可能原因包括老年人活动减少、肌张力减低、慢性病增多、血管受损等;② 老年人在不同程度上存在凝血功能亢进,主要原因在于血管内皮损伤、血小板结合容量显著增加、血浆纤维蛋白原含量增加;③ 抗凝血酶Ⅲ减少,导致凝血-抗凝系统不平衡;④ 血浆纤维蛋白原含量增加和血浆脂质的老年性改变导致血黏度增加;⑤ 各种长期慢性疾病状态导致凝血因子合成减少,引起获得性凝血功能障碍。

24. 老年人的生理代谢特点是什么？

① 由于甲状腺功能减退和交感系统活性下降,老年人基础代谢率降低;② 体温调节能力降低,在周围环境温度下降时,血管收缩反应减弱,寒战反应也较微弱,热量容易丧失过多出现体温下降;③ 人体成分发生改变,细胞量下降,总体水减少,骨组织矿物质减少;④ 各器官功能改变:胃肠道消化吸收功能减弱,免疫能力减退,感觉器官敏感性下降。⑤ 营养素代谢特点改变:骨骼肌蛋白合成降低,体脂含量增加,糖类代谢降低。

25. 什么是老年多器官功能障碍综合征？其病理生理机制是什么？

老年多器官功能障碍综合征是指老年人(≥60 岁)在器官老化和患有多种慢性疾病的基础上,由于某种诱因,在短时间内 2 个或 2 个以上器官序贯或同时发生衰竭。主要机制有以下几种:① 微循环学说;② 再灌注损伤与自由基学说;③ 肠源性学说;④ 能量代谢学说;⑤ 免疫防御功能学说;⑥ 二次打击学说;⑦ 脓毒症与多器官功能衰竭学说。

26. 多器官功能障碍综合征发生的原因有哪些？

老年人因年龄增长及多器官慢性基础疾病使器官功能减退,处于衰竭临界状态。此时,在某些小应激事件刺激下即可影响某个或某些器官功能,甚至导致连锁反应,继而发生多器官衰竭。可能病因有严重的创伤、严重的感染、外科大手术刺激、各种原因导致的休克、低氧血症、心跳骤停、缺血-再灌注损伤等。

第三节　麻醉与常见的老年机体疾病

27. 老年人常见的神经系统疾病有哪些？围术期注意事项有哪些？

① 脑血管疾病:短暂性脑缺血发作、脑卒中、椎-基底动脉供血不足等,围术期应根据临床症状完善相应检查,控制血压,保证脑灌注,对症治疗。② 脑退行性变:帕金森病、阿尔茨海默病等,围术期应坚持药物与运动治疗相结合。③ 精神相关性疾病:惊恐障碍、焦虑障碍、老年期抑郁症、晚发性精神分裂症等,围术期应坚持药物与心理治疗相结合,避免或减少使用影响术后认知功能的药物。

28. 术后谵妄和术后认知障碍的易感因素和诱发因素有哪些？

术后谵妄的易感因素：高龄、认知功能储备减少、生理储备功能降低、摄入不足、并存疾病、药物、遗传因素等；诱发因素：苯二氮䓬类和抗胆碱能药物、大型手术、ICU 环境、术后并发症等。术后认知障碍的易感因素：高龄、受教育水平低下、术前认知功能损害、并存疾病、药物依赖、精神疾病以及遗传因素等；诱发因素：大型手术、全身麻醉药、麻醉深度、苯二氮䓬类和抗胆碱能药物、体外循环、脑灌注不足以及术后谵妄。

29. 如何减少或避免老年患者术后谵妄/术后认知障碍的发生？

① 保持定向力、改善认知功能、术后早期活动、改善睡眠、积极交流、预防脱水等；② 药物预防：氟哌啶醇、右美托咪定等；③ 高危患者尽量选择创伤较小的手术方式；④ 麻醉药物的选择：目前研究仍不充分，有待进一步研究证实；⑤ 术中维持合适的麻醉深度，尽可能减少抗胆碱能药物的使用，维持足够的脑灌注压和血糖稳定，维持正常的体温；⑥ 完善术后镇痛：多模式镇痛。

30. 老年人常见的心血管系统疾病有哪些？其围术期注意事项是什么？

① 高血压：围术期给予合适的降压治疗，完善术中管理；② 冠心病：围术期注意保证心肌灌注；③ 心律失常：常见缓慢型心律失常和房颤。围术期维持循环稳定、麻醉深度、保证通气，积极处理；④ 心力衰竭：围术期正确识别病因并及时处理；⑤ 退行性心瓣膜病：术前内外科处理，术中维持循环稳定；⑥ 外周血管疾病：下肢动脉硬化闭塞、下肢深静脉血栓形成。术前正确识别，内外科处理，术后尽早下床活动。

31. 老年患者围术期的理想血压是多少？

对于一般的老年患者，收缩压应控制在术前平静血压±20%内；对于术后风险增加的老年患者，收缩压应控制在术前平静血压±10%内；对于术前合并脑血管疾病患者，术中血压应维持在术前平静血压基线水平至基线血压120%范围内；老年高血压患者的术前降压目标为收缩压 140~150 mmHg，舒张压<90 mmHg，但不低于 65 mmHg。

32. 老年患者围术期心血管意外风险如何评估？

① 心脏听诊、脉搏视诊、评估周围及中心静脉、检查有无肢体水肿；② 评估患

者活动耐量或 NYHA 心功能分级；③ 评估有无心血管系统相关疾病，有无终末器官损伤；根据美国心脏病协会和美国心脏学会的非心脏手术围术期心血管并发症的主要危险因子、中度危险因子和轻度危险因子进行评估；④ 根据具体情况完善相应检查，包括但不限于心电图、动态心电血压、超声心动图、冠脉造影、负荷试验等。

33. 老年患者围术期主要的心血管系统并发症有哪些，以及发生的原因？

　　① 高血压：术前存在高血压、术中麻醉深度不足、术后镇痛不全；② 低血压：容量不足，药物导致的心输出量降低和广泛的周围血管扩张；③ 心律失常：血压上下波动过大造成心肌供血不足，通气不足造成缺氧和二氧化碳蓄积，麻醉过浅时遇到伤害性刺激；④ 心功能不全：心功能储备低下，过度应激和输血输液不当导致；⑤ 急性心肌梗死：血压上下波动过大，高血压控制不良或长时间低血压。

34. 老年人常见的呼吸系统疾病有哪些？

　　① 慢性阻塞性肺疾病：主要表现为气道黏液分泌增加，气道壁损伤、狭窄，肺气肿形成。② 肺炎：呼吸道组织结构退行性变，免疫力减弱，合并多种慢性病，老年人易感。③ 睡眠呼吸暂停低通气综合征：上气道解剖学异常改变，长期反复打鼾引起上气道组织炎性变，甚至引起靶器官损害。④ 肺栓塞：多由来源于下肢的深静脉血栓导致，高龄是独立危险因素。⑤ 呼吸衰竭：老年人肺功能下降，导致缺氧和二氧化碳潴留。

35. 老年患者围术期主要的呼吸系统并发症有哪些？

　　① 呕吐、误吸与反流：老年患者保护性喉反射减退、吞咽功能障碍、免疫能力降低等原因均可导致术后呕吐、误吸及反流增加，进一步可能出现吸入性肺炎。② 呼吸道梗阻：舌后坠或口腔分泌物过多引起，气道反应性增高的患者容易诱发支气管痉挛。③ 呼吸抑制：多为镇痛药物与肌肉松弛药残留所致，老年患者药物动力和代谢的改变使之更易发生。

36. 降低老年患者围术期呼吸系统并发症的措施有哪些？

　　① 术前 2 周戒烟；② 评估患者吞咽功能，抬高床头，不在床上进食，喂食忌过多、过快；③ 术前加强呼吸肌训练和有效的咳嗽训练；④ 尽可能采用对呼吸道影响较小的麻醉方式；⑤ 严格评估拔管指征；⑥ 术后指导患者进行肺功能康复治疗；⑦ 完善镇痛。

37. 肾脏老龄化对麻醉有什么影响？

① 影响水、电解质平衡的维持，水、电解质失衡可能导致术中及术后患者呼吸循环等病情波动；② 老年肾功能不全或处于临界状态，使经肾脏排泄的药物半衰期延长，导致药物消除减慢、作用时间延长，影响肌力恢复及术后拔管，药物代谢不平衡导致术后谵妄发生。

38. 老年人常见的肾脏系统疾病有哪些？

肾脏系统疾病包括：① 慢性肾功能不全：肾脏衰老性改变于 50 岁进入加速期，表现为肾单位逐渐丢失、肾小球硬化、肾小管萎缩及间质纤维化，肾小球、肾小管功能及血流动力学改变，水、电解质紊乱。肾脏的退行性变导致衰老肾脏对外界刺激如血管紧张素、高盐、氧化应激、缺血再灌注损伤等的防御能力减弱，出现肾功能不全。② 良性前列腺增生：是引起中老年男性排尿障碍最为常见的一种良性疾病。③ 尿路感染：在老年人感染性疾病中仅次于呼吸道感染。

39. 老年患者围术期主要的肾脏系统并发症有哪些？

肾脏系统并发症包括：① 急性肾衰竭：肾脏老年化导致术后发生急性肾衰竭的风险增加，尤其是接受了肾毒性药物和操作的患者。② 水、电解质紊乱：衰老肾对电解质的调节能力、浓缩和稀释能力、排出和重吸收的能力降低，可能导致水钠潴留、高钠血症、低钾血症、高钾血症等。

40. 什么是围术期低体温？对老年患者有何影响？

围术期低体温通常定义为体温低于 $36℃$，无意性低体温在老年患者、腹部手术患者和接受长时间手术的患者中更为常见。老年患者体温调节能力差，低体温更容易造成心律失常和心肌缺血，增加外周血管阻力，降低氧摄取率，影响凝血功能，增加术后的蛋白质消耗和应激反应，增加术后精神症状发生率，损伤肾功能，延长药物代谢，影响伤口愈合以及增加感染风险等。

第四节　老年机体药理学改变

41. 老年人的药物代谢动力学有什么变化？

药代动力学变化包括：① 胃肠道功能减退和活动减弱，吸收能力降低；② 老年人由于脂肪组织增加、肌肉减少、体液总量减少,脂溶性高的药物其表观分布容积增大;老年人血浆蛋白尤其是白蛋白含量减少,血浆结合型药物减少、游离型药物增加;红细胞与药物结合能力也降低;③ 肝血流量减少和酶活性降低导致药物消除速率减慢;④ 由于肾功能减退,经肾排泄的药物消除半衰期延长。

42. 老年人的药物效应动力学有什么变化?

由于生理功能减退,老年人对大多数药物敏感性增高、作用增强,药物的不良反应发生率也增高,包括:中枢神经系统抑制药、影响内环境稳定的药物、肝素及口服抗凝药、肾上腺素、耳毒性药物等;由于受体数目减少,亲和力减弱,对少数药物敏感性降低、反应减弱,包括:类固醇、胰岛素、β受体激动剂;对药物耐受性降低,包括:多药合用、胰岛素和葡萄糖、易引起缺氧的药物、引起肝肾损害的药物等。

43. 吸入麻醉药在老年患者体内的代谢情况有什么变化?

40岁以上的患者每增加10岁,吸入药的最低肺泡浓度下降6%,最低肺泡清醒浓度的变化与之相似。如果心输出量下降,吸入麻醉药起效时间会变快,反之,如果有显著的通气/灌注异常,起效时间会延迟。由于老年人的药物分布容积增加(脂肪含量增加)和肺换气功能下降,挥发性麻醉药的麻醉苏醒会延迟。吸入药物的作用机制与烟碱、乙酰胆碱、γ氨基丁酸A型以及谷氨酸等受体的神经元离子通道活性改变有关。

44. 镇静药在老年患者体内的代谢情况有什么变化?

老年患者对全身麻醉性镇静药的敏感性增高,而药物清除率降低,使之需求剂量降低。① 与年轻人相比,丙泊酚更容易引起老年人呼吸抑制和低血压,其在外周室迅速达到平衡的能力和总清除率都下降,因此老年患者麻醉所需丙泊酚的血药浓度比年轻患者低50%;② 依托咪酯和硫喷妥钠的首次分布容积随年龄增加而显著减少,其需要量也降低;③ 苯二氮䓬类药物的分布容积随年龄的增加而增高,消除半衰期延长,敏感性也提高。

45. 镇痛药在老年患者体内的代谢情况有什么变化?

老年患者对阿片类镇痛药的敏感性增加。① 老年人对吗啡的清除能力降低,肾功能不全的患者对吗啡葡糖苷酸的清除能力降低;② 大脑对舒芬太尼、阿芬太尼及芬太尼的敏感性增强,使之药效可达原来的 2 倍,与年龄关系不大,不影响药动学;③ 大脑对瑞芬太尼的敏感性随年龄增加而增加,瑞芬太尼的中央室容积和清除率均会下降,药效也是原先的 2 倍。

46. 肌肉松弛药在老年患者体内的清除情况是什么样的?

去极化和非去极化肌肉松弛药的药动学并不随年龄的变化而变化,但是由于老年患者心输出量降低、肌肉血流变慢,导致神经肌肉阻滞剂的起效时间延长 2 倍;如果药物清除依靠肝或肾代谢,那么药物的作用时间可能会延长,如依赖肾代谢的泮库溴铵、依赖肝代谢的罗库溴铵和维库溴铵以及部分依赖肝代谢的阿曲库铵;顺式阿曲库铵经霍夫曼消除和酯酶水解,因此不受年龄影响。

47. 局麻药在老年患者体内的代谢情况有什么变化?

由于细胞膜通透性改变、脱水、局部血流减少和结缔组织疏松使药物易于扩散,局麻药用量宜适当减少。① 年龄对用布比卡因腰麻的运动阻滞作用时间没有影响,但起效时间延迟,高比重布比卡因溶液扩散增强;② 用 0.5% 布比卡因进行硬膜外麻醉对老年患者的作用时间没有影响,起效时间缩短,阻滞范围更广;③ 老年患者局部麻醉药的血浆清除率降低;④ 用 0.75% 罗哌卡因进行臂丛麻醉时,年龄是决定运动和感觉阻滞作用时间的重要因素。

48. 老年患者进行区域麻醉有何优缺点?

优点:① 与全身麻醉相比,可以提供良好的围术期镇痛、恢复迅速、患者满意度高;② 可以避免气管插管和机械通气,呼吸系统并发症降低;③ 可以降低应激反应和对免疫系统的抑制;④ 减少阿片类药物引起的恶心、呕吐等并发症。 缺点:① 老年患者更容易存在穿刺困难、阻滞不全和内脏反射;② 老年患者由于交感神经调节功能受损和动脉弹性降低,接受椎管内麻醉时更容易发生低血压。

49. 老年患者术后镇痛的选择有什么特殊之处?

老化进程会改变功能器官储备和药代动力学,因此疼痛评估和药物剂量调节共同成为老年患者术后镇痛管理的挑战。① 尝试多模式镇痛方法,如患者自控静脉镇痛与区域神经阻滞联合,可提高镇痛效果,减轻镇痛药毒性;② 使用位点专一镇痛是对全身镇痛方法的有效补充;③ 以阿片类药物为主的镇痛适合老年患者,但要注意调整药量,增加非甾体抗炎药可以减少阿片类镇痛药的用量,同时提高镇痛效果和减少炎性介质的释放。

（舒海华　庞琼妮）

参考文献

［1］ 于普林. 老年医学［M］. 北京：人民卫生出版社,2017.

［2］ Ronald D. Miller,邓小明,曾因明. 米勒麻醉学［M］. 北京：北京大学医学出版社,2017.

［3］ John F. Butterworth, David C. Mackey, John D. Wasnick,王天龙,刘进,熊利泽. 摩根临床麻醉学［M］. 北京：北京大学医学出版社,2015.

［4］ 邓小明,姚尚龙,于布为,等. 现代麻醉学［M］. 北京：人民卫生出版社,2021.

［5］ 郭曲练,姚尚龙. 临床麻醉学［M］. 北京：人民卫生出版社,2016.

麻醉与小儿生理

第一节　小儿生理概述

1. 小儿年龄的划分？

　　小儿年龄范围为出生至 14 岁。从出生至 28 天为新生儿期,出生后 1～12 个月为婴儿期,1～3 岁为幼儿期,4～12 岁为儿童期。

2. 新生儿与婴儿在生理上与成人有哪些不同？

　　新生儿与婴儿在生理上与成人的不同主要包括:心率依赖的心输出量、心率快、血压低、呼吸频率快、代谢率高、肺顺应性低、胸壁顺应性高、功能残气量低、单位体重下的体表面积大、体液容量高等。

3. 小儿心血管系统的发育特点？

　　① 新生儿和婴幼儿由于左心室发育不成熟,顺应性差,每搏量较小,心功能曲线左移,心脏储备较低。因此,在心室正常充盈的情况下,心输出量对心率的变化十分敏感。② 交感神经系统和压力感受器反射发育不成熟。婴儿心血管系统对外源性儿茶酚胺反应迟钝。③ 血管床对低血容量不能进行代偿性的血管收缩。新生儿和婴儿不能通过心动过速缓解血管内容量减少导致的低血压。

4. 不同年龄段小儿心率与血压正常值？

　　小儿心率正常值:新生儿 120～140 次/分,1 岁 110～130 次/分,2～3 岁 100～120 次/分,4～7 岁 80～100 次/分,8～14 岁 70～90 次/分。小儿血压正常

值：新生儿收缩压 67 ± 3 mmHg，舒张压 42 ± 4 mmHg；1 岁时收缩压约 95 mmHg，舒张压约 65 mmHg；3 岁时收缩压约 100 mmHg，舒张压约 70 mmHg；12 岁时收缩压约 110 mmHg，舒张压约 60 mmHg。

5. 小儿呼吸系统的生理特点？

① 肋间肌和膈肌薄弱，有效通气量较低。呼吸频率快，小气道相对稀少，导致气道阻力增加。呼吸做功增加，容易引发呼吸肌疲劳。② 新生儿和婴幼儿肺泡小而少，降低了肺的顺应性。而肋骨软骨成分增加胸壁的顺应性，氧耗率较高，缺氧和高碳酸血症会抑制呼吸。③ 新生儿和婴幼儿头部和舌体所占比例大，鼻腔狭窄，喉的位置偏向前侧和头侧，气管和颈部短。环状软骨是 6 岁以下小儿气道中最狭窄的部位。

6. 不同年龄段小儿呼吸频率与潮气量正常值？

小儿呼吸频率：新生儿 40～50 次/分，1 岁 30～40 次/分，2～3 岁 25～30 次/分，4～7 岁 20～25 次/分，8～14 岁 18～20 次/分。小儿潮气量绝对值为 6 mL/kg，较成人小。

7. 小儿中枢神经系统有何生理特点？

① 小儿大脑皮质相对发育不全，中枢及周围神经及纤维髓鞘发育不完全。② 小儿副交感神经系统在出生时发育已完全，交感神经系统在出生后 4～6 个月发育完全，因此副交感兴奋性高，受到刺激时表现为心动过缓、喉痉挛。③ 小儿对疼痛性刺激有生理及生化反应，能感知疼痛，对伤害性刺激有应激反应。④ 新生儿神经传导速度慢，约为成人的 50%，在 3～8 岁时其传导速度才接近或相同于成人。

8. 小儿肝功能有何特点？对麻醉药物代谢的影响？

出生时，新生儿的肝功能并未完全发育成熟。大多数的酶代谢途径在新生儿出生时的活性接近成人的 50%，此外，新生儿可因肝糖原储备不足而发生低血糖，同时凝血酶原也较低。随着婴儿的成长，药物代谢能力迅速增加，原因有两点：① 肝血流增加导致更多药物被输送至肝；② 酶系统发育并被激活。新生儿的药物结合能力差，易导致黄疸，对药物的降解反应减少，药物半衰期延长。

9. 小儿肾脏有何发育特点?

① 小儿的肾单位无论是形态或功能发育均不完全,肾小球的滤过能力和肾小管的重吸收能力在出生后 20 周左右近乎成熟,完整的肾功能在 2 岁后才能完全发育成熟。② 新生儿肾小管功能不全,对葡萄糖的重吸收差,对 Na^+、HCO_3^- 的重吸收也差,不能保留 K^+,其血浆 HCO_3^- 水平低,酸化尿液的能力低。小儿也不能耐受钠的负荷过重。③ 小儿肾的浓缩、稀释功能亦受限。因此,处理水和容量负荷的能力不足,以肾小球滤过方式排泄的药物其半衰期将延长。

10. 小儿胃肠道的发育特点?

① 胃容量小,胃液分泌量少,胃的排空时间随食物的种类和性质不同而不同。② 小儿肠道长度和身高的比例大,有利于增加肠道消化和吸收食物的面积,以满足生长发育的需要。但肠液中每种酶的含量均较低,所以消化吸收能力较差。③ 肠系膜长而薄容易发生肠套叠和肠扭转。④ 小儿黏膜上皮细胞分泌的免疫球蛋白低,易患细菌性或病毒性肠炎。⑤ 小儿肠道运动及分泌消化液的功能易受机体内外因素的影响,影响消化功能。

11. 小儿体温调节系统的特殊性?

① 小儿体表面积与体重的比值大,皮肤薄,对冷刺激的处理能力有限,易出现低体温。② 冷刺激导致氧耗量增加和代谢性酸中毒。早产儿由于皮肤更薄和脂肪储存有限所以对冷刺激更加敏感。③ 婴儿可通过寒颤和非寒颤产热,代偿热量的丢失。然而,出生后 3 个月内其寒颤能力很弱,使得细胞产热(棕色脂肪代谢)成为产热的主要途径。

12. 小儿体液平衡的特点是什么?

小儿年龄越小,体液总量相对较多,主要是间质液的比例较高。小儿体液电解质的组成与成人相似,但出生数日的新生儿血钾、氯、磷、乳酸偏高,而血钠、血钙和碳酸氢盐偏低。小儿水的交换率快,对水的耐受力差,容易发生脱水。小儿的缓冲系统、肺、肾脏及神经内分泌的调节功能均不如成人健全,常不能抵御或纠正酸碱平衡紊乱,其调节功能极易受疾病和外界环境的影响而失调。

13. 不同年龄儿童血容量的预估?

与年龄相关的血容量与血红蛋白含量如表 13-1:

表 13 - 1　与年龄相关的血容量与血红蛋白含量

年　　龄	血容量(mL/kg)	血红蛋白(g/L)
早产儿	90～100	130～200
足月新生儿	80～90	150～230
<1	75～80	110～180
1～6	70～75	120～140
>6	65～70	120～160

14. 小儿贫血的分度?

小儿依据血红蛋白(hemoglobin, Hb)和红细胞数(red blood cell, RBC),贫血分为轻度: Hb 90～120 g/L(>6 岁),Hb 90～110 g/L(<6 岁),RBC(3～4)×10^{12}/L;中度: Hb 60～90 g/L,RBC(2～3)×10^{12}/L;重度: Hb 30～60 g/L,RBC(1～2)×10^{12}/L;极重度:Hb<30 g/L,RBC<1×10^{12}/L。

15. 贫血造成的生理影响?

贫血可造成血液携氧能力下降,导致机体氧供受损。携氧能力下降造成的生理反应包括心排量增加、氧摄取增加、血细胞比容(hematocrit, Hct)升高、2,3 -二磷酸甘油酸及红细胞生成素增加。

16. 什么情况下新生儿卵圆孔会重新开放?

新生儿出生后,两肺吸入空气而膨胀,肺通气开始后数分钟内肺循环阻力将下降到出生前的 80%。随着 PVR 降低,流经肺的血液增加。经肺静脉进入左房的血液增加,导致左房压高于右房压,卵圆孔关闭。但当发生低氧、酸中毒、高碳酸血症、感染、低温等因素时都可引起 PVR 快速升高,心脏向右侧压力超过左侧压力,导致卵圆孔重新开放。

17. 什么是新生儿低血糖症? 常见病因有哪些?

新生儿低血糖是指血糖低于正常新生儿的最低血糖值,全血血糖<2.2 mmol/L,血浆糖<2.2～2.5 mmol/L 作为诊断标准,而低于 2.6 mmol/L 为临床需要处

理的界限值。主要病因：① 糖原和脂肪贮存不足；② 耗糖过多,代谢增加、缺氧和低体温的新生儿低血糖症发生率高；③ 高胰岛素血症；④ 内分泌和代谢性疾病；⑤ 遗传代谢病及其他疾病。

18. 先天性心脏病的生理学分类？

先天性心脏病大体上分为四类：分流、混合性病变、血流梗阻和瓣膜反流。分流是心内腔室间或心外体循环与肺循环间的交通,如房间隔缺损、室间隔缺损和动脉导管未闭。混合性病变包括大动脉转位伴或不伴有室缺、三尖瓣闭锁、静脉异位引流和单心室。梗阻性病变包括重度主动脉狭窄、重度肺动脉狭窄、主动脉缩窄和主动脉弓离断。反流性瓣膜是罕见的原发性先天性缺损,三尖瓣下移畸形是新生儿期唯一的反流性缺损病变。

第二节　围术期小儿生理特点

19. 为何新生儿及婴儿容易声门显露和气管内插管困难？

主要由于小儿气道解剖上存在的差异：① 相对咽喉而言较大的舌体增加气道受阻和喉镜检查困难的可能性；② 喉头位于颈部较高的位置；③ 会厌短而肥,且与咽喉成直角,使声门显露更加困难；④ 声带成角状,因此在盲插气管导管时,导管不易滑入气道而是在前联合部受阻；⑤ 婴儿的喉呈漏斗状,最狭窄的部位为环状软骨处。

20. 小儿围术期为何容易发生低氧血症？

小儿基础代谢率高,组织耗氧率高,且呼吸功能储备有限。另外,全身麻醉可导致缺氧和高二氧化碳的呼吸驱动作用,这些变化可持续到术后并导致通气不足和低氧血症。再加上肌肉松弛药的残留作用,气道反射和张力恢复不完全,扁桃体肥大、舌后坠及肺不张等,使小儿围术期更容易发生低氧血症。

21. 为什么小儿和成人对吸入麻醉药的吸收不同？

因为小儿和成人血气溶解系数、肺泡通气及心排血量分布不同,使得两者对吸入麻醉药的吸收不同。特别是小儿肺泡通气量较大,与功能残气量比值为 5：1,而成人是 1.5：1。故小儿吸入麻醉诱导更快,苏醒更迅速。

22. 小儿麻醉比成人麻醉风险高吗？

小儿麻醉风险较成人高。因为小儿在解剖、生理、药理方面与成人的差别大,小儿各个器官的发育还不完善,身体代偿功能较差,所以更容易出现麻醉意外。从事小儿麻醉必须熟悉与麻醉特有的小儿解剖、生理、药理特点,并应用相应的麻醉方式和适合小儿的监测设备,使小儿在麻醉期间能够处于生理内环境稳定的一种状态,具有针对性地采取相应措施,才能使小儿安全度过麻醉和手术,并在手术后顺利恢复。

23. 理想的小儿通气回路应具备哪些特点？

理想小儿通气回路应具备重量轻、无效腔小、呼气阻力低、顺应性低、呼吸做功小等特点,其回路内部气体容量要小,尽可能减少二氧化碳重复吸入,其结构形成的湍流宜小,容易湿化吸入气和排出废气,并且需适用于自主、辅助或控制呼吸模式。

24. 小儿麻醉术前准备有哪些？

① 术前访视：详细阅读病史,掌握病情,了解重要器官的功能状态,判断患儿对麻醉和手术的耐受性,进行沟通,取得合作。② 了解手术方式和要求,制定麻醉实施方案,若发现特殊病情应与手术者联系。③ 完善术前准备,术前尽力改善患儿的营养状况,纠正紊乱的生理功能。④ 术前禁食。⑤ 术前用药。⑥ 完善监测。

25. 儿科患者术前禁饮食的指南？

择期手术患儿低胃酸(pH<2.5)和相对较高的胃残余量可增加误吸的风险,延长禁食时间能降低误吸的风险。患儿诱导前 4 小时可喂母乳,诱导前 6 小时可进食配方奶或液体及少量饮食,诱导前 2～3 小时可进食清亮液体。此建议适用于没有胃排空延迟和误吸风险的健康新生儿、婴儿和儿童。

26. 围术期小儿液体治疗量的计算？

小儿围术期输液量,包括生理需要量、术前禁食损失量和围术期的损失量。生理需要量根据患儿体重按小时计算(4-2-1 法则)。术前禁食损失量即为生理需要量×禁饮时间。术中损失量包括失血、消化液丢失、手术创伤等局部液体丢失。根据手术类型补充的液体丢失一般小手术 2 mL/(kg·h)、中等手术 4 mL/(kg·h)、大手术 6 mL/(kg·h)。

27. 围术期患儿是否输血？

术中应根据患儿年龄、术前血红蛋白、手术出血量及患儿心血管反应等决定是否输血。最大允许失血量＝估计血容量×(术前 Hct－可接受 Hct)/术前 Hct。一般来说,对全身状况良好的小儿,当失血量达到 EBV 的 15％以上应给予输血。通常将 25％作为 Hct 可接受的下限,新生儿、早产儿以及伴有明显心肺疾病的患儿,Hct 应维持在 30％以上。

28. 小儿气管导管的选择?

小儿气管导管的内径和深度的选择见表 13－2。

表 13－2　小儿气管导管的内径和深度的选择

年龄气管导管内径(ID)		插管深度(cm)	
		经　口	经　鼻
早产儿(<1 000 g)	2	8～9	10～11
早产儿(>1 000 g)	2.5	9～10	11～12
新生儿～3 个月	3.0～3.5	10～12	12～14
3～9 个月	3.5～4.0	12～13	14～15
9～24 个月	4.0～4.5	13～14	15～16
2～14 岁	年龄/4+4(带套囊) 年龄/4+4.5(不带套囊)	年龄/2 + 12 或 ID×3	年龄/2 + 14 或 ID×3+2
>14 岁参考成年男、女性标准			

29. 小儿喉罩的选择?

小儿喉罩型号与体重及套囊容量的关系见表 13－3。

表 13－3　小儿喉罩型号与体重及套囊容量的关系

LMA 型号	患儿体重(kg)	套囊容量(mL)
1	<5	2～5
1.5	5～10	5～7

LMA 型号	患儿体重(kg)	套囊容量(mL)
2	10～20	7～10
2.5	20～30	12～14
3	30～50	15～20
4	50～70	25～30
5	＞70	35～40

30. 新生儿对疼痛有无反应？是否需要术后镇痛？

　　新生儿也会经历疼痛，而且会造成短期和长期的负面影响。因此，新生儿也需要完善的术后镇痛。疼痛可引起患儿心率、呼吸、血压、颅内压及激素水平代谢的改变，继而导致伤口愈合延迟，免疫应答降低，大脑皮质受损。早期暴露于反复的疼痛刺激与长期持续性的不良影响有关，如后期疼痛反应的改变、产后发育迟缓、早期神经发育不良、大脑发育不良等。

31. 气道异物导致的生理改变？

　　异物机械梗阻后会导致不同的阀门效应：① 双向阀效应，指气流可进可出但部分受限。② 止回阀效应，指气流进入多于流出，导致阻塞性肺气肿。③ 球阀效应，特点是部分阻塞，且异物不时脱落阻碍支气管，气流能进入但不能流出，导致阻塞性肺气肿。④ 截止阀效应，指支气管完全阻塞，气流无法进出，肺内气体吸收导致支气管肺段塌陷、阻塞性肺不张。

32. 为何复苏时应用空气或 40% 的氧气优于 100% 纯氧？

　　吸入高浓度氧气对呼吸系统产生影响的主要机制是肺不张、肺内分流增加以及氧化应激引起的肺损伤。肺不张是因肺泡吸收氧气后出现塌陷和继发性小气道关闭所致，这也是导致通气/血流比例的下降，严重的肺不张是术后早期机械通气相关性肺损伤和肺部感染的危险因素。吸入高浓度氧气同时也会抑制缺氧性肺血管收缩，增加肺内分流。另外，氧过多会造成早产儿视网膜病，严重者则发展为失明和视网膜脱落。

第三节　麻醉和手术对小儿机体的影响

33. 吸入麻醉药对患儿有何影响？

① 吸入诱导时,肺泡麻醉药浓度快速上升,诱导迅速。② 新生儿对挥发性麻醉药的血/气分配系数低于成年人,血药浓度上升快,增加了药物过量的潜在风险。③ 大多数卤化剂在婴儿体内的最小肺泡有效浓度要高于新生儿和成人。④ 新生儿和婴儿代偿机制发育不完善,以及不成熟的心肌对心肌抑制剂较高的敏感性,使患儿血压对挥发性麻醉药更为敏感。⑤ 挥发性麻醉药对婴儿的呼吸抑制性高于年长儿。

34. 临床常用静脉麻醉药物对患儿有何影响？

① 小儿药物分布容积较大,所需药物剂量更大。② 小儿长时间大剂量输注丙泊酚,易发生丙泊酚输注综合征。③ 小儿的药物半衰期短、血浆清除率高;新生儿药物蛋白结合率低、半衰期长、清除不完善。④ 阿片类药物对新生儿的药效更强。年长儿肝血流量高,生物转换率和消除率相对较高,对阿片类药物的清除率高于成人。⑤ 新生儿和婴儿更耐受氯胺酮的催眠作用。⑥ 咪达唑仑和芬太尼合用能导致严重低血压。

35. 临床常用肌肉松弛药对患儿有何影响？

① 肌松剂起效快,除琥珀胆碱和顺阿曲库铵外,婴儿的肌松剂需要量明显少于年长儿。② 小儿使用琥珀胆碱后易发生心律失常、高钾血症、横纹肌溶解、肌红蛋白血症、咬肌痉挛和恶性高热。小儿应避免使用琥珀胆碱作为常规选择性插管肌松剂。③ 阿曲库铵和顺阿曲库铵作用时间短,故可作为年幼儿的首选肌松剂,适用于短小手术。

36. 小儿行手术只能用全麻吗？

不是。麻醉方法选择取决于手术的部位、性质和患儿的身体条件等,同时年龄也是影响选择麻醉方法的因素之一,患儿年龄越小,选择全麻的越多。因为幼儿不能配合手术,而且适当的全身麻醉,能使患儿感到舒适有利于手术顺利进行,又能提高麻醉的安全性。对于部分年龄>6岁完全能配合医师操作的患儿,下肢手术

第十三章

也可以考虑行椎管内麻醉。

37. 全麻对小儿的智力有影响吗?

小儿全麻对于智力的影响,目前暂无定论。无论从动物实验,还是从人体整个长期观察来看,全身麻醉对小儿影响较小。全身麻醉技术和药物的改良与进步,使其影响降到最低。因为现在使用的麻醉药物用量比较小,另外代谢非常快,所以对于神经系统的长期发育和发展影响比较小。尽管如此,2016 年底美国食品药品监督管理局还是发出警示:3 岁以下婴幼儿或妊娠晚期孕妇,重复或长时间接受全身麻醉或镇静,可能影响小儿脑发育。

38. 区域麻醉技术可用于儿科患者吗?

可以,小儿区域麻醉经常辅助应用于全身麻醉,在手术患儿和非手术患儿的多模式镇痛中起到重要作用,并且可以提供良好的术后镇痛。小儿穿刺针和导管的改进使小儿区域麻醉更加安全和容易操作。小儿区域麻醉并发症的发生率低,尤其是神经刺激器的应用令周围神经阻滞可安全地用于未使用肌肉松弛药的麻醉患儿。超声成像技术在区域麻醉中的应用更是给小儿区域麻醉技术带来第二次革命。

39. 为何小儿局麻药中毒风险较高? 有怎样的心脏毒性?

由于小儿心输出量相对较大,局麻药的吸收较快,故小儿局麻药中毒的风险较高。心脏毒性主要表现为心脏电生理和血流动力学的影响:① 心律失常,包括严重的窦性心动过缓,高度的房室传导阻滞和室性心动过速、室颤等。② 心肌收缩力抑制,使心输出量、心脏指数下降,左室舒张末期压上升,血压下降,直至循环虚脱。

40. 早产对手术麻醉的影响?

① 早产儿由于体重小、体质虚弱,脏器的发育不成熟或宫内窒息,需要特别关注其气道的控制、液体的管理和温度的调节。② 早产儿所需的麻醉药量较少。与单纯的挥发性麻醉剂为基础的麻醉方法相比,阿片类药物为基础的麻醉药更受青睐,因为目前的趋势认为挥发性麻醉剂有潜在的心脏抑制作用。③ 孕周小于 34周的早产儿手术时,术后 24 小时易发生阻塞性和中枢性呼吸暂停。因此,择期手术应推迟至 34 周进行。

41. 感冒、发热的患儿能麻醉吗？儿童上呼吸道感染对手术麻醉的影响？

对于上呼吸道感染的患儿是否可以进行麻醉仍有争议，应结合有无其他并发疾病、上感症状的严重程度和手术的紧迫性来决定。择期手术患儿建议推迟手术，急诊手术患儿可在准备充分下麻醉。患儿在全麻和气管插管前 2～4 周如患有上呼吸道感染，会使围术期肺部并发症，如哮喘、喉痉挛、低氧血症和肺不张等的风险增加。特别是当患儿咳嗽严重、高热或有呼吸道反应性疾病家族史时，更易发生上述并发症。

42. 小儿术前用药？术前抗胆碱药物必须要用吗？

当儿童焦虑无法控制时，可给予镇静剂，如咪达唑仑。对于不合作的患儿，肌内注射咪达唑仑或氯胺酮联合阿托品可能有效，也可经鼻给予右美托咪定。芬太尼可通过口服黏膜吸收剂型的形式给予，术中芬太尼的浓度会持续上升，并有助于术后镇痛。由于存在注射痛且在诱导期间并不能显著减轻喉反射，儿童不常规使用抗胆碱能药。且诱导前 45 分钟口服或肌注阿托品仅能降低 6 个月以下婴儿在吸入强效麻醉药物诱导期间的低血压发生率。

43. 小儿麻醉最常见的并发症有哪些？

① 呼吸系统并发症：低氧血症、喉痉挛、支气管痉挛、气道梗阻、高碳酸血症、术后呼吸暂停；② 循环系统并发症：小儿麻醉相关心脏骤停、心动过缓、心动过速、低血压、高血压；③ 反流、呕吐和误吸；④ 过敏反应；⑤ 围术期低体温；⑥ 术后低氧血症；⑦ 术后恶心呕吐；⑧ 苏醒期躁动。

44. 喉痉挛的临床表现有哪些？治疗原则是什么？

喉痉挛指喉部肌肉反射性痉挛收缩，使声带内收，声门部分或完全关闭而导致患者出现不同程度的呼吸困难甚至完全性的上呼吸道梗阻。治疗：① 用 100％氧行持续气道正压通气，同时注意将下颌托起，以排除机械性梗阻因素。② 静脉注射丙泊酚 3 mg/kg 或使用挥发性麻醉药加深麻醉，直至喉痉挛消失。③ 如果上述处理无效，可应用短效肌肉松弛药来改善氧合或协助进行气管插管。

45. 麻醉为何会导致患儿围术期体温下降？

① 麻醉药剂量依赖性地抑制体温调节，所有挥发性麻醉药、静脉麻醉药、麻醉性镇痛药都可使体温调节整合中枢的体温调节阈值升高 0.2～4℃，且损害体温调

节反应。② 肌肉松弛药使骨骼肌麻痹,丧失增加肌张力的产热作用。③ 蛛网膜下隙麻醉和硬膜外麻醉使下肢血管扩张,增加散热。④ 新生儿、早产儿和低体重儿等,体温调节中枢发育不健全、体表面积大、皮下脂肪少,热传导高,缺乏寒战反应,体温易随室温下降。

46. 低体温对手术麻醉的影响有哪些?

体温过低会导致手术并发症增加,包括手术部位感染、药物的药代动力学改变、凝血功能受损和心律失常,低温也可导致患儿苏醒期寒战,增加代谢率和氧耗,增加围术期心脏事件的发生。新生儿和婴儿人群中,体温过低会导致心律不齐、血糖过低、代谢性酸中毒、组织缺氧和局部缺血。低体温还会引起患儿苏醒程度较低及意识状态较差,导致拔管时间延长,麻醉的苏醒时间延长。

47. 围术期小儿体温升高的主要因素有哪些? 有何影响?

6 个月以上小儿麻醉期间有体温升高倾向,其诱因是术前发热、脱水、环境温度升高、应用胆碱能抑制药、术中手术单覆盖过多等原因。体温升高,脑耗氧量增加,不利于维持脑氧供需平衡。

48. 小儿胸科手术麻醉,为何婴儿侧卧位时应健侧肺在上?

婴儿无论自主呼吸还是机械通气当健侧肺在上时通气改善,很大程度上因为婴儿与成人通气的弥散功能不同。由于婴儿肋骨更柔软、顺应性好,不能完全支撑下侧肺,使之在平静呼吸时气道关闭,这导致功能残气量接近残气余量。幼小儿童下侧膈肌向头端移位少,根据 Starling 定律,下侧膈肌收缩少,因此限制下侧肺的有效通气,故婴儿上侧肺优先通气。

49. 小儿腹腔镜手术中人工气腹对生理的影响?

① CO_2 气腹时腹内压增高,膈肌上抬,功能残气量减少,肺顺应性降低,呼吸道阻力增加,导致气道内压升高,肺内气体分布不均,通气/血流比值失调,可能发生缺氧和 CO_2 潴留。② 气腹时血流动力学变化包括静脉回心血量减少,体循环阻力增加,心脏前负荷减少,后负荷增加,心室功能曲线右偏,心搏量减少。

50. 小儿术后疼痛的评估?

小儿术后疼痛评估工具主要分为自我评估、面部表情评估、行为学评估和生理学评估。自我评估是金标准,适用于学龄期儿童,包括视觉模拟评分法和数字等级评分法。面部表情评估适用范围较广,除低龄小儿(小于3岁)以外均可,其中王-贝克脸谱疼痛评分法临床应用最为广泛。行为学评估适用于新生儿、婴儿和低龄幼儿。生理学评估的参数包括心率、呼吸、血压等,这些参数受行为学影响较大,故必须与其他评估手段联合使用。

(杨晓霞　倪新莉)

参考文献

[1]　邓小明,曾因明,黄宇光.米勒麻醉学(第8版)[M].北京:北京大学医学出版社,2017.
[2]　王天龙,刘进,熊利泽.摩根临床麻醉学(第5版)[M].北京:北京大学医学出版社,2015.
[3]　连庆泉,张马忠.小儿麻醉手册(第2版)[M].上海:上海世界图书出版公司,2017.
[4]　郭曲练,姚尚龙.临床麻醉学(第4版)[M].北京:人民卫生出版社,2016.
[5]　罗自强,闵苏.麻醉生理学(第4版)[M].北京:人民卫生出版社,2016.
[6]　中国心胸血管麻醉学会日间手术麻醉分会,中华医学会麻醉分会小儿麻醉学组.儿童加速康复外科麻醉中国专家共识[J].中华医学杂志,2021,101(31).

第十四章

麻醉与免疫生理

第一节　免疫系统的组成及其功能

1. 什么是免疫?

　　免疫是机体识别自身和非己物质,对其产生免疫应答(维持免疫耐受,或清除抗原性异物),从而维持内环境稳定的生理性防御机制。固有免疫和适应性免疫是免疫应答的两个主要组成部分。

2. 免疫系统的组成包括哪些?

　　免疫系统是机体执行免疫应答及免疫功能的重要系统。由免疫器官、免疫细胞和免疫分子组成。免疫系统具有识别和排除抗原性异物、与机体其他系统相互协调,共同维持机体内环境稳定和生理平衡的功能。

3. 免疫器官和组织的组成和功能是什么?

　　免疫器官主要分为中枢免疫器官和外周免疫器官。中枢免疫器官在人类主要包括骨髓和胸腺,是免疫细胞发生、分化、发育和成熟的地方。外周免疫器官由淋巴结、脾和扁桃体、呼吸道及泌尿生殖道的黏膜相关淋巴组织等组成,是成熟淋巴细胞定居和执行免疫应答功能的场所。

4. 免疫细胞和免疫分子的组成和功能是什么?

　　免疫细胞包括淋巴细胞、单核吞噬细胞、中性粒细胞、嗜碱性粒细胞、嗜酸性粒细胞、肥大细胞、自然杀伤细胞等。免疫分子包括免疫球蛋白(IgG、IgA、IgM、IgD

和 IgE)、溶菌酶、补体系统和细胞因子(干扰素、白细胞介素、肿瘤坏死因子、趋化因子等)等。

5. 什么是固有性免疫应答?

固有性免疫应答是当各类病原体或其他抗原物质侵入机体后,在感染早期(数分钟至 96 小时)首先并迅速起防卫作用的免疫应答,又称非特异性免疫应答。参与这种免疫作用的组织和细胞等的功能在遇到抗原以前已经存在,执行功能后不产生免疫记忆,当再次遇到相同的抗原后其免疫功能也不增强。

6. 什么是适应性免疫应答?

适应性免疫应答是体内 T、B 细胞接受"非己"物质刺激后,自身活化、增殖、分化为效应细胞,产生一系列生物学效应的全过程,因而又称获得性免疫或特异性免疫。包括产生特异性抗体的体液免疫和致敏淋巴细胞介导的细胞免疫。

7. 什么是体液免疫?

体液免疫是由 B 细胞介导的,即由 B 细胞分化的终末细胞浆细胞分泌的抗体执行免疫功能。B 细胞特异性识别抗原后,启动 B 细胞的激活信号,导致细胞激活、增殖和分化,在此过程中尚需 Th 细胞的辅助,最终分化成分泌抗体的浆细胞及记忆细胞。

8. 什么是细胞免疫?

狭义的细胞免疫是 T 细胞($CD4^+$ 或 $CD8^+$)借由释放淋巴因子而发挥免疫力的免疫。具体指 T 细胞受到抗原刺激后,增殖、分化、转化为致敏 T 细胞(也叫效应 T 细胞),当相同抗原再次进入机体时,致敏 T 细胞对抗原发挥直接杀伤作用及其所释放细胞因子的协同杀伤作用。

9. 免疫系统的主要功能是什么?

① 免疫防御,即阻止、识别和清除各种病原体的侵袭,如其功能失调可出现反应过高如超敏反应,或反应低下如严重感染;② 免疫自稳,即维护体内免疫功能的稳定,不断清除变异和受损细胞等,并维持细胞正常的凋亡,如其功能失调可发生自身免疫病;③ 免疫监视,即识别和清除体内经常发生突变的细胞,如癌变细胞,如其功能失调可导致肿瘤的发生。

第二节　麻醉与手术对免疫功能的影响

10. 手术等应激刺激对免疫系统有何影响？

　　强烈的应激刺激，如手术、创伤、心理刺激等均可导致神经内分泌及免疫功能失调。在应激反应的初期主要表现为下丘脑—垂体—肾上腺轴及交感神经—肾上腺髓质系统的兴奋，糖皮质激素分泌增高，从而引起免疫功能失调。中后期表现为应激障碍，免疫功能低下。不同类型的应激对免疫功能的影响可能存在一定的差异，但还是以细胞免疫为主，主要表现为淋巴细胞数量减少，增殖活性降低，免疫调节和杀伤能力下降。

11. 麻醉方案的选择对免疫功能有何影响？

　　麻醉和手术对免疫应答均有影响，一般来说，吸入性麻醉药和部分静脉麻醉药具有免疫抑制作用，丙泊酚可调节免疫功能，影响免疫抑制的程度，有研究表明其具有免疫保护的作用。不同的麻醉方案对免疫抑制没有明显区别，但采用联合麻醉和恰当的麻醉药，围术期充分镇静、镇痛，避免缺氧，降低能量消耗，减轻应激反应，更有利于维护正常的免疫应答。

12. 吸入性麻醉药对免疫功能有何影响？

　　吸入性麻醉药，如七氟醚、异氟醚，通过减轻炎症因子释放、抑制氧化应激反应，从而对内毒素血症、休克、缺血/再灌注等所导致的心、肝、肺、肾等重要脏器损伤起到保护作用。吸入性麻醉药对下丘脑—垂体—肾上腺轴的应激反应以及后续免疫系统应答的影响已经被证实，其主要通过应激反应兴奋中枢神经系统，从而导致内源性儿茶酚胺、糖皮质激素、前列腺素和阿片肽释放增加。

13. 丙泊酚对免疫功能有何影响？

　　丙泊酚能通过增强细胞毒性T细胞活性，减少促炎细胞因子，抑制环氧化物酶-2和前列腺素E2的功能。而且丙泊酚并不影响Th1/Th2、CD4/CD8 T细胞比例，从而可以缓解手术诱发的免疫抑制。丙泊酚还可以减少促炎因子及一氧化氮的生成，抑制粒细胞的功能，同时也具有很强的抗氧化保护作用，从而抑制炎性反应。

14. 右美托咪定对免疫功能有何影响？

　　右美托咪定通过选择性地激活中枢神经系统 α_2 受体，降低交感神经张力和抑制去甲肾上腺素释放,使机体的自主神经系统和下丘脑—垂体—肾上腺轴轴活化程度降低,使作用于单核巨噬细胞、T 细胞表面受体、肾上腺素受体和糖皮质激素受体的儿茶酚胺和糖皮质激素分泌受限。使细胞内下游信号减弱,降低外科手术带来的应激反应,减少已活化的单核巨噬细胞和淋巴细胞所产生的 TNF‑α、IL‑1β、IL‑6 等促炎细胞因子,从而缓解机体免疫抑制状况。

15. 阿片类药物对免疫功能有何影响?

阿片类药物可以通过激活阿片受体调节下丘脑和交感神经而影响免疫系统。激活下丘脑的阿片受体可以诱发脑垂体释放促肾上腺皮质激素,从而促进糖皮质激素的释放,糖皮质激素具有抑制免疫系统的作用。阿片受体激活交感神经系统主要通过诱发儿茶酚胺的释放而抑制淋巴细胞、自然杀伤细胞和巨噬细胞的功能。

16. 针刺麻醉对免疫功能有何影响?

针刺可以启动组胺、神经传递介质、5‑羟色胺、蛋白酶等多种因子分泌,介导局部免疫作用;电针可以刺激 β 内啡肽和促肾上腺皮质激素等参与免疫调节因子的释放,同样也可以释放巨噬细胞、淋巴细胞、自然杀伤细胞等多种免疫细胞,共同影响免疫系统的调节。

17. 围术期麻醉相关因素对免疫功能有何影响?

低体温可以通过活化神经内分泌系统发挥免疫抑制效应。低体温患者受自主神经调控的体温调节性血管收缩促发的中性粒细胞氧化杀伤功能受损。术后疼痛可以活化 HPA 轴和交感神经-肾上腺髓质系统,糖皮质激素分泌增高,从而抑制机体免疫功能。高血糖可以引起循环中免疫球蛋白糖基化,使中性粒细胞呼吸爆发过程中可应用的还原型辅酶Ⅱ(NADPH 酶)减少,抑制中性粒细胞的吞噬功能,从而增加围术期细菌感染的风险。

第三节　麻醉与围术期过敏反应

18. 什么是过敏反应?

过敏反应是机体对某些抗原初次应答后再次接受相同抗原刺激时发生的一种以生理功能紊乱或组织、细胞损伤为主的特异性免疫应答。过敏反应与免疫应答本质上相同,但前者主要表现为免疫应答过高,后者则主要表现为正常的生理性防御反应。

19. 过敏反应如何分类?

临床常分为四型。Ⅰ型超敏反应也称速发型超敏反应,当机体遇到抗原后的数秒或数分钟即刻发生的反应,在数小时后可能趋向缓解;Ⅱ型超敏反应又称细胞毒型超敏反应,常见于血型不符的输血反应;Ⅲ型超敏反应又称免疫复合物型超敏反应,常见于系统性红斑狼疮、慢性肾小球肾炎;Ⅳ型超敏反应即迟发型变态反应,发生速度较慢,是由致敏 T 细胞与相应抗原作用后引起,以单核细胞和淋巴细胞浸润及组织细胞损伤为主要特征的炎症反应。

20. 围术期过敏反应的危险因素是什么?

有过与麻醉相关但未确诊病原体的过敏反应史的患者,下次麻醉手术过程中再发风险很高。合并皮肤病(如肥大细胞病、慢性荨麻疹-血管性水肿等)能引起不论是 IgE 介导的还是非 IgE 介导的组胺、类胰蛋白酶等血管活性物质的释放,也是引起过敏反应的高危因素。同时,老年、女性、高血压和服用降压药物均为发生过敏反应的高危因素。此外,有部分易感人群对手术室内某些物质产生过敏反应。

21. 围术期过敏反应的发病机制是什么?

过敏反应最主要的机制是由特定物质引发的体内特异性的免疫反应,主要为 IgE 介导的抗原抗体反应(50%～60%),少部分为 IgG 介导的抗原抗体反应。抗原抗体反应启动后,将立即引起组胺、类胰蛋白酶、白介素、缓激肽和血小板活化因子等炎性介质的释放,从而导致皮肤、黏膜、气道、呼吸和循环系统体征和症状的出现。还有一类为类过敏反应机制,包括非特异性补体系统活化、激肽-激肽释放酶系统活化、肥大细胞或嗜碱性粒细胞活化和介质释放等。

22. 围术期过敏的临床表现是什么?

围术期过敏反应的发生常与药物或物质的使用密切相关,比如肌肉松弛药、乳胶、抗生素、明胶、脂类局麻药、镇静药、阿片类药、血液制品和鱼精蛋白等,大部分发生在麻醉诱导期间,患者往往表现为皮肤潮红、出现斑丘疹和荨麻疹,可伴或不伴有血管性水肿,严重者可出现心血管系统改变(低血压、心动过速或心动过缓和心律紊乱)、支气管痉挛、呼吸困难以及胃肠功能紊乱等。

23. 围术期过敏反应如何确诊?

当出现可疑临床症状时,如皮肤黏膜症状、心血管系统改变等,应排除全脊麻、全麻过深、肺栓塞、气胸、心包填塞、气道高敏感和失血性休克等情况,即可判断为围术期过敏反应。麻醉过程中使用肌肉松弛药、乳胶、抗生素、脂类局麻药、镇静药、阿片类药、血液制品和鱼精蛋白等药物或物质后出现上述典型症状,取血测定的类胰蛋白酶和组胺水平升高,测定到特异性抗体,6 周后完成所接受的药物或物质的皮肤试验如为阳性,即可确定为过敏反应。

24. 围术期过敏反应的潜在过敏原是什么?

引起围术期过敏反应的主要药物或物质为肌肉松弛药(第一位是琥珀胆碱,其次为罗库溴铵、维库溴铵、米库氯铵、阿曲库铵和顺阿曲库铵)、抗生素、乳胶、明胶、脂类局麻药、血液制品和鱼精蛋白等。

25. 肌肉松弛药常引起过敏反应的机制是什么?

由肌肉松弛药引起的过敏反应,可能通过 IgE 或非 IgE 介导的机制激活非特异性肥大细胞。被替代的季铵和叔铵离子被视为神经肌肉阻滞剂的 IgE 识别位点。在肌肉松弛药中,罗库溴铵是主要的由 IgE 介导的过敏反应的诱导因素之一,琥珀酰胆碱是最常见的交叉过敏药物。顺阿曲库铵、泮库溴铵和维库溴铵同较低的 IgE 介导的过敏反应发生率有关。非 IgE 介导的过敏反应可能出现于阿曲库铵和米库溴铵,这或许是由通过识别位于肥大细胞表面的 MRGPRX2 所致。

26. 如何预防肌肉松弛药的组胺释放?

术前应详细询问和了解病史,对高危人群,如:① 近期上呼吸道感染;② 吸烟;③ 哮喘与支气管痉挛史;④ 药物或食物过敏史;⑤ 正在使用 β 受体阻滞剂应避免使用能引起组胺释放的非去极化肌肉松弛药,并可预防性使用抗组胺药物。降低药物浓度,如静脉滴注或小剂量分次注入,以及减慢给药速度以控制肥大细胞释放组胺。

27. 围术期过敏反应处理原则是什么?

患者一旦出现过敏反应相关症状,应及时评估,做出诊断,并依据患者的严重程度分级,及时给予相应的治疗。对只有相关皮肤、黏膜症状的 I 级患者,不推荐使用肾上腺素治疗,但应立即停止给予可疑药物,去除过敏原,并及时给予吸氧、呼吸和循环等支持。对Ⅱ级及以上的过敏反应患者,首选肾上腺素予以治疗,并同时采取其他相应措施,稳定呼吸和循环系统,挽救患者生命。

28. 围术期过敏反应为什么首选肾上腺素?

小剂量肾上腺素可以激动支气管平滑肌 β_2 受体从而缓解支气管平滑肌痉挛;激动血管平滑肌 α_1 受体从而使皮肤、黏膜、内脏血管收缩;激动心脏 β_1 受体,加强心肌收缩力,增加心输出量,使血压上升。同时,肾上腺素还能抑制炎性介质的释放,是过敏性休克的首选抢救药物。

29. 发生过敏反应时肾上腺皮质激素如何选择?

地塞米松抗炎作用强,作用持续时间长,水钠潴留不良反应小,但起效慢,达峰时间长(12~24 小时),过敏反应时并非首选。宜选用不需代谢直接作用于其受体的氢化可的松,应立即静注琥珀酸氢化可的松 1~2 mg/kg,可 6 小时后重复给予,24 小时不超过 300 mg。也可静脉注射甲泼尼龙 1 mg/kg,最大剂量不超过 1 g。

30. 抗组胺药使用的时机是什么?

目前,还没有药物能有效预防过敏反应的发生。没有临床证据表明,抗组胺药物扑尔敏使用会对围术期过敏反应患者产生危害。因此,建议在足够的肾上腺素使用和液体治疗后,可应用抗组胺药物治疗。

第四节　　常见的自身免疫病及特殊麻醉需求

31. 什么是自身免疫病?

自身免疫性疾病是因机体免疫系统对自身成分发生免疫应答而导致的疾病状态。其发生机制与超敏反应相似,患者血液中可产生自身抗体和 T 细胞,病情转归与自身免疫应答强度密切相关,有遗传倾向。

32. 常见的自身免疫病有哪些?

自身免疫病可分为器官特异性自身免疫病和器官非特异性自身免疫病。前者的病变常局限于某一特定的器官,典型的疾病有:1 型糖尿病、重症肌无力、自身免疫性溶血性贫血、自身免疫性血小板减少性紫癜、弥漫性甲状腺肿和桥本甲状腺炎等。器官非特异性自身免疫性疾病，又称全身性或系统性自身免疫病，病变多见于多种器官和结缔组织，故又称结缔组织病或胶原病，典型的疾病有：系统性红斑狼疮和类风湿关节炎等。

33. 长期应用糖皮质激素患者对机体有何影响？

为缓解自身免疫病症状，多数患者需长期应用糖皮质激素。然而，长期大剂量应用糖皮质激素，会诱发和加重感染，引起消化道出血或穿孔、高血压、高血糖、高脂血症、出血倾向和骨质疏松等不良反应。

34. 长期应用糖皮质激素患者为何不能立即停用？

停药反应：① 医源性肾上腺皮质功能不全，即长期应用糖皮质激素的患者，减量过快或突然停用可引起肾上腺皮质功能不全或危象，表现为恶心、呕吐、乏力、低血压和休克等，需及时抢救；② 反跳现象，即患者对糖皮质激素产生依赖性或病情尚未控制，突然停药或减量过快致原发病复发或恶化，常需加大糖皮质激素剂量，稳定后逐渐减量。

35. 长期服用激素、免疫抑制剂患者麻醉前如何准备？

凡属仍在用药者、过去半年以内曾用药达 1 个月以上者和新用药物总量经换算相当于氢化可的松 1 g 以上者，应于术前或在麻醉前用药中加氢化可的松 100～200 mg 肌内注射，术中术后再给予半量，如无术后并发症，自术后第一日起逐渐减量。术前用其他免疫抑制药者，因有细胞毒性作用，有可能与某些麻醉药的免疫抑制作用相重叠，术前应停药，并等待肝、肾、骨髓功能恢复后再行手术。

36. 什么是重症肌无力？

重症肌无力（myasthenia gravis，MG）是一种表现为神经—肌肉传递障碍而影响骨骼肌收缩功能的获得性自身免疫病。

37. 神经-肌接头兴奋传递的过程是怎么样的？

当兴奋信号传递到神经末梢肌肉接头时，引起钙离子内流使乙酰胆碱从囊泡释放到突触间隙。ACh 弥散到突触后膜与乙酰胆碱受体结合，产生终板电位，当达到一定程度时即可引起肌纤维的动作电位，并沿肌膜进入横管系统，扩散至整个肌纤维，使肌肉收缩。动作电位发生后，结合在乙酰胆碱受体上的乙酰胆碱与其受体解离后被胆碱酯酶水解。水解后的胆碱被突触前膜重摄取用于合成新的乙酰胆碱。

38. 重症肌无力的发病机制是什么？

重症肌无力的确切病因目前尚不清楚，为一种获得性自身免疫病。大部分患者的自身抗原为神经肌肉接头突触后膜上乙酰胆碱受体，主要致病因子为乙酰胆碱受体抗体（AChR-Ab），由于循环中 AchR-Ab 使神经肌肉接头突触后膜乙酰胆碱受体变形或失活，导致突触后膜乙酰胆碱受体数目的减少。有一部分患者抗原为肌肉特异性络氨酸激酶，致病抗体为肌肉特异性络氨酸激酶抗体。

39. 重症肌无力患者术前用药需要注意哪些？

应避免应用巴比妥类和阿片类药物以免呼吸抑制。常规使用阿托品，对抗新斯的明的毒蕈碱样作用。如果患者术前常规服用胆碱酯酶抑制剂治疗重症肌无力，一般建议胆碱酯酶抑制剂应用至手术当日早晨。

40. 重症肌无力患者的麻醉方案如何选择？

应尽量以不影响神经肌肉传导与呼吸功能为原则。四肢或下腹部开放性手术尽量选择神经阻滞或椎管内麻醉。开胸或腹腔镜手术，可采用气管插管全麻。根据需要也可选择全麻复合椎管内麻醉，减少术中肌肉松弛药的使用以及术后采用硬膜外镇痛，减少阿片类药物的使用。若使用肌肉松弛药，建议术中进行肌松监测。

41. 重症肌无力患者吸入性麻醉药如何选择？

强效吸入麻醉药一般均具有肌松特性，对重症肌无力患者有利。吸入性麻醉药的神经-肌接头阻滞强度依次为异氟烷＞七氟烷＞恩氟烷＞地氟烷＞氟烷＞氧化亚氮。它们经常是用来辅助肌松作用的唯一药物，但是高浓度吸入麻醉药可加重肌无力的程度，所以与静脉麻醉复合应用时，吸入性麻醉药浓度可明显降低。

42. 其他药物对重症肌无力患者有何影响？

麻醉性镇痛药都有呼吸抑制作用，应慎用。一些抗生素（如链霉素、新霉素、庆大霉素等）可阻碍乙酰胆碱释放，有神经肌肉接头阻滞作用，可加重肌无力，应注意。有些抗心律失常药物（如奎尼丁、普鲁卡因酰胺等）可抑制肌纤维的兴奋传导，减少节后神经末梢释放乙酰胆碱,如果再用肌肉松弛药,肌无力症状可趋恶化。降压药胍乙啶、六羟季胺和单胺氧化酶抑制剂均可增强非去极化肌肉松弛药的作用,故慎用。利尿药呋塞米促使血钾降低,可加重肌无力。

43. 什么是重症肌无力危象?

重症肌无力危象是指重症肌无力患者本身病情加重或治疗不当引起咽喉肌和呼吸肌严重麻痹所致的呼吸困难状态,需积极抢救,保证必要的通气,否则危及生命。主要由全身感染、手术、麻醉、药物使用不当、情绪波动、高热、妊娠和甲亢等因素诱发。

44. 重症肌无力危象如何处理?

围术期一旦出现重症肌无力危象,应立即保持呼吸道通畅,面罩给氧或行紧急气管内插管加呼吸机治疗,再行以内科治疗;如出现毒蕈碱样中毒症状,可用阿托品拮抗。待病情改善,症状最轻,用药量最少时再行手术。抗胆碱酯酶药用量越少越好,无效或效果不佳时,可用泼尼松、细胞毒剂、大量免疫球蛋白及血浆置换等治疗,待病情稳定时再行手术;术前 12 小时停用胆碱酶药,而不必停用激素。

45. 什么是多发性硬化?

多发性硬化是一种自身免疫病,是以由 T 细胞介导的自身抗髓鞘抗体和随之产生的中枢神经系统炎症反应为特点的疾病。

46. 多发性硬化症的麻醉管理要点是什么?

① 应注意多发性硬化症患者围术期体温调控;② 多发性硬化症患者糖皮质激素应用不宜过量;③ 全身麻醉应用肌肉松弛药有诱发高钾血症的风险;④ 应尽量避免使用去极化肌肉松弛药,非去极化肌肉松弛药相对安全;⑤ 应尽量避免使用蛛网膜下隙阻滞,硬膜外阻滞相对安全。

47. 什么是吉兰-巴雷综合征?

吉兰-巴雷综合征(Guillain-Barre syndrome, GBS)又称格林-巴利综合征,是以周围神经和神经根的脱髓鞘病变及小血管炎性细胞浸润为病理特点的自身免疫性周围神经病,经典型的 GBS 称为急性炎症性脱髓鞘性多发神经病,临床表现为急性对称性弛缓性肢体瘫痪。虽然病因学尚不清楚,但是在多数病例中可以证实其与病毒性或者细菌性感染甚至是淋巴瘤的发生有一定的时间相关性。

48. 吉兰-巴雷综合征的麻醉管理是什么?

① 围术期加强监护,维持呼吸、血流动力学平稳;② 由于患者具有高钾血症的危险,应禁忌使用琥珀胆碱,非去极化肌肉松弛药并非禁忌,但由于存在对肌肉松弛药敏感性增强和长时间肌无力的危险,所以应尽量避免使用;③ 禁用麻醉性镇痛药;④ 由于患者存在自主神经功能障碍、呼吸衰竭和误吸的风险,因此术后可能仍然需要进行辅助通气或者机械通气。

第五节　麻醉对肿瘤患者免疫功能和肿瘤复发的影响

49. 围术期肿瘤患者的免疫功能如何变化?

围术期由手术创伤和疼痛引起的神经内分泌反应可抑制癌症患者的免疫功能,不仅对下丘脑—垂体—肾上腺轴产生激活效应,还可激活交感神经系统,引起血浆中儿茶酚胺水平的升高和皮质醇激素的释放,并活化单核-巨噬细胞,激活特异性免疫中的淋巴细胞,产生 IL-1β、IL-6、TNF-α 等促炎细胞因子,从而介导免疫功能抑制作用。

50. 麻醉方式对肿瘤患者免疫功能有何影响?

研究发现,与单纯全身麻醉相比,全身麻醉联合区域阻滞可以减少术后肿瘤的转移复发;全身麻醉复合区域麻醉,尤其是硬膜外阻滞时,由于硬膜外阻滞不仅可以阻滞交感肾上腺髓质的传出冲动,使肾上腺素和去甲肾上腺素的分泌减少,还可以抑制伤害性刺激导致的下丘脑—垂体—肾上腺轴兴奋,从而使皮质醇分泌减少,进而对心血管系统、呼吸系统以及肿瘤免疫功能有好处。

51. 吸入性麻醉药对肿瘤患者免疫功能有何影响?

吸入麻醉药可抑制机体的抗肿瘤免疫功能。吸入麻醉药可引起外周循环血中自然杀伤细胞减少,促进人体免疫细胞释放低氧诱导因子-1(hypoxia inducible factor-1, HIF-1),抑制 α 干扰素诱导的自然杀伤细胞毒性反应,促进高表达

HIF-1因子的Th1向Th2漂移,并直接作用于神经内分泌系统,引起血浆中皮质醇激素水平升高,对自然杀伤细胞的活性产生抑制效应。

52. 丙泊酚对肿瘤患者免疫功能有何影响?

丙泊酚通过降低中性粒细胞胞浆内钙离子水平,使中性粒细胞活性受到抑制,减少活性氧的生成。丙泊酚可引起线粒体膜电位的下降,减少三磷酸腺苷生成,对巨噬细胞的趋化和吞噬功能产生抑制效应。研究证实,丙泊酚可诱导Th细胞的活化,对于抗肿瘤免疫反应的维持起重要的作用。

53. 依托咪酯对肿瘤患者免疫功能有何影响?

长期使用依托咪酯会抑制肾上腺皮质类固醇的合成,使血浆皮质醇、皮质酮和醛固酮浓度下降,11-脱氧皮质酮、11-脱氧皮质醇和17α-羟孕酮浓度增加。研究表明,依托咪酯抑制肾上腺皮质类固醇合成,主要通过阻断CYP11B1的活性,也被称为11β羟化酶或P450c11。这是一种可将11-脱氧皮质醇、11-脱氧皮质酮分别转化为皮质醇和皮质酮的线粒体细胞色素酶。

54. 氯胺酮对肿瘤患者免疫功能有何影响?

氯胺酮通过激活α和β受体来减弱单核-巨噬细胞的趋化作用,使中性粒细胞表面黏附分子在非特异性免疫效应中的表达受到抑制,并诱导淋巴细胞的凋亡。

55. 苯二氮䓬类药物对肿瘤患者免疫功能有何影响?

苯二氮䓬类药物通过与脑内中枢神经系统的苯二氮䓬受体结合,增加神经内分泌系统中抑制性神经递质γ氨基丁酸的释放,对机体发挥镇静功能,其中主要用于麻醉前镇静的咪达唑仑可通过抑制STAT3的活化而对IL-6的释放产生抑制效应,减弱中性粒细胞的黏附及趋化作用。另外,咪达唑仑可损害树突状细胞诱导的Th1型免疫反应,干扰正常的抗肿瘤免疫反应。

56. 阿片类药物对肿瘤患者免疫功能有何影响?

阿片类药物通过与μ阿片受体结合来激活下丘脑—垂体—肾上腺轴和交感神经系统,间接地对机体产生免疫抑制作用。下丘脑—垂体—肾上腺轴轴激活以后,可升高血浆糖皮质激素的水平,而交感神经系统活化可升高血浆中儿茶酚胺的水平,这些神经内分泌反应均可导致围术期癌症患者的免疫抑制。

57. 局部麻醉药对肿瘤患者免疫功能有何影响?

局麻药通过阻断外周神经的伤害性信号传入,可减轻神经内分泌应激反应,保护患者的免疫功能。联合阿片类药物应用时,可减少其在围术期的使用量,降低其对免疫系统的抑制。

58. 非甾体镇痛药对肿瘤患者免疫功能有何影响?

非甾体抗炎药可抑制环氧化酶活性,使炎性介质前列腺素的生成受到抑制,围术期应用可起到镇痛的作用。非甾体镇痛药作为一类不含甾体结构的镇痛药,与阿片类药物联合应用时,可减少其在围术期的使用。非甾体镇痛药对缓激肽的释放有抑制作用,可维持淋巴细胞的抗肿瘤免疫反应,抑制肿瘤生长,围术期应用可使肿瘤微转移发生的风险下降,因而临床上常用于癌症患者的镇痛治疗。

59. 丙泊酚对肿瘤患者疾病进程有何影响?

丙泊酚可阻止异氟醚诱导的 HIF-1α 活化,这与肿瘤细胞恶性活动的部分减少有关。此外,接种在小鼠体内的肿瘤生长受到丙泊酚的抑制,推测丙泊酚可能具有免疫介导的抗肿瘤效应。

60. 氯胺酮对肿瘤患者疾病进程有何影响?

氯胺酮可促进动物肿瘤模型中的肺和肝转移,研究显示,在大鼠模型中,氯胺酮通过抑制自然杀伤细胞增加肺肿瘤滞留或肺转移。

61. 阿片类药物对肿瘤患者疾病进程有何影响?

阿片类药物诱导的肿瘤细胞增殖和细胞死亡可能取决于阿片类药物的暴露浓度或持续时间。低浓度或单剂量的阿片类药物促进肿瘤生长,而慢性使用阿片类药物或相对较高的药物浓度则抑制肿瘤的生长。

62. 手术和麻醉诱导的免疫抑制导致肿瘤复发的机制是什么?

肿瘤休眠常常被描述为"无症状的肿瘤",指患者体内有肿瘤存在,但长期无症状,也无特殊体征。手术切除后数月或数年远处复发出现已被描述为休眠转移。对于肿瘤休眠的 2 种可能的解释是缺乏血管生成活性和肿瘤与宿主免疫之间的免疫平衡。下丘脑—垂体—肾上腺轴轴和交感神经内分泌动力学可能是造成肿瘤休眠丧失的原因。因此,手术和麻醉诱导的免疫抑制可能通过下丘脑-垂体-肾上腺轴轴和交感神经系统激活促进肿瘤的复发。

（张咏梅　陈自洋　黄思婷）

参考文献

［1］　邓小明,姚尚龙,于布为,等.现代麻醉学(第5版)［M］.北京：人民卫生出版社,2021.
［2］　曹雪涛,姚智,熊思东,等.医学免疫学(第9版)［M］.北京：人民卫生出版社,2020.
［3］　吴水晶,方向明.麻醉与免疫炎症反应［J］.中国继续医学教育,2010,2(4).
［4］　陈雪,安立新.针刺麻醉对免疫功能的影响［J］.医学综述,2013,19(1).
［5］　方向明,吴新民,仓静,等.中国医学会麻醉学分会.围术期过敏反应诊治的专家共识,2021.
［6］　田伟千,周钦海,傅诚章,等.非去极化肌肉松弛药的组胺释放作用［J］.医学综述,2006,12(14).
［7］　Manian DV,Volcheck GW. Perioperative Anaphylaxis：Evaluation and Management［J］. Clinical Reviews in Allergy and Immunology. 2021.
［8］　中华医学会麻醉学分会.肾上腺糖皮质激素围术期应用专家共识［J］.临床麻醉学杂志,2017.
［9］　邓小明,曾因明,黄宇光,等.米勒麻醉学(第8版)［M］.北京：北京大学医学出版社,2017.
［10］　陈群,鲁卫华,金孝岠.重症肌无力患者围术期麻醉管理的进展［J］.上海医学,2015.
［11］　马超,王国年.麻醉药物对围术期癌症患者免疫功能的影响［J］.实用肿瘤学杂志,2018.

第十五章

麻醉与遗传生理

第一节　遗传生理概述

1. 什么是遗传学？

遗传学是研究生物的遗传和变异的科学。

2. 遗传物质的载体是什么？

染色体是遗传物质的载体，是细胞核里的线形结构，能被碱性染料着色的细胞器。

3. 什么是基因？

基因是遗传的基本功能单位、突变单位、重组单位。基因是载着特定遗传信息的 DNA 分子片段，在一定条件下表达遗传信息，产生特定的生理功能。

4. 什么是等位基因？

控制每种相对性状的基因在成对的同源染色体上占有相对应的位置，这种成双成对的基因称为等位基因。

5. 显性基因、隐性基因、纯合子、杂合子的概念是什么？

在一对基因中，只要一个存在就能够使性状得到表现，这一基因称为显性基因；而只有成双存在时才能使性状得到表达的基因，称为隐性基因。等位基因同为显性或同为隐性，称为纯合子；一个为显性而另一个为隐性基因，称为杂合子。

6. 结构基因和调控基因分别指什么？

　　某些基因决定某个蛋白质或酶的分子结构，这些基因称为结构基因。有些基因起到控制其他基因的作用，称为调控基因。

7. 什么是常染色体显性遗传病，其特点是什么？

　　一种性状或遗传病的基因位于常染色体上，这种基因性质如果是显性的，其遗传方式叫常染色体显性遗传。等位基因之间的显性和隐性关系是相对的。如果等位基因之间不存在显性和隐性关系，而是独立地制造自己的产物，杂合子中2种基因的作用都能得到表现，叫共显性（如 ABO 血型遗传）。

8. 什么是常染色体隐性遗传病，其特点是什么？

　　一种性状或遗传病的基因位于常染色体上，这种基因作用如果是隐性的，这种性状的遗传方式就叫常染色体隐性遗传。隐性遗传病的特点是纯合状态时才表现为遗传病。在杂合状态时（Aa），由于有显性基因 A 的存在，阴性基因 a 的作用不能表现，因而杂合体并不发病，与正常人近似，但可将致病基因 a 传给后代。这样的个体叫致病基因或变异基因携带者。

9. 什么是性连锁遗传？

　　性连锁遗传：如果基因位于 X 或 Y 染色体上，就与性连锁，这一基因所控制的性状传递方式就叫性连锁遗传，该遗传方式又可分为 X 连锁显性遗传、X 连锁隐性遗传、Y 连锁遗传（或限男性遗传）。

10. 多基因遗传病的特点是什么？

　　性状的表达受许多基因控制，而单个基因对表型的效应都很小，但若干对基因作用积累，可以形成一个明显的效应。研究表明，一些常见的畸形或疾病有明显的家族倾向，如高血压、冠心病、消化性溃疡及某些先天性畸形等，这些疾病有多基因遗传基础，可称为多基因遗传病。

11. 遗传的变异有哪些？

　　遗传物质发生的可遗传的变异称为突变，可分为2类：染色体畸变和基因突变。

12. 什么是染色体畸变?

染色体畸变指在某些条件下,细胞中的染色体组发生数量或结构上的改变,包括整个染色体组成倍地增加、个别染色体整条或某个节段的增减以及由于染色体个别改变位置所造成的染色体结构上的改变,其结果必然破坏基因作用之间的平衡,影响物质代谢的正常进行。染色体畸变所引起的疾病称为染色体病,通常伴有发育畸形和智力低下,同时也是导致流产与不育的重要原因。

13. 什么是基因突变,可有哪些改变结果?

基因突变是指基因的碱基对组成或排列顺序由于物理、化学和生物等因素所引起的分子结构改变。基因突变可以有 3 种结果:一是变异的后果轻微对个体不产生可察觉的有害或有利效应;二是可能给个体生存和生育能力即适合度带来一定好处;三是不利于个体的生育能力和生存,因为 DNA 分子结构变化、遗传信息改变,不能合成正常的蛋白质或酶。

14. 什么是遗传性代谢病?

由于基因突变导致酶的质量改变,通过所催化的酶促反应引起的一类疾病,称为遗传性代谢病。

15. 遗传因素对药物代谢有哪些影响?

麻醉药物的代谢主要在肝脏进行生物转化,代谢的方式包括氧化、还原、分解、结合等。许多药物的代谢过程是由肝脏或其他组织的特异性或非特异性药物代谢酶所催化。遗传基因调控药物代谢酶的合成,基因变异使药物代谢酶合成不足或缺陷,导致药物代谢异常。

16. 人体内的胆碱酯酶有哪些,其特点分别是什么?

人体有两种胆碱酯酶:一种是乙酰胆碱酯酶(又名真胆碱酯酶,acetyl cholinesterase,AChE),主要分布于红细胞膜,能特异性水解乙酰胆碱,对其他胆碱酯类水解较慢,AChE 的活性在人群中并不呈遗传多态性分布;另一种是丁酰胆碱酯酶(butyrylcholinesterase,BchE),又名血清胆碱酯酶、假胆碱酯酶和非特异性胆碱酯酶,由肝脏合成释放入血,能有效地水解包括琥珀酰胆碱和普鲁卡因在内的许多胆碱酯和其他酯类。常规用量的琥珀酰胆碱能很快被 BchE 水解,仅有 50% 左右能到达神经肌肉接头,呼吸麻痹持续 2~3 分钟。

17. 通过细胞色素 P450(CYP450)代谢的药物及可能的毒性作用有哪些？

各类药物及其毒性作用见表 15-1。

表 15-1　药物毒性作用

药　　物	可能的毒性作用
异喹胍	低血压
美托洛尔、布非洛尔	β受体阻滞效应过度增强
去甲替林	精神错乱
降糖灵	乳酸中毒
非那西丁	高铁血红蛋白
哌克昔林	肝毒性、神经病变

第二节　不同遗传学疾病的麻醉特点

18. 尿苷二磷酸-葡萄糖醛酸转移酶缺乏对麻醉药的代谢有哪些影响？

尿苷二磷酸-葡萄糖醛酸转移酶(uridine diphosphate glucuronic acid transferase, UGT)主要分布在肝内，是参与人体药物代谢Ⅱ相结合反应的一种药物代谢酶，它可以催化葡萄糖醛酸与内生性胆红素结合。葡萄糖醛酸化是药物和环境化学物质排泄的主要途径，许多药物与葡萄糖醛酸结合后失去活性，如麻醉性镇痛药、苯二氮䓬类、洋地黄类及扑热息痛等。但吗啡与葡萄糖醛酸结合后仍有活性，如 UGT 不足，而吗啡用量又过大时，则易发生中毒。

19. 单胺氧化酶基因缺失时，麻醉应该注意些什么？

单胺氧化酶(monoamine oxidase, MAO)主要位于细胞线粒体，可催化生物胺类包括神经递质如去甲肾上腺素、多巴胺、5-HT 的氧化降解。MAO 活性与人类的某些疾病具有相关性，MAO 基因调控区存在遗传多态性。而许多激素和药物也可影响 MAO 活性，糖皮质激素可阻断切除肾上腺后所导致的 MAO 活性增高。丙基硫氧嘧啶、利舍平也可影响 MAO 的活性。MAO 基因缺失则可导致严重的精神神经改变。

20. 遗传因素对药效学的影响是什么?

　　遗传因素对于药效学的影响是指由于机体效应器官、组织细胞或受体存在着遗传性缺陷,而影响到药物对于机体的作用。

21. 卟啉症急性发作的诱发因素及临床表现是什么?

　　① 诱发因素:所有的巴比妥类、氯氮䓬、依托咪酯、磺胺类、安泰酮、吸入麻醉药如恩氟烷、甲氧氟烷,某些局麻药如利多卡因,其他一些药物如乙醇、苯妥英钠、类固醇激素、氨基比林、丙咪嗪等,以及手术创伤、感染、进食不足、劳累、精神刺激、女性月经期和妊娠。② 临床表现:慢性病急性发作和间歇缓解。腹痛呈持续和绞痛状,并可向背部放射,腹软但有触痛,可伴有剧烈呕吐、脱水、电解质紊乱及便秘,其症状与阑尾炎、肠梗阻及胆石症相混淆而被施行手术。

22. 血卟啉病治疗措施是什么?

　　血卟啉病(血紫质病)(acute intermittent porphyria,AIP)急性发作的治疗措施:对 AIP 发作引起的脱水、低钠血症和低镁血症、心动过速及腹痛应给予对症处理。有癫痫发作时,用地西泮或硝西泮作为巴比妥类的替代品。葡萄糖能抑制 δ - ALA 合成酶的活性,减少 δ - ALA 的合成,可静脉滴注葡萄糖 10~20 g/h,直至接近 300 g/d。若经上述处理神经精神症状仍进一步发展,可用羟高铁血红素静脉输注 4 mg/(kg·12 h)以抑制卟啉前体过度生成,并注意预防急性肾功能衰竭。

23. 葡萄糖–6–磷酸脱氢酶(G–6–PD)缺乏症的麻醉注意事项是什么?

　　能引起溶血反应的药物和化学制剂有 50 多种,常见的有氨基喹啉类衍生物、磺胺类、呋喃类、解热镇痛药、维生素 K 等。G–6–PD 缺乏症患者麻醉时应避免使用上述可诱发溶血的药物。抢救措施包括输血、纠正酸碱失衡及对症处理。

24. 葡萄糖–6–磷酸脱氢酶缺乏症禁用、慎用的药物有哪些?

　　① 磺胺类:磺胺、乙酰磺胺、磺胺吡啶、磺胺甲噁唑;② 抗疟药类:氨喹啉、帕马喹;③ 硝基呋喃类;④ 其他抗生素:萘啶酸;⑤ 其他:苯肼、亚甲蓝、乙酰苯胺;⑥ 硝普钠。

25. 麻醉用药对基因的影响有哪些?

　　大多数常用麻醉药不属于致突变物,有的毒性尚未肯定,仅含烯基成分的麻醉药具有较强的致突变作用。新合成的药物不断增加,其中也可能会出现新的致突变物。这类药物对机体的危害,主要是以损害遗传物质为基础。

26. 哪些药物可致基因突变性增加?

大量非人体研究表明,只有乙烯醚和氟烯醚得到致突变阳性结果。值得注意的是氧化亚氮和氟烷对果蝇也是一个微弱诱变剂。一般而言,含有双键结构的麻醉药均有致突变性,与这类化学物质具有高度的化学反应活性相一致。因而,含有双键结构的吸入麻醉药的代谢产物1-二氟2-溴-氯乙烯和1,1-二氟-2-氯乙烯也具有微弱的致突变性。苯巴比妥、地西泮、氯氮䓬、东莨菪碱及氯丙嗪等镇静安定药也可能具有潜在的致突变性。

27. 麻醉药物致畸性的特点是什么?

一是手术室工作人员长期暴露于微量麻醉废气对胎儿的致畸作用,二是孕妇接受吸入麻醉后对胎儿的致畸作用。其他麻醉药的胚胎毒性:硫戊巴比妥钠和甲哌卡因可能具有致畸性。口服地西泮与婴儿唇裂增多的因果关系可能较小。酚噻嗪类可能引起心血管畸形。妊娠早期,特别是妊娠头3个月内,仍应尽可能避免手术和麻醉。必须接受麻醉时,宜选用局部麻醉。妊娠早期也不宜应用硫戊巴比妥钠、地西泮、甲丙氨酯、氯氮䓬、甲哌卡因及酚噻嗪类药。

28. 肌强直综合征的麻醉特点有哪些?

肌强直症包括强直性肌营养不良症、先天性肌强直症及先天性副肌强直症,特征是骨骼肌主动收缩后需较长时间方能放松,经多次动作后症状好转。强直性肌营养不良症最为常见,其麻醉处理有以下特点:① 加强呼吸管理。② 防治肌强直。③ 注意防治因心脏传导系统异常所引起的血流动力学紊乱。④ 麻醉方法宜选用小剂量硫喷妥钠诱导,吸入麻醉药维持麻醉。对非去极化药虽反应正常,仍以不用为好。

29. 周期性瘫痪的概念及分类?

周期性瘫痪是以反复发作的骨骼肌松弛性麻痹为特征的一组疾病。根据发作时的血清钾水平,分为低钾血症性、高钾血症性及正常血钾性周期性瘫痪,均属常染色体显性遗传。

30. 周期性瘫痪的麻醉特点是什么？

　　① 对低钾血症患者的麻醉处理应注意：术前晚餐不宜进食过多；术前尽可能纠正低血钾；麻醉中输注 5％葡萄糖溶液，0.25％氯化钠溶液；注意保暖；术中加强心电图监测及血电解质；术后长时间严密观察，全身肌肉麻痹时，及时气管插管，控制呼吸。② 对高钾血症患者，严重而又长期无力发作时，可静脉注射葡萄糖酸钙或给予葡萄糖和胰岛素以降低血钾，亦可用利尿剂以加速排钾。③ 对正常血钾者麻醉中输注大量生理盐水，可使肌麻痹好转。

31. 进行性肌营养不良症的麻醉特点是什么？

　　麻醉前要控制已存在的肺部感染，麻醉前禁食至少 6 小时，麻醉中注意防止误吸。不用琥珀酰胆碱和挥发性吸入麻醉药，以免出现类似恶性高热的表现。加强体温监测。若出现类似于恶性高热的肌强直，迅速给予硝苯呋海因。麻醉方法宜选用局部麻醉和静脉麻醉复合氧化亚氮吸入。

32. 马方综合征的麻醉特点是什么？

　　术前重点了解可能因颌骨过度生长而导致的高弓状硬腭和过度突出的颌骨对气管插管的影响及心血管状况。麻醉诱导前应置患者于合适体位以避免关节损伤或脱位，对心功能不全者可作动脉穿刺置管，但对于动脉壁已受损者则有一定危险。麻醉诱导时应预防气管插管所可能引起的高血压以防血管瘤破裂。喉镜暴露和气管插管应注意不要过度牵拉下颌关节。因脊髓管内容量增加可影响椎管内或硬膜外阻滞所需药量。

33. 成骨不全症的麻醉特点有哪些？

　　成骨不全症（osteogenesis imperfecta，OI）是一种全身性结缔组织病，以脆弱易折的骨骼、蓝色的巩膜及耳聋为特征。妊娠时母亲和胎儿都是危险的，应进行剖宫产，麻醉中注意骨骼的机械结构异常、牙骨化不全及出血倾向。

34. 对软骨发育不全患者如何实施麻醉？

　　软骨发育不全（achonchroplasia，AC）是由于软骨内成骨缺陷所致的遗传性侏儒症，主要病理变化是长骨干骺端软骨内成骨受阻而影响到骨的长度，为侏儒的最普遍形式。AC 妇女怀孕常需剖宫产以解决难产。麻醉诱导时面罩密闭常有困难，注意维持呼吸通畅。颈部手术时有脊髓缺血危险。臂丛神经易受损伤，注意安置适当体位。

35. 皮肤弹力过度症的麻醉特点是什么？

皮肤弹力过度症又称埃唐综合征。以薄而脆弱的皮肤和关节过度松弛为特征，可伴有心血管畸形、肌病及骨骼异常。气管插管易引起脆弱的血管出血，也可导致松弛的下颌关节脱位。血管畸形可影响到静脉通路的建立。麻醉方法以区域阻滞为首选。

36. 特殊类型皮肤病的麻醉特点有哪些？

麻醉中应保护皮肤，橡皮膏、心电图电极、透热垫等均可能引起水泡形成，甚至从病房将患者送至手术室的途中，便可能引起严重的皮肤损伤。局部浸润麻醉和肌肉注射均应避免。区域阻滞往往较易成功。放置面罩时小心谨慎，最好是用塑料面罩。如果气管插管，应保留至合适的拔管时期。伴有肌萎缩者应用琥珀酰胆碱可能引起高钾血症，宜慎重选用。患者对热的耐受性差，应仔细监测体温变化。黏液分泌少所继发的肺部感染是术后常见的并发症。

37. 21-三体综合征的麻醉注意事项有哪些？

21-三体综合征又名先天愚型或 Down 综合征（down syndrome，DS）。本病临床体征多样，许多器官组织都有异常。肌张力低下，颅面部畸形，约 50% 患者患有先心病，免疫缺陷致常发生呼吸道感染。麻醉前应常规给予镇静药，DS 患者呼吸道分泌物多，抗胆碱药须常规给予。该类患者因小下颌、舌突出，气管插管可能困难，气管导管型号选择应偏小。常用剂量的镇静药和麻醉药可能引起过度反应。

38. 遗传性血管神经性水肿如何实施麻醉？

遗传性血管神经性水肿是一种较罕见的常染色体显形遗传病。临床特征是发作性眼、唇、口、皮肤和肠急性水肿，上呼吸道水肿相当普遍。外伤可诱发发作。皮质激素和抗组胺药均无效。静脉给予肾上腺素仍是急性发作时的一线药物，6-氨基己酸等纤溶酶抑制剂及雄激素较为有效。新鲜血浆富含患者所缺乏的 CI 抑制因子，可用于预防 4 天内的发作和治疗。发作时应特别注意呼吸道通畅与否，严重喉水肿者应紧急气管切开。

第十五章

39. 黏多糖贮积症的麻醉特点有哪些?

麻醉危险性大,麻醉前应全面评价心、肺及神经功能。以地西泮和东莨菪碱作麻醉前用药,既达到镇静目的,又不严重抑制呼吸。麻醉诱导宜选用静脉麻醉药。气管插管前最好不用肌肉松弛药。采用各种方法,确保气管插管成功。有喉畸形时,呼吸音可作为气管插管是否满意的指征。麻醉维持,可用氯胺酮。术后注意呼吸支持。

40. 糖原贮积症的麻醉注意事项是什么?

手术开始前即给予葡萄糖,围术期定时监测血糖和酸碱平衡状态。如血小板异常,应避免局部麻醉。Ⅴ型仅累及肌肉,早期肌酸痛,运动时肌僵直,晚期发展成肌无力和肌萎缩。术中补充葡萄糖,不用止血带。由于肌肉异常,避免用琥珀酰胆碱,需用时以阿曲库铵为好。

41. 肝豆状核变性的麻醉特点是什么?

麻醉前检查肝功能。治疗药物青霉胺易致过敏反应,需特别注意皮质激素用药史。抗惊厥用药史也应注意。虽然青霉胺易致皮肤损害,但该药及其他治疗仍宜用至术前。小心使用面罩,注意选择静脉穿刺和心电图电极放置的部位,以免加重已有的皮损。青霉胺本身可引起肌无力样表现,慎用肌肉松弛药,加强监测。

42. 麻醉与遗传的关系及特点有哪些?

从遗传学的观点看,在一般情况下,遗传学差异对接受麻醉患者的安危无多大影响。但不同个体对同一剂量的同一种药物可以有不同的反应,即使年龄、性别以及体重等条件相同,仍可出现个体之间的差异。这种个体差异有些显然是由遗传因素决定的。对具有遗传性疾病的患者接受手术治疗时,应根据不同疾病的解剖、生理和功能特点合理选择麻醉方法和用药

(贾珍　陈庆彬)

参考文献

[1]　Galinkin L, Demmer L, Yaster M. Genetics for the pediatric anesthesiologist; a primer

on congenital malformations，pharmacogenetics，and proteomics. Anesthesia and Analgesia[J]. 2010.

［2］ Kim H，Clark D，Dionne RA. Genetic contributions to clinical pain and analgesia：avoiding pitfalls in genetic research. Journal of Pain[J]. 2009.

［3］ 陈伯銮. 临床麻醉药理学[M]. 北京：人民卫生出版社，2000.

［4］ Landau R，Kraft JC. Pharmacogenetics in obstetric anesthesia. Current Opinion in Anesthesiology[J]. 2010.

［5］ Miler RD. Anesthesia. 3th Ed[M]. Churchill Livingstone，Newyork，1990.

［6］ Friedman JM. Teratogen update：anesthetic agents. Teratology[J]. 1988.

［7］ 余金甫. 麻醉药致突变、致畸和致癌的研究. 国外医学麻醉与复苏分册[M]. 1985.

［8］ Vickers. Medicine for Anesthetists. 3th Ed[M]. Blackneell Scientific Publications，Oxford London，1989.

［9］ Mac Lennan DH，Philips Ms. Malignant Hyperthermia. Science[J]. 1992.

［10］ de Leon J，Susce MT，Murray-Carmichael E. The AmpliChip CYP450 genotyping test：integrating a new clinical tool. Molecular Diagnosis and Therapy[J]. 2006.

第十六章

总　　结

第一节　麻醉对人体生理功能的主要影响

1. 挥发性麻醉药物对脑脊液有何影响？

　　挥发性麻醉药影响脑脊液的生成和重吸收，氟烷减少脑脊液的分泌，同时还减少脑脊液的吸收；地氟烷增加脑脊液的分泌；恩氟烷可增加脑脊液的分泌、减少脑脊液的吸收；异氟烷不影响脑脊液分泌但减少其重吸收，这也是恩氟烷、异氟烷升高颅内压的原因之一。

2. 静脉麻醉药物对脑脊液及颅内压有何影响？

　　巴比妥类药物促进脑脊液的吸收，减少脑脊液的量，可有效地降低颅内压，同时具有抗惊厥特性，可以降低神经外科患者癫痫发作风险。氯胺酮对脑脊液的生成没有影响，但是通过阻碍脑脊液的吸收，间接增加脑脊液的量。氯胺酮麻醉时可使脑血流增加 50%，氧代谢率增加 20%，颅内压也相应增加。

3. 麻醉方式对于脑脊液及颅内压有何影响？

　　全身麻醉时术中特殊体位和特殊情况，可以引起下腔静脉受压、中心静脉压升高以及矢状窦压力增加，从而使脑脊液重吸收减少，引起颅内压增加。与全身麻醉相比，椎管内麻醉对脑脊液影响较大，尤其是硬脊膜被硬膜外穿刺针穿破后，脑脊液通过硬脊膜穿刺孔不断漏入硬膜外腔，使脑脊液压力迅速降低。椎管内麻醉的其他并发症中，脊髓蛛网膜下隙粘连、硬膜下血肿等可以引起脑脊液循环受阻，影响吸收和分布。

4. 麻醉药物对脑循环及脑代谢有何影响？

降低脑代谢率、收缩脑血管是麻醉药减少脑血流量、防止颅内压升高的主要机制。硫喷妥钠、吗啡、芬太尼可使脑血流量和脑代谢率降低，从而降低脑血流量和颅内压。咪达唑仑、依托咪酯和异丙酚均使脑代谢率和脑血流降低。氯胺酮用量 $0.5\sim5$ mg/kg 不增加颅内压。吸入麻醉药虽可抑制脑的代谢率，但具有与剂量或浓度有关的扩张血管的作用而使脑血流增加，有颅内压升高效应。吸入麻醉药氟烷、恩氟烷和异氟烷均可损害脑血流的自身调节功能。

5. 麻醉药物及麻醉方式对于肺循环有何影响？

静脉麻醉药物对肺循环并无显著性影响。全身麻醉过程中正压机械通气使肺泡内压升高，萎陷的肺泡复张，抑制毛细血管渗漏，减轻肺泡及间质充血水肿，改善了肺的顺应性。急性上呼吸道梗阻时，机体缺氧，用力吸气造成胸膜腔负压增加。又因缺氧和交感神经活性极度亢进，可导致肺小动脉痉挛性收缩，肺小静脉收缩，肺毛细血管通透性增加，导致肺水肿。使用硝酸甘油、硝普钠等血管扩张剂对多数肺动脉高压的即时降压有效，但可引起体循环阻力下降。

6. 机械通气对呼吸系统有何影响？

增加肺泡通气量；肺内气体分布发生变化，纵隔及中间部位的支气管周围肺组织充气较多，气道阻力低和弹性好的肺泡先充气，充气量也较多。加重气体分布不均；机械通气时可产生较大通气/血流比值的失调；对呼吸动力的影响，增加肺顺应性，降低气道阻力，减少呼吸功。

7. 机械通气对循环系统有何影响？

正压通气时，胸膜腔及肺内成为正压，导致静脉回心血量减少，心输出量下降，血压降低。过高的气道压还会减少肺循环血量。机械通气应在保证肺泡通气及氧合的前提下，尽可能缩短吸气时间，减轻其对静脉回流和心输出量的不良反应。如患者心功能良好，血容量正常，则能通过交感神经反射和血管加压受体使外周静脉收缩，可维持外周静脉与中心静脉的压力差，维持足够的静脉回流。

8. 机械通气对中枢神经系统有何影响？

机械通气时，如通气过度，$PaCO_2$ 低于 20 mmHg，脑血流量可减少到正常血流量的 40%，同时脑脊液压力也降低，从而降低颅内压。另一方面，当通气压力过高时,胸膜腔内压增加,中心静脉压也增加,可影响上腔静脉回流,血液淤积在头颈部,使颅内压升高。

9. 麻醉药物及麻醉方式对于冠状动脉循环有何影响?

麻醉对冠状动脉循环的影响主要与冠状动脉血流量、充盈时间和血管张力、心肌代谢有关。大部分吸入麻醉药具有冠状动脉扩张作用,氟烷和异氟烷的效应最强。芬太尼、咪达唑仑及依托咪酯对冠状动脉血流及心率无明显影响。蛛网膜下隙阻滞时动脉血压下降,可致冠状动脉血流减少,但由于左心室后负荷降低,心率减慢,心肌氧耗量也相应减少。

10. 麻醉对呼吸模式有何影响?

与患者的体位改变有关,患者由直立或坐立位变为仰卧位时,胸式呼吸比例下降,腹式呼吸占优势。膈肌上移,使其较患者在直立位时能更有效地收缩。吸入麻醉药通常使呼吸加快变浅,而阿片类药物则使呼吸加深变慢。

11. 麻醉方法对肝血流有何影响?

在肝切除手术中采用控制性低中心静脉压技术可以减少术中出血量。同时,手术过程中维持较低的中心静脉压可以使腔静脉及其分支静脉塌陷,有利于肝的游离,便于手术解剖肝的后部和主要的肝静脉,也可以使肝血管损伤引起的大出血变得更好控制。目前,控制性低中心静脉压技术可复合多种方法,包括加深麻醉、适度限制液体输入、调整头低倾斜位、使用硝酸甘油和呋塞米等。

12. 椎管内麻醉对肾功能有何影响?

椎管内麻醉对肾功能的影响,与其阻断交感神经节前纤维的程度有关。若阻滞平面不高,血压下降不显著,肾血管扩张,肾血流量增加,这有利于保护肾功能,值得在临床上肾功能不全患者选用;若阻滞平面较高较宽,可引起外周血管的广泛扩张而出现低血压,肾血流量(renal blood flow,RBF)、尿量相应减少。但低血压对肾功能的影响是暂时性的,一旦血压回升,RBF 和尿量可立即恢复。因此,在实施椎管内麻醉时应小心控制麻醉平面。

13. 全身麻醉对肾功能有何影响?

全身麻醉可因麻醉药物致心脏排血量减少、动脉血压下降以及外周血管扩张等因素,致肾血流量、肾小球滤过率(glomerular filtration rate,GFR)、尿量及电解质排出量均有一过性减少。全麻期间采用间歇正压通气或呼气末正压通气,胸膜腔内负压下降,导致回心血量减少,心输出量下降,使肾血流量和肾小球滤过率下降,尿量减少。

14. 麻醉药物对于体温有何影响?

麻醉药可通过抑制下丘脑的体温调节中枢,扩张外周血管及降低代谢等方面而发挥作用。全身麻醉药可抑制体温调节中枢;此外,吸入麻醉药还可直接扩张外周血管,并可降低机体的代谢水平。椎管内麻醉中局部麻醉药可产生交感阻断、肌肉松弛、温度感受器的感受消失的作用,因此能抑制各种产热的代偿反应,扩张血管增加散热。肌肉松弛药作为全麻辅助用药,使肌肉松弛也可使体温下降。镇静镇痛药,除咪达唑仑外,均可明显削弱机体的温度调控能力。

15. 麻醉方式对体温有何影响?

不同的麻醉方式对体温调节影响不同。局部麻醉时由于局麻药阻滞了温度调节防御作用所必需的神经干,对温度调控产生外周性抑制作用,如出汗、血管收缩及寒战等正常的局部温度调节反应被抑制。全身麻醉期间,由于意识消失和肌肉松弛,温度调节与行为调节无关,不利体温的维持。椎管内麻醉在麻醉诱导初期核心温度通常短时间内降低 $0.5\sim1.0℃$,亦由体内热量由中心向外周再分布所致,与神经阻滞区血管舒张,导致皮肤散热增加有关。

16. 椎管内麻醉对胃肠道血流和内脏血流量有何影响?

腰麻或硬膜外麻醉引起低血压的程度与阻滞的范围、局麻药的用量和基础血流动力学直接相关。腰段硬膜外麻醉引起阻滞区域的动脉和静脉扩张。近端内脏血管系统的收缩使得内脏系统的血容量转移进入体循环,通常使容量和血压得以维持。胸段硬膜外麻醉引起明显的肠系膜血管扩张和低血压,而肠道的血流量和氧消耗维持不变。硬膜外麻醉平面在 $T_4\sim T_5$ 时会增加胸腔内和内脏血管的血容量。

17. 麻醉药物对孕妇生理功能有何影响?

一般剂量的镇痛药对子宫血流影响不大;如果剂量加大抑制了呼吸,可发生气体交换障碍,继而影响子宫血流量。全身麻醉时,一些麻醉药如硫喷妥钠、氟烷等可抑制心肌,扩张血管,降低血压,从而影响子宫血流量。麻醉性镇痛药哌替啶在产科镇痛中应用较广,镇痛剂量不影响宫缩;剂量过大时可减弱宫缩,延长产程。治疗剂量的局部麻醉药不影响子宫收缩,剂量过大或误注入血管内可使宫缩加强。

18. 麻醉药物对胎儿生理功能有何影响?

麻醉药和麻醉性镇痛药都有不同程度的中枢抑制作用,且均有一定数量通过胎盘进入胎儿循环。麻醉性镇痛药如哌替啶和芬太尼等,都极易透过胎盘,导致新生儿呼吸抑制,早产儿最为敏感。非去极化肌肉松弛药阿曲库铵脂溶性低,所以通过胎盘进入胎儿循环的量有限,故可用于产科麻醉,但对不足月的早产儿应予以注意。分子量低、蛋白结合率低、脂溶性较高的局麻药较易通过胎盘,如利多卡因。

第二节 手术对人体生理功能的主要影响

19. CO_2 气腹对患者呼吸系统生理功能有何影响?

由于 CO_2 的高度可溶性及腹腔、血液之间的压力梯度,CO_2 被人体大量吸收,造成动脉血 CO_2 分压升高和 pH 下降;膈肌上抬,气道压升高,肺顺应性下降,生理性死腔增加和通气/灌注比失调,可发生肺不张,同时有产生高碳酸血症的可能。

20. CO_2 气腹对患者循环系统生理功能有何影响?

主要由于腹内压升高影响静脉回流从而影响回心血量,以及高碳酸血症引起交感神经兴奋,肾素-血管紧张素系统激活导致血管张力增加。主要表现为血压升高、心率增快、外周血管阻力增大、每搏输出量下降等。肝肾功能:气腹导致的肝、肾血流变化和缺血再灌注可引起肝肾功能损伤,发生肝酶升高、尿量减少,肾小球滤过率降低等。

21. 颅脑手术对于脑脊液及颅内压有何影响?

颅脑手术常用体位有仰卧位、侧卧位和俯卧位。额部、颞部、顶枕部开颅采取平卧位,头部抬高 $15°\sim30°$,有利于静脉回流和脑脊液引流,头部转向一侧可充分暴露术野。但是过分扭曲或者旋转头部可阻碍静脉回流升高颅内压,脑脊液的重吸收率随着脑脊液压力增大而增加。

22. 手术期间疼痛对机体各个系统有何影响？

急性剧烈的疼痛可以引起患者精神兴奋、烦躁不安以及强烈的反应。长时间的慢性疼痛大部分患者呈抑制状态、情绪低落、表情淡漠；中枢神经系统表现为兴奋状态，其中浅表痛多表现为交感神经兴奋，深部痛为副交感神经兴奋。刺激交感神经和肾上腺髓质，儿茶酚胺分泌增多，肾上腺素抑制胰岛素分泌促进胰高血糖素分泌，垂体促肾上腺皮质激素分泌增加，皮质醇、醛固酮、抗利尿激素分泌增加。

23. 仰卧位对肺通气有何影响？

卧位时膈肌受腹腔内脏的挤压上抬，肺总量减少，肺活量减少，功能残气量减少。当患者处于头低倾斜 $30°\sim45°$ 的 Trendelenburg 位时，由于腹腔脏器的重力作用，使膈肌上抬，使自主呼吸做功增加。该体位使血液在重力作用下流向原本通气较差的肺尖部，导致通气/血流比值严重失调。在控制通气过程中需要更高的吸气正压使肺膨胀。

24. 侧卧位对肺通气有何影响？

侧卧位时上侧肺比下侧肺血管充血要轻，因此，在正压通气时气体首先直接进入顺应性好的上侧肺，其结果很容易导致灌注不足的上侧肺过度通气，而充血的下侧肺通气不足，引起明显的通气/血流比值失衡，这对存在肺部疾患的患者尤其明显。

25. 俯卧位对肺通气有何影响？

俯卧位可使腹腔脏器受到较大的压力，引起肺的前后径与上下径均减小，肺的顺应性进一步下降，其结果可能导致自主呼吸时呼吸做功增加，采用正压通气时则需要更高的通气压力。若在俯卧位时，适当使用腹部支撑物，尽可能避免腹部受压，降低膈肌上移的幅度，可使患者肺顺应性基本维持正常。俯卧位通气可作为一种治疗方法用于改善急性呼吸窘迫综合征患者的氧合。在急性呼吸窘迫综合征的早期水肿阶段，俯卧位最有可能获得有益的效果。

26. 肝胆手术对机体生理功能有何影响？

肝附近进行手术操作时，可以使肝血流量减少，这可能与交感神经激活、局部神经反射以及直接压迫门静脉和肝血管有关。术中若牵拉肝被膜、韧带，则可引起肝区的疼痛，继而引发血压改变，而切割、穿刺、烧灼肝并不产生痛觉。在进行肝胆手术时,术中应尽可能避免过度牵拉胆囊、胆管区域,牵拉后可反射性引起心率减慢、血压下降甚至心脏停搏,此称为胆心反射。麻醉医生在术中应加强监护,必要时预先给药以预防胆心反射的发生。

27. 胸科手术对通气/血流比值有何影响?

长时间单肺通气对机体可产生不良影响,主要表现为低氧血症和缺氧性肺血管收缩。胸腔镜手术患者侧卧位,双肺血流分布不均。由于手术侧肺萎陷,血液流经无通气肺泡,形成功能性动静脉短路,动脉血氧分压降低。健侧肺处于下方,虽然仍进行通气,但同时因重力影响血流量增多,局部通气/血流比值降低,也可形成功能性动静脉短路。

28. 腹压升高对胃肠道血流和内脏血流量有何影响?

腹腔镜手术引起的气腹会减少腹内器官的血流。这种腹内压的增加会压迫胃肠道器官,挤压胃肠道血管内的血液使其进入体循环,增加应力性容量,直到腹腔内压力恢复正常。改变的最终效果取决于:腹内压增加的程度、基础血容量、交感神经介导的血管反应能力。CO_2 气腹过程中观察到的血流动力学变化是麻醉、手术创伤、患者的体位、CO_2、腹内压增加以及在总体反应中发挥重要作用的氧化应激之间复杂的相互作用的结果。

29. 手术操作对肾功能有何影响?

外科操作会显著改变肾脏生理,腹腔镜过程中的气腹可产生腹部室隔综合征或类似表现,增加的腹内压可产生与注入气压成比例的少尿或无尿。机制包括中心静脉受压(肾静脉和腔静脉)、肾实质受压、心输出量降低、血浆肾素、醛固酮和抗利尿激素水平升高。其他显著影响肾功能的外科操作包括体外循环、主动脉钳夹和在肾动脉附近的解剖。

30. 缺血、缺氧对肾功能有何影响?

缺血引发神经激素级联反应,肾血管剧烈收缩,肾血流量、肾小球滤过率减少,肾小管缺血性损害,尿流量减少;另外,循环不稳定需要应用血管活性药物,如麻黄碱、去氧肾上腺素、去甲肾上腺素、肾上腺素等以提升血压,改善循环功能,但此类药物可进一步加强肾血管的收缩,加重肾缺血性损伤。缺氧可导致肾肾血流量降低和肾血管收缩。长时间慢性缺氧可引起肾实质损伤,肾小球滤过与重吸收功能明显减低,甚至出现肾衰竭。

31. 手术操作对体温有何影响?

在下丘脑附近的开颅手术操作有可能引起患者中枢性体温升高。胸、腹腔手术野暴露面积大、时间长,手术中使用大量低温液体冲洗体腔或进行局部低温保护脏器,大量输入未加温的库血或液体,都能促使体温降低。在室温不高情况下,消毒时用乙醇等冷消毒液擦拭患者大面积的皮肤,由于蒸发散热增多,也促使患者体温下降。骨科手术若使用骨黏固剂(骨水泥),局部体表温度可高达 $40 \sim 50$ ℃,有些患者可因此体温增高。

32. 体温升高对机体有何影响?

体温升高或过高可引起一系列代谢紊乱。主要有以下表现:首先,通常体温每升高 1 ℃,物质代谢可提高 13%,由于氧耗量增大,氧供相应不足出现代谢性酸中毒、高钾血症等。其次,体温每升高 1 ℃,心率平均约增加 10 次/分,而且大量出汗可致血容量减少,氧耗量增大,必然增加心肺负担,容易发生心律失常和心肌缺血。临床上高热患者因原来已有的高二氧化碳血症或脱水,加上大量出汗尿量减少可以导致严重水、电解质、酸碱失衡,最终出现烦躁、谵妄甚至昏迷。

第三节　麻醉复苏过程中人体生理功能的恢复

33. 麻醉复苏过程中需要预防和解决哪些问题?

① 通气不足:患者可以轻松呼吸,遵嘱咳嗽,氧合近麻醉前水平;② 血流动力学不稳定:血压维持在麻醉前水平±20%内,且心率、心律稳定;③ 感觉减退:患者完全清醒,可自主活动所有肢体;④ 术后疼痛:镇痛应当不再需要护理的持续干预;⑤ 术后恶心呕吐:积极预防及治疗术后恶心呕吐。

34. 全身麻醉后苏醒延迟的原因有哪些?

① 患者因素:高龄或新生儿、合并肝肾功能不全、肺功能不全、术前认知功能异常、癫痫、脑卒中;② 药物因素:静脉麻醉药物蓄积、给药过量、患者对麻醉药的易感性强(例如:重症肌无力对非去极化肌肉松弛药易感)、药物间相互作用、局麻药毒性反应、大量补液导致气道、肠壁、肺水肿;③ 手术因素:手术时间长、神经外

科干预；④ 代谢因素：低血糖、高血糖、电解质紊乱、酸碱平衡紊乱、甲减、术中低体温。

35. 什么是围术期神经认知障碍？

围术期神经认知障碍（perioperative neurocognitive disorders，PND）是一种认知功能的微妙改变，持续时间长达数周、数月甚至更长，需要行神经生理学测试加以验证。它可被看作是一种以记忆损害、学习困难和注意力难以集中为特征的轻度的认知障碍。

36. 成年患者术后谵妄的发生率及危险因素？

大约 10% 的 50 岁以上成年患者在择期手术后 5 天内会出现不同程度的谵妄。某些特定手术后谵妄发生率更高。术前风险因素包括：高龄（>70 岁）；术前认知障碍、器官功能低下、酗酒、既往有谵妄病史。术中风险包括：术中失血、血细胞比容 <30% 和术中输血。术后谵妄的诊断必须排除医源性因素，包括水化不足、围术期用药、低氧血症、高碳酸血症、疼痛、脓毒症和电解质紊乱等。

37. 麻醉复苏过程中为何易发生上呼吸道梗阻？

咽部肌肉张力丧失，睡眠期间咽部肌肉兴奋性受抑制，导致肌肉张力下降易发生气道梗阻。吸气相咽部组织顺应性消失又可引起反射性的代偿性呼吸用力和反射性的代偿性吸气负压增加，从而进一步加重气道梗阻，形成恶性循环；神经肌肉阻滞残余作用，由于膈肌肌力恢复早于咽肌，所以患者抵达麻醉后监测治疗室（postanesthesia care unit，PACU）时残余肌松表现并不明显。

（田首元　王鑫）

参考文献

[1] 罗自强，闵苏. 麻醉生理学(第 4 版)[M].北京：人民卫生出版社,2016.
[2] 郭曲练，姚尚龙. 临床麻醉学(第 4 版)[M].北京：人民卫生出版社,2016.
[3] 邓小明，姚尚龙，于布为，等. 现代麻醉学(第 4 版)[M].北京：人民卫生出版社,2020.
[4] Stewart PA, Liang SS, Li QS, et al. The Impact of Residual Neuromuscular Blockade, Oversedation, and Hypothermia on Adverse Respiratory Events in a Postanesthetic Care

Unit：A Prospective Study of Prevalence，Predictors，and Outcomes[J]. AnesthAnalg，2016.

［5］　韩如泉，王保国，王国林. 神经外科麻醉学(第 4 版)[M]. 北京：人民卫生出版社，2018.

［6］　Micheal A. Gropper. MILLER'S ANESTHESIA. 9th Ed[M]. ELSEVIER，2020.